Informe sobre la salud en el mundo **2008**

La atención primaria de salud

Más necesaria que nunca

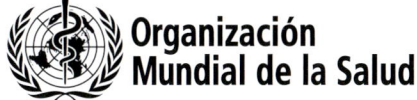
Organización Mundial de la Salud

Catalogación por la Biblioteca de la OMS:

Informe sobre la salud en el mundo 2008: La atención primaria de salud, más necesaria que nunca

1. Salud mundial - tendencias. 2. Atención primaria de salud - tendencias. 3. Prestación de atención de salud. 4. Política de salud. I. Organización Mundial de la Salud.

ISBN 978 92 4 356373 2 (Clasificación NLM: W 84.6)

ISSN 1020-6760

© **Organización Mundial de la Salud 2008**

Se reservan todos los derechos. Las publicaciones de la Organización Mundial de la Salud pueden solicitarse a Ediciones de la OMS, Organización Mundial de la Salud, 20 Avenue Appia, 1211 Ginebra 27, Suiza (tel.: +41 22 791 3264; fax: +41 22 791 4857; e-mail: bookorders@who.int). Las solicitudes de autorización para reproducir o traducir las publicaciones de la OMS –ya sea para la venta o para la distribución sin fines comerciales– deben dirigirse a Ediciones de la OMS, a la dirección precitada (fax: +41 22 791 4806; e-mail: permissions@who.int).

Las denominaciones empleadas en esta publicación y la forma en que aparecen presentados los datos que contiene no implican, por parte de la Organización Mundial de la Salud, juicio alguno sobre la condición jurídica de países, territorios, ciudades o zonas, o de sus autoridades, ni respecto del trazado de sus fronteras o límites. Las líneas discontinuas en los mapas representan de manera aproximada fronteras respecto de las cuales puede que no haya pleno acuerdo.

La mención de determinadas sociedades mercantiles o de nombres comerciales de ciertos productos no implica que la Organización Mundial de la Salud los apruebe o recomiende con preferencia a otros análogos. Salvo error u omisión, las denominaciones de productos patentados llevan letra inicial mayúscula.

La OMS ha adoptado todas las precauciones razonables para verificar la información que figura en la presente publicación, no obstante lo cual, el material publicado se distribuye sin garantía de ningún tipo, ni explícita ni implícita. El lector es responsable de la interpretación y el uso que haga de ese material, y en ningún caso la Organización Mundial de la Salud podrá ser considerada responsable de daño alguno causado por su utilización.

Se puede solicitar información sobre esta publicación a:

World Health Report
Organización Mundial de la Salud
1211 Ginebra 27, Suiza
E-mail: whr@who.int

Para cursar pedido de ejemplares de esta publicación: bookorders@who.int.

El *Informe sobre la salud en el mundo 2008* ha sido preparado bajo la dirección general de Tim Evans (Subdirector General) y Wim Van Lerberghe (Redactor Jefe). Han integrado el equipo principal de redacción Wim Van Lerberghe, Tim Evans, Kumanan Rasanathan y Abdelhay Mechbal. También han contribuido de forma destacada a la elaboración del informe Anne Andermann, David Evans, Benedicte Galichet, Alec Irwin, Mary Kay Kindhauser, Remo Meloni, Thierry Mertens, Charles Mock, Hernan Montenegro, Denis Porignon y Dheepa Rajan. La supervisión organizacional del informe ha corrido a cargo de Ramesh Shademani.

Las siguientes personas han hecho aportaciones en forma de recuadros, figuras y análisis de datos: Alayne Adams, Jonathan Abrahams, Fiifi Amoako Johnson, Giovanni Ancona, Chris Bailey, Robert Beaglehole, Henk Bekedam, Andre Biscaia, Paul Bossyns, Eric Buch, Andrew Cassels, Somnath Chatterji, Mario Dal Poz, Pim De Graaf, Jan De Maeseneer, Nick Drager, Varatharajan Durairaj, Joan Dzenowagis, Dominique Egger, Ricardo Fabrega, Paulo Ferrinho, Daniel Ferrante, Christopher Fitzpatrick, Gauden Galea, Claudia Garcia Moreno, André Griekspoor, Lieve Goeman, Miriam Hirschfeld, Ahmadreza Hosseinpoor, Justine Hsu, Chandika Indikadahena, Mie Inoue, Lori Irwin, Andre Isakov, Michel Jancloes, Miloud Kaddar, Hyppolite Kalambaye, Guy Kegels, Meleckidzedeck Khayesi, Ilona Kickbush, Yohannes Kinfu, Tord Kjellstrom, Rüdiger Krech, Mohamed Laaziri, Colin Mathers, Zoe Matthews, Maureen Mackintosh, Di McIntyre, David Meddings, Pierre Mercenier, Pat Neuwelt, Paolo Piva, Annie Portela, Yongyut Ponsupap, Amit Prasad, Rob Ridley, Ritu Sadana, David Sanders, Salif Samake, Gerard Schmets, Iqbal Shah, Shaoguang Wang, Anand Sivasankara Kurup, Kenji Shibuya, Michel Thieren, Nicole Valentine, Nathalie Van de Maele, Jeanette Vega, Jeremy Veillard y Bob Woollard.

Los Directores Regionales y sus colaboradores, el Director General Adjunto, Anarfi Asamoah Bah, y los Subdirectores Generales también han hecho valiosas aportaciones en forma de contribuciones, revisiones por pares, sugerencias y críticas.

El borrador del informe fue objeto de una revisión por pares en una reunión celebrada en Montreux, Suiza, a la que asistieron las siguientes personas: Azrul Azwar, Tim Evans, Ricardo Fabrega, Sheila Campbell-Forrester, Antonio Duran, Alec Irwin, Mohamed Ali Jaffer, Safurah Jaafar, Pongpisut Jongudomsuk, Joseph Kasonde, Kamran Lankarini, Abdelhay Mechbal, John Martin, Donald Matheson, Jan De Maeseneer, Ravi Narayan, Sydney Saul Ndeki, Adrian Ong, Pongsadhorn Pokpermdee, Thomson Prentice, Kumanan Rasanathan, Salman Rawaf, Bijan Sadrizadeh, Hugo Sanchez, Ramesh Shademani, Barbara Starfield, Than Tun Sein, Wim Van Lerberghe, Olga Zeus y Maria Hamlin Zuniga.

El informe se ha beneficiado también sustancialmente de las aportaciones realizadas por los asistentes a un taller de una semana celebrado en Bellagio, Italia: Ahmed Abdullatif, Chris Bailey, Douglas Bettcher, John Bryant, Tim Evans, Marie Therese Feuerstein, Abdelhay Mechbal, Thierry Mertens, Hernan Montenegro, Ronald Labonte, Socrates Litsios, Thelma Narayan, Thomson Prentice, Kumanan Rasanathan, Myat Htoo Razak, Ramesh Shademani, Viroj Tangcharoensathien, Wim Van Lerberghe, Jeanette Vega y Jeremy Veillard.

El informe se nutrió inicialmente de las aportaciones de diversos grupos de trabajo de la OMS, en los que participaron funcionarios de la Sede y las regiones: Shelly Abdool, Ahmed Abdullatif, Shambhu Acharya, Chris Bailey, James Bartram, Douglas Bettcher, Eric Blas, Ties Boerma, Robert Bos, Marie-Charlotte Boueseau, Gui Carrin, Venkatraman Chandra-Mouli, Yves Chartier, Alessandro Colombo, Carlos Corvalan, Bernadette Daelmans, Denis Daumerie, Tarun Dua, Joan Dzenowagis, David Evans, Tim Evans, Bob Fryatt, Michelle Funk, Chad Gardner, Giuliano Gargioni, Gulin Gedik, Sandy Gove, Kersten Gutschmidt, Alex Kalache, Alim Khan, Ilona Kickbusch, Yunkap Kwankam, Richard Laing, Ornella Lincetto, Daniel Lopez-Acuna, Viviana Mangiaterra, Colin Mathers, Michael Mbizvo, Abdelhay Mechbal, Kamini Mendis, Shanthi Mendis, Susan Mercado, Charles Mock, Hernan Montenegro, Catherine Mulholland, Peju Olukoya, Annie Portela, Thomson Prentice, Annette Pruss-Ustun, Kumanan Rasanathan, Myat Htoo Razak, Lina Tucker Reinders, Elil Renganathan, Gojka Roglic, Michael Ryan, Shekhar Saxena, Robert Scherpbier, Ramesh Shademani, Kenji Shibuya, Sameen Siddiqi, Orielle Solar, Francisco Songane, Claudia Stein, Kwok-Cho Tang, Andreas Ullrich, Mukund Uplekar, Wim Van Lerberghe, Jeanette Vega, Jeremy Veillard, Eugenio Villar, Diana Weil y Juliana Yartey.

El equipo de producción editorial ha sido dirigido por Thomson Prentice, Director de Edición. El informe ha sido editado por Diana Hopkins, con la ayuda de Barbara Campanini. Gaël Kernen ha ayudado a preparar los gráficos y ha elaborado la versión para el sitio web y otros medios electrónicos. Lina Tucker Reinders ha facilitado asesoramiento editorial, y June Morrison ha preparado el índice alfabético.

La ayuda administrativa ha corrido a cargo de Saba Amdeselassie, Maryse Coutty, Melodie Fadriquela, Evelyne Omukubi y Christine Perry.

Fotografías: fotografía de la Directora General: OMS (p.viii); Introducción y panorámica: OMS/Marko Kokic (p. x); capítulos 1–6: Alayne Adams (p.1); OMS/Christopher Black (p.25); OMS/Karen Robinson (p.43); Federación Internacional de Sociedades de la Cruz Roja y de la Media Luna Roja /John Haskew (p. 65); Alayne Adams (p. 83); OMS/Thomas Moran (p. 103).

Diseño: Reda Sadki
Maqueta: Steve Ewart y Reda Sadki
Figuras: Christophe Grangier
Coordinación de la impresión: Pascale Broisin y Frédérique Robin-Wahlin
Impreso en Suiza

Índice

Mensaje de la Directora General	viii

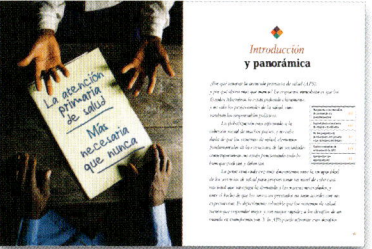

Introducción y panorámica	**xi**
Respuesta a los desafíos de un mundo en transformación	xii
Expectativas crecientes de mejores resultados	xiv
De los paquetes de prestaciones del pasado a las reformas del futuro	xv
Cuatro conjuntos de reformas en pro de la APS	xvi
Aprovechar las oportunidades	xx

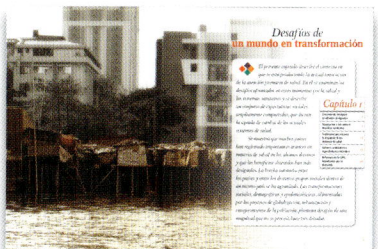

Capítulo 1. Desafíos de un mundo en transformación	**1**
Crecimiento desigual, resultados desiguales	**2**
Mayor longevidad y salud, pero no en todas partes	2
Crecimiento y estancamiento	4
Adaptación a los nuevos desafíos sanitarios	**7**
Un mundo globalizado, urbanizado y que envejece	7
Poca previsión y reacciones lentas	11
Tendencias que socavan la respuesta de los sistemas de salud	**12**
Hospitalocentrismo: sistemas de salud desarrollados en torno a hospitales y especialistas	12
Fragmentación: sistemas de salud desarrollados en torno a programas prioritarios	14
Sistemas de salud abandonados a la deriva: mercantilización y falta de regulación de la atención	15
Valores cambiantes y expectativas crecientes	**15**
Equidad sanitaria	16
Una atención que dé prioridad a las personas	17
Garantizar la seguridad de las comunidades	19
Autoridades sanitarias fiables y sensibles a las necesidades	19
Participación	20
Reformas en pro de la APS: impulsadas por la demanda	**20**

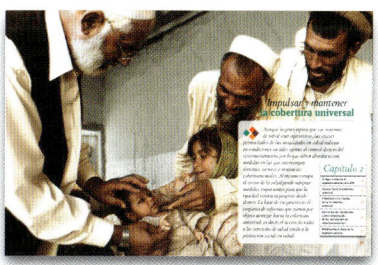

Capítulo 2. Impulsar y mantener la cobertura universal	**25**
El lugar central de la equidad sanitaria en la APS	**26**
Avanzar hacia la cobertura universal	**27**
Desafíos en el camino hacia la cobertura universal	**30**
Implantación progresiva de redes de atención primaria para subsanar la falta de servicios disponibles	31
Superar el aislamiento de las poblaciones dispersas	34
Ofrecer alternativas a los servicios mercantilizados no regulados	34
Intervenciones focalizadas como complemento de los mecanismos de cobertura universal	**35**
Movilización en favor de la equidad sanitaria	**37**
Dar más relevancia a las inequidades en salud	37
Más margen para la participación y el empoderamiento de la sociedad civil	38

Informe sobre la salud en el mundo 2008
La atención primaria de salud, más necesaria que nunca

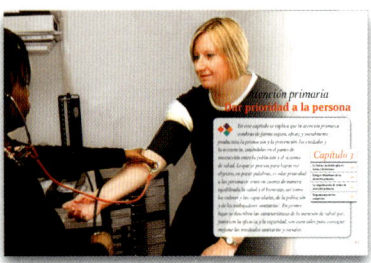

Capítulo 3. Atención primaria: dar prioridad a la persona — 43

La buena atención gira en torno a la persona	44
Rasgos distintivos de la atención primaria	46
La eficacia y la seguridad no son meras cuestiones técnicas	46
Entender a la gente: la atención centrada en la persona	48
Respuestas integrales e integradas	51
Continuidad de la atención	52
Un proveedor habitual y de confianza como punto de acceso	54
La organización de redes de atención primaria	55
Acercar la atención a la población	56
Responsabilizarse de una población bien determinada	57
El equipo de atención primaria como centro de coordinación	58
Seguimiento de los progresos	60

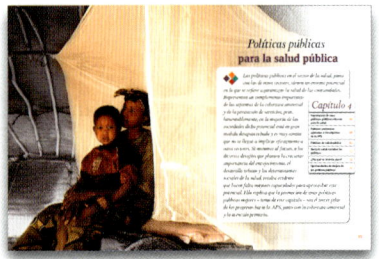

Capítulo 4. Políticas públicas para la salud pública — 65

Importancia de unas políticas públicas eficaces para la salud	66
Políticas sistémicas ajustadas a los objetivos de la APS	68
Políticas de salud pública	69
Adecuación de los programas sanitarios prioritarios a la APS	69
Iniciativas de salud pública de ámbito nacional	70
Capacidad de respuesta rápida	71
Hacia la salud en todas las políticas	72
¿Por qué se invierte poco?	74
Oportunidades de mejora de las políticas públicas	75
Información y evidencia de mejor calidad	75
Cambios en el panorama institucional	78
Una acción sanitaria mundial equitativa y eficiente	79

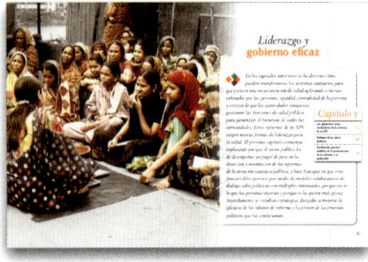

Capítulo 5. Liderazgo y gobierno eficaz — 83

Los gobiernos como mediadores de las reformas en pro de la APS	84
Mediación en el contrato social para la salud	84
La desvinculación del Estado y sus consecuencias	85
Participación y negociación	87
Diálogo eficaz sobre políticas	88
Sistemas de información para fortalecer el diálogo sobre políticas	89
Fortalecimiento del diálogo sobre políticas con innovaciones originadas sobre el terreno	92
Establecimiento de una masa crítica de recursos para el cambio	93
Gestión del proceso político: del inicio de las reformas a su aplicación	95

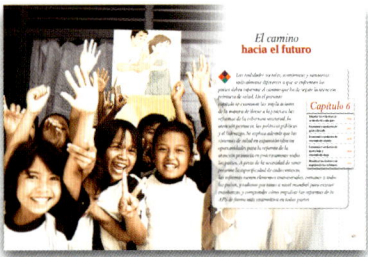

Capítulo 6. El camino hacia el futuro — 103

Adaptar las reformas al contexto de cada país	104
Economías sanitarias de gasto elevado	105
Economías sanitarias de crecimiento rápido	108
Economías sanitarias de gasto bajo y crecimiento bajo	109
Movilizar los factores de impulso de las reformas	112
Movilizar la producción de conocimientos	113
Movilizar el compromiso del personal	115
Movilizar la participación de la población	116

Índice

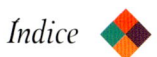

Lista de figuras

Figura 1. Reformas necesarias para reorientar los sistemas sanitarios hacia la salud para todos	xvii

Figura 1.1 Algunos de los países que han logrado mejores resultados de reducción ≥ 80% de las tasas de mortalidad de menores de cinco años, por regiones, 1975 y 2006	2
Figura 1.2 Factores que explican la reducción de la mortalidad en Portugal, 1960-2008	3
Figura 1.3 Progresos desiguales en la reducción de la mortalidad de menores de cinco años, 1975 y 2006, en algunos países con tasas similares en 1975	3
Figura 1.4 PIB por habitante y esperanza de vida al nacer en 169 países, 1975 y 2005	4
Figura 1.5 Tendencias del PIB por habitante y esperanza de vida al nacer en 133 países agrupados según el PIB de 1975, 1975–2005	5
Figura 1.6 Países agrupados según su gasto total en salud en 2005 (en dólares internacionales)	7
Figura 1.7 Los niños de África corren más peligro de morir en accidentes de tránsito que los niños europeos: muertes de niños en accidentes de tránsito por 100 000	8
Figura 1.8 Progresivo predominio de las enfermedades no transmisibles y los accidentes como causa de mortalidad	9
Figura 1.9 Desigualdades en materia de salud y en la prestación de atención en los países	10
Figura 1.10 Los sistemas de salud se apartan de los valores fundamentales de la atención primaria	12
Figura 1.11 Porcentaje de la población que cita la salud como su principal preocupación, por delante de otras cuestiones como los problemas económicos, la vivienda y la delincuencia	16
Figura 1.12 Profesionalización de la atención obstétrica: porcentaje de partos asistidos por profesionales sanitarios y otros agentes de salud en algunas regiones, 2000 y 2005, con proyecciones para 2015	18
Figura 1.13 Valores sociales que guían la APS y conjunto de reformas correspondiente	20

Figura 2.1 Gastos catastróficos por pagos directos en el punto de prestación de servicios	26
Figura 2.2 Tres formas de avanzar hacia la cobertura universal	28
Figura 2.3 Efecto de la supresión de las sumas pagadas por los usuarios en las visitas ambulatorias en el distrito de Kisoro (Uganda): visitas ambulatorias en 1998–2002	30
Figura 2.4 Distintas modalidades de exclusión: privación masiva en algunos países, marginación de la población pobre en otros. Partos atendidos por personal con formación médica (porcentaje), por grupo de ingresos	30
Figura 2.5 Mortalidad de menores de cinco años en zonas rurales y urbanas, República Islámica del Irán, 1980–2000	32
Figura 2.6 Mejora de los resultados de la atención de salud en un contexto de desastres: Rutshuru (República Democrática del Congo), 1985-2004	33

Figura 3.1 Efectos de la reorganización de los horarios de trabajo en la utilización de métodos anticonceptivos en centros de salud rurales en el Níger	44
Figura 3.2 Oportunidades perdidas de prevención de la transmisión del VIH de la madre al niño en Côte d'Ivoire: en la práctica sólo se consigue evitar una proporción ínfima de los casos de transmisión previsibles	48
Figura 3.3 En los centros sanitarios más integrales se logra una cobertura de vacunación mayor	52
Figura 3.4 Exploraciones prescritas sin necesidad a personas que simularon sufrir molestias gástricas leves en Tailandia	56
Figura 3.5 La atención primaria como centro de coordinación: creación de redes en la comunidad atendida y con asociados externos	59

Figura 4.1 Defunciones atribuibles a abortos inseguros por 100 000 nacimientos, por supuestos legales del aborto	67
Figura 4.2 Gasto farmacéutico anual y número de recetas dispensadas en Nueva Zelandia desde la creación de la Agencia de Gestión Farmacéutica en 1993	68
Figura 4.3 Porcentaje de nacimientos y defunciones registrados en los países con sistemas completos de registro civil, por regiones de la OMS, 1975–2004	77
Figura 4.4 Funciones esenciales de salud pública que 30 instituciones nacionales de salud pública consideran parte de su cartera	79

Figura 5.1 Porcentaje del PIB destinado a la salud, 2005	84
Figura 5.2 Gasto sanitario en China: retirada del Estado en los años ochenta y noventa, y reintervención reciente	86
Figura 5.3 Transformación de los sistemas de información en instrumentos de reforma de la APS	89
Figura 5.4 Refuerzo mutuo entre las innovaciones sobre el terreno y la elaboración de políticas en el proceso de reforma sanitaria	92
Figura 5.5 Un mercado en crecimiento: la cooperación técnica como parte de la Ayuda Oficial al Desarrollo para la Salud. Flujos anuales de la ayuda en 2005, corregidos con arreglo al deflactor	94
Figura 5.6 Resurgimiento del liderazgo nacional en salud: reorientación de la financiación de donantes hacia la ayuda integrada a los sistemas de salud, y su repercusión en la estrategia de APS de 2004 de la República Democrática del Congo	97

Figura 6.1 Contribución del gasto del gobierno general, los prepagos privados y los pagos directos al crecimiento anual del gasto total en salud por habitante, porcentaje, medias ponderadas	105
Figura 6.2 Gasto sanitario por habitante previsto para 2015, economías sanitarias de crecimiento rápido (medias ponderadas)	108
Figura 6.3 Gasto sanitario por habitante previsto para 2015, economías sanitarias de gasto bajo y crecimiento bajo (medias ponderadas)	110
Figura 6.4 Ampliación progresiva de la cobertura por los centros de salud de propiedad y gestión comunitaria en Malí, 1998–2007	113

v

Lista de recuadros

Recuadro 1 Cinco deficiencias comunes en la prestación de atención de salud	xiv
Recuadro 2 La atención primaria así considerada en los entornos con recursos suficientes se ha sobresimplificado peligrosamente en los entornos con pocos recursos	xviii

Recuadro 1.1 Desarrollo económico y opciones de inversión en atención de salud: mejora de los principales indicadores sanitarios en Portugal	3
Recuadro 1.2 A mayor gasto en salud, mejores resultados sanitarios, pero con grandes diferencias entre los países	7
Recuadro 1.3 Conforme mejora la información se hacen más patentes las múltiples dimensiones de las crecientes desigualdades sanitarias	10
Recuadro 1.4 La gran fuerza económica de las industrias farmacéutica y de material médico	13
Recuadro 1.5 La salud, una de las principales prioridades personales	16

Recuadro 2.1 Prácticas óptimas para avanzar hacia la cobertura universal	28
Recuadro 2.2 Definición de un «paquete básico»: ¿qué hacer para no limitarse a una mera actividad teórica?	29
Recuadro 2.3 Reducción de la brecha urbano-rural mediante la expansión progresiva de la cobertura de APS en las zonas rurales de la República Islámica del Irán	32
Recuadro 2.4 Solidez de los sistemas de salud basados en la APS: 20 años de resultados crecientes en Rutshuru (República Democrática del Congo)	33
Recuadro 2.5 La protección social como objetivo en Chile	36
Recuadro 2.6 Políticas sociales en Gante (Bélgica): apoyo de las autoridades locales a la colaboración intersectorial entre las organizaciones de salud y de bienestar social	39

Recuadro 3.1 Hacia una ciencia y cultura de la mejora: evidencia para promover la seguridad del paciente y obtener mejores resultados	46
Recuadro 3.2 Cuando la demanda inducida por el proveedor y motivada por el consumidor determinan el consejo médico: un ejemplo de atención ambulatoria en la India	47
Recuadro 3.3 Respuesta de la atención de salud a la violencia de pareja contra las mujeres	49
Recuadro 3.4 Empoderamiento de los usuarios para que contribuyan a mejorar su propia salud	50
Recuadro 3.5 Uso de las tecnologías de la información y las comunicaciones para mejorar el acceso, la calidad y la eficiencia de la atención primaria	53

Recuadro 4.1 Movilización de recursos sociales para la salud en Cuba	67
Recuadro 4.2 Recomendaciones de la Comisión sobre Determinantes Sociales de la Salud	71
Recuadro 4.3 Cómo tomar decisiones de política pública impopulares	76
Recuadro 4.4 El escándalo de la invisibilidad: cuando los nacimientos y las defunciones no se contabilizan	77
Recuadro 4.5 Directrices de la Unión Europea para el análisis del impacto	78

Recuadro 5.1 Evolución de la intervención estatal en China	86
Recuadro 5.2 El diálogo sobre políticas ayuda a marcar el rumbo de las orientaciones nacionales: la experiencia de tres países	88
Recuadro 5.3 Equity Gauges (grupos de trabajo en equidad): colaboración entre los interesados para hacer frente a las desigualdades sanitarias	90
Recuadro 5.4 Limitaciones del fomento convencional de la capacidad en países de ingresos bajos y medios	94
Recuadro 5.5 Reconstrucción del liderazgo sanitario después de guerras o colapsos económicos	97

Recuadro 6.1 La estrategia nacional de Noruega para reducir las desigualdades sociales en salud	106
Recuadro 6.2 El círculo virtuoso de la oferta y la demanda en la atención primaria	113
Recuadro 6.3 Del desarrollo de productos a la aplicación sobre el terreno: el vínculo es la investigación	115

Lista de cuadros

Cuadro 1 Cómo la experiencia ha modificado la perspectiva del movimiento en pro de la APS	xvi
Cuadro 3.1 Aspectos de la atención que distinguen la atención sanitaria convencional de la atención primaria centrada en la persona	45
Cuadro 3.2 Centralidad de la persona: evidencia de su contribución a la calidad de la atención y al logro de mejores resultados	50
Cuadro 3.3 Integralidad: evidencia de su contribución a la calidad de la atención y al logro de mejores resultados	51
Cuadro 3.4 Continuidad de la atención: evidencia de su contribución a la calidad de la atención y al logro de mejores resultados	52
Cuadro 3.5 Punto de entrada habitual: evidencia de su contribución a la calidad de la atención y al logro de mejores resultados	55
Cuadro 4.1 Efectos adversos de los cambios de situación laboral en la salud	73
Cuadro 5.1 Responsabilidades y actividades de los observatorios de salud pública en Inglaterra	91
Cuadro 5.2 Factores importantes en la mejora de la capacidad institucional para la gobernanza del sector sanitario en seis países	95

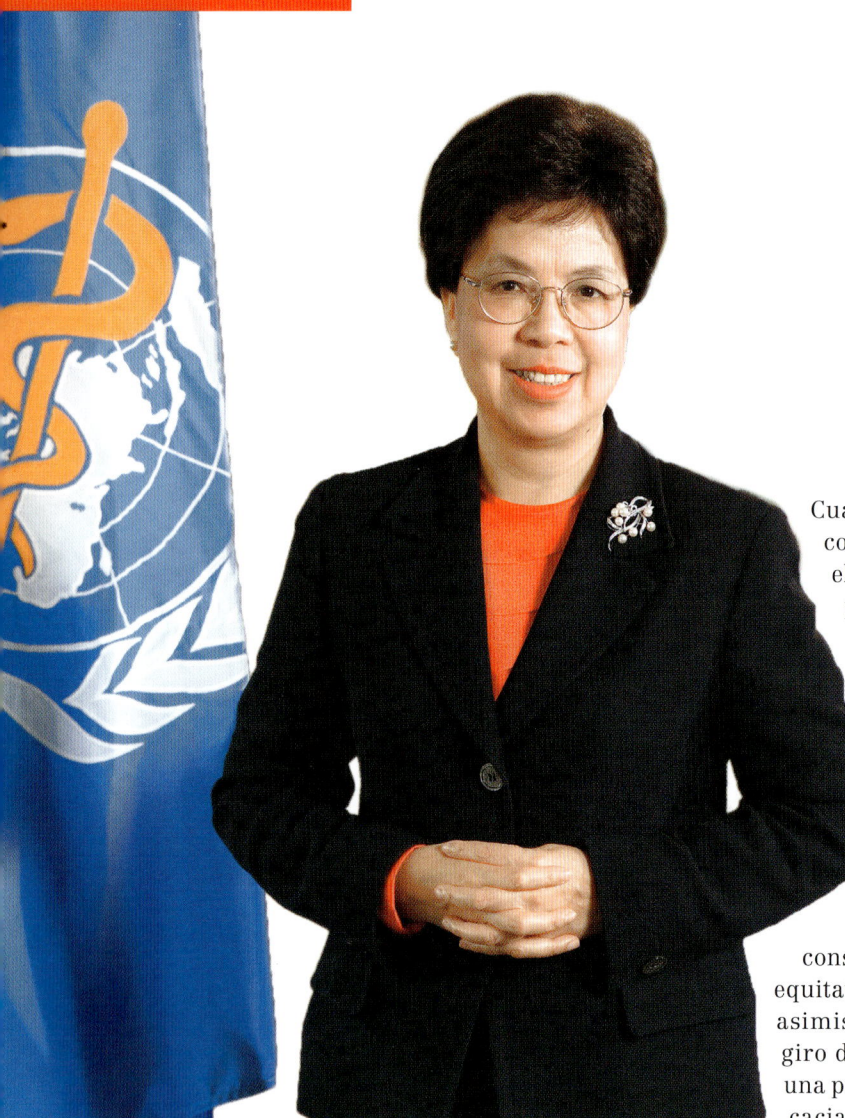

Mensaje
de la Directora General

Cuando asumí el cargo en 2007 me comprometí claramente a reorientar el interés de la OMS hacia la atención primaria de salud. Más importante que mi propia convicción al respecto es que ello responde a una demanda creciente y generalizada de servicios de atención primaria por parte de los Estados Miembros. Esa demanda refleja a su vez un interés cada vez mayor de las instancias normativas por los conocimientos disponibles sobre la manera de conseguir unos sistemas de salud más equitativos, integradores y justos. Refleja asimismo, más fundamentalmente, un giro de constatación de la necesidad de una perspectiva más integral sobre la eficacia del conjunto del sistema de salud. Este año se conmemora el 60º aniversario de la OMS y el 30º aniversario de la Declaración de Alma-Ata sobre Atención Primaria de Salud, de 1978. Si bien nuestro contexto sanitario mundial ha sufrido grandes cambios durante las últimas seis décadas, los valores centrales de la Constitución de la OMS y los que dieron forma a la Declaración de Alma-Ata han superado la prueba de la realidad y siguen siendo válidos. Sin embargo, pese a los enormes progresos de la salud en el plano mundial, nuestros fracasos colectivos a la hora de materializar esos valores son demasiado obvios y merecen nuestra máxima atención.

Posibles ejemplos son esa madre con complicaciones del parto pero sin acceso a asistencia cualificada, ese niño que no recibe las vacunas esenciales que debería, o tantos habitantes de tugurios urbanos sumidos en la miseria. Podemos citar también la falta de sistemas de protección de los peatones junto a unas carreteras y autopistas plagadas de tráfico, y el empobrecimiento que causan los pagos del propio bolsillo entre quienes carecen de seguro médico. Estas y muchas otras realidades de la vida diaria reflejan deficiencias inadmisibles y evitables que merman la eficacia de nuestros sistemas de salud.

Para avanzar, es importante que aprendamos del pasado, y si volvemos la vista atrás se impone la idea de que podemos hacerlo mejor en el futuro. Así, en este Informe sobre la salud en el mundo se

Mensaje de la Directora General

recupera la perspectiva ambiciosa de la atención primaria como un conjunto de valores y principios que orientan el desarrollo de los sistemas de salud. El Informe brinda una excelente oportunidad para aprovechar las enseñanzas del pasado, examinar los retos que nos aguardan e identificar las principales posibilidades de que disponen los sistemas de salud para reducir los intolerables desfases existentes entre las aspiraciones y la realidad.

Esas posibilidades de acción se concretan en el Informe en cuatro conjuntos de reformas que reflejan la convergencia de los valores de la atención primaria, las expectativas de los ciudadanos y algunos retos comunes de naturaleza transversal para el desempeño de los sistemas de salud; a saber:

- *reformas en pro de la cobertura universal* que garanticen que los sistemas de salud favorezcan la equidad sanitaria, la justicia social y el fin de la exclusión, dando prioridad al acceso universal y la protección social en salud;
- *reformas de la prestación de servicios* que reorganicen los servicios de salud en función de las necesidades y expectativas de la población, para hacerlos más pertinentes socialmente y más sensibles a los cambios que experimenta el mundo, y que propicien al mismo tiempo mejores resultados;
- *reformas de las políticas públicas* que mejoren la salud de las comunidades mediante la integración de las intervenciones de salud pública y la atención primaria, la aplicación de políticas públicas saludables en todos los sectores y el fortalecimiento de las intervenciones de salud pública transnacionales; y
- *reformas del liderazgo* que sustituyan la exagerada dependencia de los sistemas de mando y control por un lado, y el *laissez-faire* del Estado, por otro, por un liderazgo integrador, participativo y dialogante capaz de afrontar la complejidad de los actuales sistemas de salud.

Aunque de aplicación universal, esas reformas no constituyen un modelo o manifiesto para la acción. Las medidas requeridas para hacerlas realidad en cada país deben establecerse en función del contexto y las condiciones específicas y a partir de la mejor evidencia disponible. Sin embargo, no hay razón alguna para que los países, ricos o pobres, demoren sus primeras iniciativas en pro de esas reformas. Como han demostrado las tres últimas décadas, se pueden lograr progresos considerables.

Si queremos hacerlo mejor durante los próximos 30 años, debemos invertir hoy en cuanto contribuya a poner nuestro desempeño real a la altura de nuestras aspiraciones y expectativas, así como de los rápidos cambios de una salud mundial interdependiente. Unidos por el reto común de la atención primaria de salud, ha llegado la hora, hoy más que nunca, de que fomentemos el intercambio y aprendizaje de experiencias entre países para trazar la ruta más directa hacia la salud para todos.

Dra. Margaret Chan
Directora General
Organización Mundial de la Salud

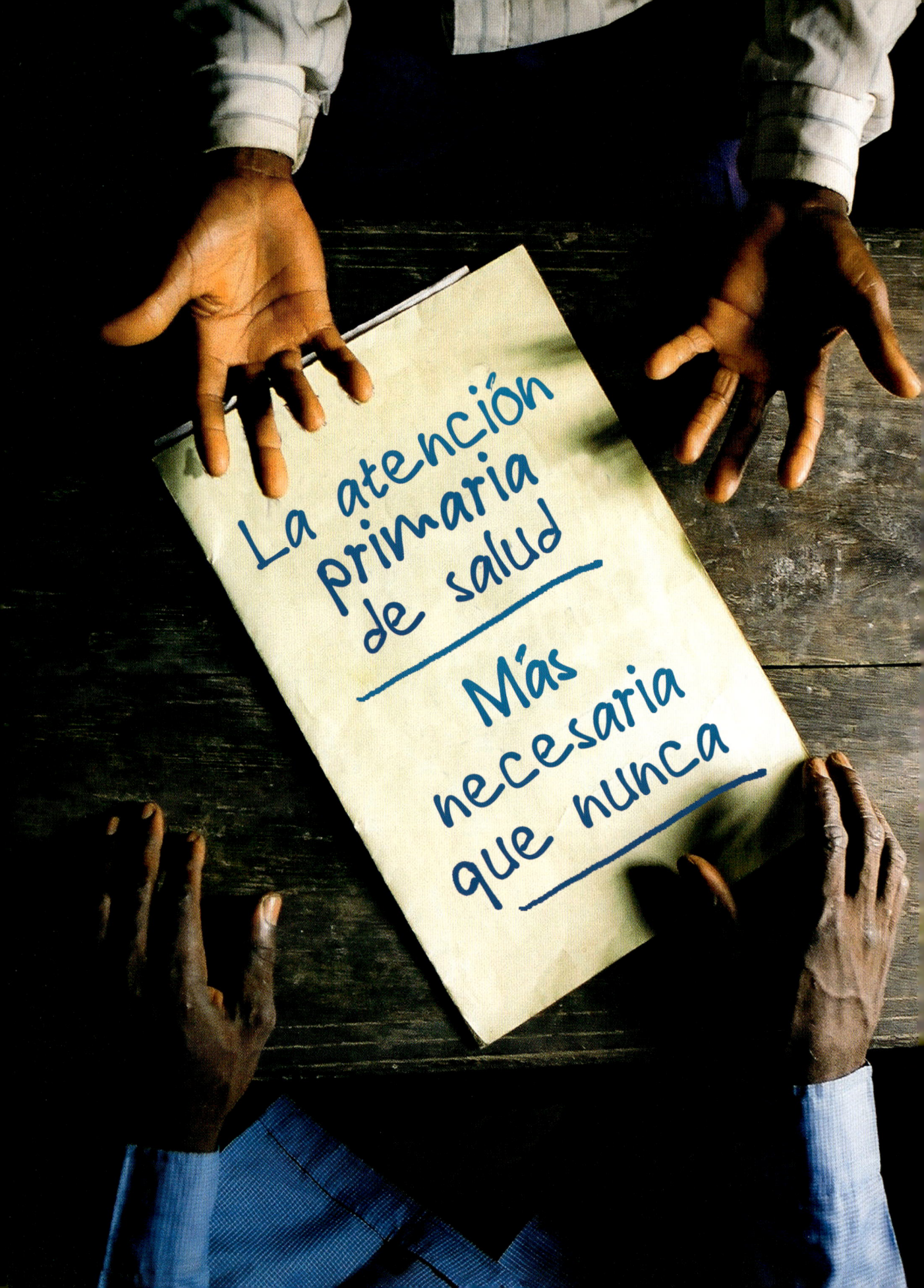

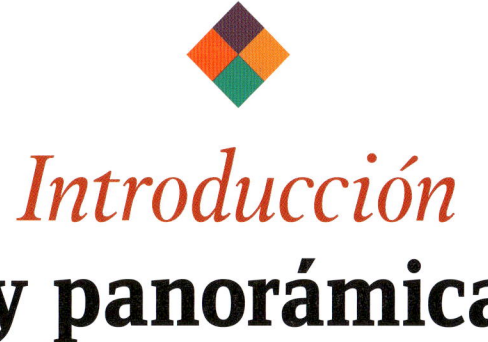

Introducción
y panorámica

¿Por qué renovar la atención primaria de salud (APS), y por qué ahora más que nunca? La respuesta inmediata es que los Estados Miembros lo están pidiendo claramente, y no sólo los profesionales de la salud, sino también los responsables políticos.

Respuesta a los desafíos de un mundo en transformación	xii
Expectativas crecientes de mejores resultados	xiv
De los paquetes de prestaciones del pasado a las reformas del futuro	xv
Cuatro conjuntos de reformas en pro de la APS	xvi
Aprovechar las oportunidades	xx

La globalización está afectando a la cohesión social de muchos países, y no cabe duda de que los sistemas de salud, elementos fundamentales de la estructura de las sociedades contemporáneas, no están funcionando todo lo bien que podrían y deberían.

La gente está cada vez más descontenta ante la incapacidad de los servicios de salud para proporcionar un nivel de cobertura nacional que satisfaga la demanda y las nuevas necesidades, y ante el hecho de que los servicios prestados no sean acordes con sus expectativas. Es difícilmente rebatible que los sistemas de salud tienen que responder mejor y con mayor rapidez a los desafíos de un mundo en transformación. Y la APS puede afrontar esos desafíos.

Actualmente se reconoce que hay poblaciones rezagadas y que se están desaprovechando oportunidades que recuerdan lo que dio lugar, hace 30 años, al cambio de paradigma de Alma-Ata en la forma de concebir la salud. La Conferencia de Alma-Ata favoreció la aparición de un «movimiento en pro de la atención primaria de salud», impulsado por profesionales e instituciones, gobiernos y organizaciones de la sociedad civil, investigadores y organizaciones comunitarias, que decidieron afrontar la situación «*política, social y económicamente inaceptable*»[1] de desigualdad sanitaria en todos los países. En la Declaración de Alma-Ata quedan claros los valores defendidos: justicia social y derecho a una mejor salud para todos, participación y solidaridad[1]. Se intuía que para impulsar esos valores había que cambiar radicalmente la manera en que los sistemas de atención sanitaria funcionaban y aprovechaban las posibilidades de los demás sectores.

La traducción de esos valores en reformas palpables ha sido desigual. No obstante, la equidad sanitaria ocupa un lugar cada vez más destacado en el discurso de los líderes políticos y los ministros de salud[2], al igual que en las estructuras locales de gobierno, las asociaciones profesionales y las organizaciones de la sociedad civil.

Los valores de la APS en pro de la salud para todos requieren que los sistemas de salud «*pongan a las personas en el centro de la atención sanitaria*»[3]. Lo que las personas consideran modos de vida deseables a nivel individual y lo que esperan para sus sociedades – esto es, lo que las personas valoran – constituyen parámetros importantes para dirigir el sector de la salud. La APS ha seguido siendo el punto de referencia del discurso sobre salud de casi todos los países, precisamente porque el movimiento en pro de la APS intentó aportar respuestas racionales, basadas en datos científicos y con visión de futuro, a las necesidades sanitarias y a esas expectativas sociales[4,5,6,7]. Para lograr ese objetivo, son necesarios compromisos que deben comenzar por tener en cuenta las «*expectativas sobre la salud y la atención sanitaria*» de los ciudadanos y garantizar que «*su opinión y sus elecciones influyan de forma decisiva en la manera en que se diseñan y funcionan los servicios de salud*»[8].

En un estudio reciente sobre la APS se expresa esta perspectiva como el «*derecho a alcanzar el grado máximo de salud posible*», «*con la mayor equidad y solidaridad*», considerando la necesidad de «*dar respuesta a las necesidades de salud de la población*»[4]. Encaminarse hacia la salud para todos requiere que los sistemas de salud respondan a los desafíos de un mundo en transformación y a las crecientes expectativas de mejores resultados. Esto entraña una reorientación y reforma sustanciales del funcionamiento actual de los sistemas de salud en la sociedad: esas reformas constituyen la agenda de renovación de la APS.

Respuesta a los desafíos de un mundo en transformación

En general, las personas gozan de una salud mejor, disponen de más recursos económicos y viven más que hace 30 años. Si las tasas de mortalidad en la niñez fueran hoy las mismas que en 1978, en 2006 se habrían registrado 16,2 millones de defunciones infantiles en todo el mundo. En realidad, el número de tales defunciones fue de sólo 9,5 millones[9]. Esa diferencia de 6,7 millones equivale a salvar la vida de 18 329 niños cada día. El concepto otrora revolucionario de medicamentos esenciales se ha convertido en algo común. Se han registrado avances notables en el acceso al agua, el saneamiento y la atención prenatal.

Eso demuestra que es posible hacer progresos. Y esos progresos también se pueden acelerar. Nunca se había contado con tantos recursos para la salud como ahora. La economía de la salud mundial está creciendo a un ritmo mayor que el producto interno bruto (PIB), pues la proporción que representa del PIB mundial pasó de un 8% a un 8,6% entre 2000 y 2005. En cifras absolutas, y teniendo en cuenta la inflación, esto supone un crecimiento del gasto mundial en salud del 35% en un periodo de cinco años. Los conocimientos en materia de salud también están creciendo rápidamente. La acelerada revolución tecnológica está multiplicando las posibilidades de mejorar la salud y transformar la cultura sanitaria en el contexto de una sociedad global más educada y en proceso de modernización. Está surgiendo una rectoría mundial, gracias al aumento de los

Introducción y panorámica

intercambios entre países – propiciados a menudo por el reconocimiento de amenazas, oportunidades o desafíos comunes –, a una solidaridad cada vez mayor y al compromiso mundial de eliminar la pobreza, como demuestran los Objetivos de Desarrollo del Milenio (ODM).

Sin embargo, no hay que pasar por alto otras tendencias. En primer lugar, los notables progresos registrados en el ámbito de la salud en las últimas décadas han sido muy desiguales; ha habido una convergencia hacia una mejora de la salud en gran parte del mundo, pero al mismo tiempo numerosos países están quedando cada vez más rezagados o perdiendo terreno. Además, ahora existe una amplia documentación, no disponible hace 30 años, sobre las marcadas y, a menudo, crecientes desigualdades sanitarias dentro de los países.

En segundo lugar, la naturaleza de los problemas sanitarios está cambiando en un sentido poco previsible y a un ritmo totalmente inesperado. El envejecimiento y las consecuencias de la mala gestión de los procesos de urbanización y globalización aceleran la propagación de las enfermedades transmisibles a nivel mundial e incrementan la carga de trastornos crónicos y no transmisibles. El hecho de que cada vez haya más personas con síntomas complejos y varias enfermedades plantea a los servicios de salud el reto de llevar una gestión integrada e integral de los casos. Esa situación obedece a un complejo entramado de factores, entre los que figuran el incremento gradual pero a largo plazo de los ingresos y la población, el cambio climático, los problemas relacionados con la seguridad alimentaria y las tensiones sociales, todos los cuales influirán en la salud en los años venideros, aunque se desconoce en gran medida hasta qué punto.

En tercer lugar, los sistemas de salud no están al margen del rápido ritmo de cambio y transformación que caracteriza al actual proceso de globalización. Las crisis económicas y políticas plantean a los mecanismos estatales e institucionales el reto de garantizar el acceso a los servicios de salud y la prestación y financiación de éstos. Además de que existe una atención no regulada de carácter comercial, los límites entre agentes públicos y privados no están claros y la negociación de las prestaciones y los derechos está cada vez más politizada. La era de la información ha transformado las relaciones entre ciudadanos, profesionales y políticos.

En muchos sentidos, las respuestas del sector de la salud a un mundo en transformación han sido inadecuadas e ingenuas. Inadecuadas, en la medida en que no han sido previsoras ni oportunas: a menudo no se ha hecho lo suficiente, se ha hecho demasiado tarde o se ha hecho demasiado en el lugar equivocado. E ingenuas, porque cuando un sistema falla se deben aplicar soluciones, no remedios transitorios. Los problemas relacionados con los recursos humanos para la salud y la atención sanitaria, la financiación, la infraestructura o los sistemas de información invariablemente van más allá del sector de la salud en sentido estricto, no se limitan a un solo ámbito de políticas y, cada vez con mayor frecuencia, trascienden las fronteras; esto hace que resulte más difícil que todos los gobiernos e interesados trabajen de forma eficaz.

Aunque el sector de la salud sigue adoleciendo de una enorme falta de fondos en demasiados países, la base de recursos para la salud no ha cesado de crecer en los diez últimos años. Las oportunidades que ofrece ese crecimiento de promover cambios estructurales y crear sistemas de salud más eficaces y equitativos a menudo se pierden. Los procesos mundiales – y cada vez más nacionales – de formulación de políticas se han centrado en cuestiones concretas, en situaciones en que distintos interesados compiten por recursos escasos, y apenas se ha concedido atención a los factores fundamentales que frenan el desarrollo de los sistemas de salud en los contextos nacionales. En lugar de reforzar su capacidad de respuesta y prever los nuevos desafíos, los sistemas sanitarios parecen hallarse a la deriva, fijándose una tras otra prioridades a corto plazo, de manera cada vez más fragmentada y sin una idea clara del rumbo a seguir.

Hoy en día está claro que, si los sistemas de salud son abandonados a su propia suerte, no se encaminarán de forma natural a los objetivos de la salud para todos por medio de la atención primaria, como se establece en la Declaración de Alma-Ata. Los sistemas de salud están evolucionando en direcciones que contribuyen poco a la equidad y la justicia social y no obtienen

los mejores resultados sanitarios posibles por los recursos invertidos. Existen tres tendencias particularmente preocupantes:
- los sistemas de salud demasiado centrados en una oferta restringida de atención curativa especializada;
- los sistemas de salud que, por aplicar un enfoque de mando y control a la lucha contra las enfermedades, centrándose en resultados a corto plazo, provocan una fragmentación de la prestación de servicios;
- los sistemas de salud que basan la gobernanza en la no intervención o *laissez-faire*, lo que permite que prospere la atención de carácter comercial no regulada.

Esas tendencias son contrarias a una respuesta global y equilibrada a las necesidades sanitarias; en algunos países, la falta de acceso equitativo, los gastos empobrecedores y la pérdida de confianza en la atención de salud que provocan suponen una amenaza para la estabilidad social.

Expectativas crecientes de mejores resultados

El apoyo a la renovación de la APS se debe a que los formuladores de las políticas sanitarias son cada vez más conscientes de que la atención primaria puede propiciar un rumbo más claro y una mayor unidad en el actual contexto de fragmentación de los sistemas de salud, y constituye una alternativa a las soluciones improvisadas presentadas actualmente como remedio de los males del sector de la salud. También se tiene cada vez más conciencia de que, por distintos motivos, la atención de salud convencional, prestada a través de diversos mecanismos, no sólo es menos eficaz de lo que podría ser, sino que adolece de una serie de deficiencias y contradicciones generalizadas, que se han resumido en el recuadro 1.

El desfase entre las expectativas y los resultados preocupa a las autoridades sanitarias y, debido al creciente peso económico e importancia social del sector de la salud, también es motivo de creciente preocupación entre los políticos. Resulta revelador que, por término medio, se hiciera referencia a temas relacionados con la atención sanitaria más de 28 veces en cada uno de los recientes debates para las elecciones primarias en los Estados Unidos[22]. Seguir haciendo lo que hasta ahora no es una opción viable para los sistemas de salud. Si se quieren corregir las mencionadas deficiencias, harán falta mecanismos de gestión y responsabilización colectivas más eficaces, con un rumbo y un propósito más claros, para abordar los problemas de salud de hoy y del futuro.

Recuadro 1 Cinco deficiencias comunes en la prestación de atención de salud

Atención inversa. Las personas con más medios – cuyas necesidades de atención sanitaria casi siempre son menores – son las que más atención consumen, mientras que las que tienen menos medios y más problemas de salud son las que menos consumen[10]. El gasto público en servicios de salud suele beneficiar más a los ricos que a los pobres[11] en todos los países, ya sean de ingresos altos o bajos[12,13].

Atención empobrecedora. Cuando la población carece de protección social y suele tener que pagar la atención de su propio bolsillo en los puntos de prestación de servicios, puede verse enfrentada a gastos catastróficos. Más de 100 millones de personas caen en la pobreza todos los años por verse obligadas a costear la atención sanitaria[14].

Atención fragmentada y en proceso de fragmentación. La excesiva especialización de los proveedores de atención de salud y la excesiva focalización de muchos programas de control de enfermedades impiden que se adopte un enfoque holístico con respecto a las personas y las familias atendidas y que se comprenda la necesidad de la continuidad asistencial[15]. Los servicios que prestan atención sanitaria a los pobres y los grupos marginados casi siempre están muy fragmentados y sufren una gran falta de recursos[16]; por otra parte, la ayuda al desarrollo a menudo acentúa esa fragmentación[17].

Atención peligrosa. Cuando los sistemas no están diseñados adecuadamente y no garantizan las condiciones de seguridad e higiene necesarias, se registran unas tasas altas de infecciones nosocomiales y se producen errores en la administración de medicamentos y otros efectos negativos evitables, que constituyen una causa subestimada de mortalidad y mala salud[18].

Orientación inadecuada de la atención. La asignación de recursos se concentra en los servicios curativos, que son muy costosos, pasando por alto las posibilidades que ofrecen las actividades de prevención primaria y promoción de la salud de prevenir hasta el 70% de la carga de morbilidad[19,20]. Al mismo tiempo, el sector de la salud carece de los conocimientos necesarios para mitigar las repercusiones negativas en la salud desde otros sectores y aprovechar todo lo que esos otros sectores puedan aportar a la salud[21].

Y esto es precisamente lo que la gente espera que ocurra. A medida que se modernizan las sociedades, las personas exigen más a sus sistemas de salud, tanto para ellas como para sus familias, y para la sociedad en la que viven. Por lo tanto, la población es cada vez más partidaria de que mejore la equidad sanitaria y desaparezca la exclusión; de que los servicios de salud se centren en las necesidades y las expectativas de la gente; de que haya seguridad sanitaria en las comunidades en que viven, y de poder opinar sobre las cuestiones que afectan a su salud y la de sus comunidades[23].

Esas expectativas coinciden con los valores en que se basó la Declaración de Alma-Ata, explican la actual exigencia de que los sistemas de salud se ajusten más a esos valores y otorgan un renovado apoyo social y político al actual movimiento en pro de la APS en sus intentos por reformar los sistemas de salud.

De los paquetes de prestaciones del pasado a las reformas del futuro

Las expectativas crecientes y el amplio apoyo a los valores consagrados en la Declaración de Alma-Ata no siempre se han traducido fácilmente en una transformación efectiva de los sistemas de salud. Ha habido circunstancias y tendencias ajenas al sector de la salud – por ejemplo, procesos de ajuste estructural – sobre las que el movimiento en pro de la APS ha tenido poca influencia o control. Además, muchas veces el movimiento ha simplificado en exceso su mensaje, lo que ha dado lugar a la aplicación de fórmulas generales, no adecuadas a situaciones y problemas distintos[24]. Como consecuencia de ello, las autoridades sanitarias nacionales y mundiales han considerado en ocasiones la APS no como un conjunto de reformas, que es lo que se pretendía, sino como un programa más de atención de salud, que proporcionaba una atención deficiente a personas pobres. En el cuadro 1 se comparan diferentes aspectos de los primeros intentos de implementar la APS con los enfoques actuales. En esta evolución está implícito el reconocimiento de que para que los sistemas de salud tomen el rumbo adecuado hace falta un conjunto de reformas concretas que tengan en cuenta los diferentes contextos y que respondan a los desafíos sanitarios actuales y preparen para los de mañana.

Estas reformas van mucho más allá de la prestación de servicios «básicos» y superan los límites establecidos con respecto a los elementos fundamentales de los sistemas nacionales de salud[25]. Por ejemplo, para alinear los sistemas de salud sobre la base de los valores que guían la APS harán falta políticas ambiciosas en materia de recursos humanos. Sin embargo, sería ingenuo pensar que éstas se pueden establecer independientemente de las políticas de financiación o de prestación de servicios, de la reforma de la función pública y de las disposiciones relativas a la migración transfronteriza de los profesionales de la salud.

Al mismo tiempo, las reformas de la APS, y el movimiento en pro de la APS que las fomenta, tienen que ajustarse más al cambio social y a las crecientes expectativas que acompañan a los procesos de desarrollo y modernización. La población del mundo entero expresa cada vez más su opinión sobre la salud, por considerarla un elemento que influye en su vida cotidiana y la de sus familias, y sobre la manera en que su sociedad se ocupa de la salud y la atención sanitaria. La dinámica de la demanda debe reflejarse en las políticas y los procesos de adopción de decisiones. La reorientación necesaria de los sistemas de salud ha de basarse en datos científicos sólidos y en un manejo racional de la incertidumbre, pero en ese proceso también ha de tenerse en cuenta lo que las personas esperan de la salud y la atención sanitaria para sí mismas, sus familias y su sociedad. Ello entraña arreglos y negociaciones delicadas con numerosas partes interesadas, lo cual supone desviarse totalmente de los modelos lineales y verticalistas del pasado. Así, en estos momentos, las reformas de la APS no están definidas esencialmente por los elementos a que se refieren, y tampoco exclusivamente por la elección de las intervenciones de control de enfermedades que hay que expandir, sino por la dinámica social que determina la función de los sistemas de salud en la sociedad.

Cuadro 1 Cómo la experiencia ha modificado la perspectiva del movimiento en pro de la APS

PRIMEROS INTENTOS DE IMPLEMENTAR LA APS	ACTUALES CUESTIONES DE INTERÉS PARA LAS REFORMAS EN PRO DE LA APS
Acceso ampliado a un paquete básico de intervenciones sanitarias y medicamentos esenciales para los pobres del medio rural	Transformación y reglamentación de los actuales sistemas de salud, con el fin de lograr el acceso universal y la protección social en salud
Concentración en la salud maternoinfantil	Cuidado de la salud de todos los miembros de la comunidad
Focalización en un número reducido de enfermedades, principalmente infecciosas y agudas	Respuesta integral a las expectativas y necesidades de las personas, considerando todos los riesgos y enfermedades pertinentes
Mejora de la higiene, el abastecimiento de agua, el saneamiento y la educación sanitaria a nivel de las aldeas	Promoción de modos de vida más saludables y mitigación de los efectos de los peligros sociales y ambientales para la salud
Tecnología sencilla para agentes de salud voluntarios no profesionales de las comunidades	Equipos de trabajadores de la salud que facilitan el acceso a tecnología y medicamentos y el uso adecuado de éstos
Participación en forma de movilización de recursos locales y gestión centrada en la salud a través de comités locales de salud	Participación institucionalizada de la sociedad civil en el diálogo sobre políticas y los mecanismos de rendición de cuentas
Servicios financiados y prestados por los gobiernos con una gestión vertical centralizada	Funcionamiento de sistemas de salud pluralistas en un contexto globalizado
Gestión de una situación de creciente escasez y reducción de recursos	Orientación del crecimiento de los recursos para la salud hacia la cobertura universal
Ayuda bilateral y asistencia técnica	Solidaridad mundial y aprendizaje conjunto
Atención primaria como antítesis de los hospitales	Atención primaria como coordinadora de una respuesta integral a todos los niveles
La APS es barata y requiere sólo una pequeña inversión	La APS no es barata; requiere inversiones importantes, pero permite utilizar los recursos mejor que las demás opciones

Cuatro conjuntos de reformas en pro de la APS

En el presente informe las reformas de la APS se estructuran en cuatro grupos que reflejan la convergencia entre la evidencia disponible sobre lo que se necesita para articular una respuesta eficaz a los actuales desafíos sanitarios, los valores de equidad, solidaridad y justicia social que guían el movimiento en pro de la APS, y las crecientes expectativas de la población en las sociedades en proceso de modernización (figura 1):

- reformas que garanticen que los sistemas de salud contribuyan a lograr la equidad sanitaria, la justicia social y el fin de la exclusión, dando prioridad sobre todo al acceso universal y la protección social en salud: *reformas en pro de la cobertura universal;*
- reformas que reorganicen los servicios de salud en forma de atención primaria, esto es, en torno a las necesidades y expectativas de las personas, para que sean más pertinentes socialmente y se ajusten mejor a un mundo en evolución, al tiempo que permitan obtener mejores resultados: *reformas de la prestación de servicios;*
- reformas que mejoren la salud de las comunidades, mediante la integración de las intervenciones de salud pública y la atención primaria y el establecimiento de políticas públicas

saludables en todos los sectores: *reformas de las políticas públicas;*
- reformas que sustituyan la exagerada dependencia de los sistemas de mando y control, por un lado, y la inhibición y *laissez-faire* del Estado, por otro, por un liderazgo integrador, participativo y dialogante capaz de afrontar la complejidad de los actuales sistemas de salud: *reformas del liderazgo.*

El primero de estos cuatro conjuntos de reformas tiene por objeto reducir la exclusión y las desigualdades sociales en salud. En definitiva, los determinantes de esas desigualdades requieren una respuesta por parte de la sociedad, y la adopción de decisiones políticas y técnicas que afectan a muchos sectores. Las desigualdades sanitarias también están determinadas por las desigualdades en cuanto a la disponibilidad, el acceso y la calidad de los servicios; por la carga financiera que estos factores imponen a las personas, e incluso por las barreras lingüísticas, culturales y de género que a menudo subsisten en la manera en que se ejerce la práctica clínica[26].

Una condición indispensable para que los sistemas de salud puedan reducir las inequidades que presentan es garantizar a todos el acceso a los servicios, esto es, colmar la brecha en la oferta de los mismos. Las redes de servicios son mucho más amplias ahora que hace 30 años, pero hay grandes grupos de población que han quedado a la zaga. En algunos lugares, las guerras y las contiendas civiles han destruido la infraestructura y, en otros, la atención de carácter comercial no regulada ofrece servicios, pero no necesariamente los que hacen falta. El déficit de oferta de atención sigue siendo una realidad en muchos países, por lo que la ampliación de las redes de servicios es un objetivo prioritario, como lo era hace 30 años.

A medida que ha ido aumentando la oferta general de servicios de salud, ha quedado cada vez más patente que los obstáculos al acceso constituyen un importante factor de inequidad: en particular, los honorarios cobrados a los usuarios son una importante causa de exclusión de la atención requerida. Además, cuando las personas tienen que comprar atención sanitaria a un precio por encima de sus posibilidades, los problemas de salud pueden desembocar rápidamente en una situación de pobreza o bancarrota[14]. Por ese motivo, la ampliación de la oferta de servicios debe correr pareja con la protección social en salud, que se consigue estableciendo sistemas de mancomunación de fondos y de prepago en sustitución del pago directo de honorarios por parte de los usuarios. Las reformas destinadas a garantizar la cobertura universal – esto es, el acceso universal unido a la protección social en salud – constituyen una condición indispensable para mejorar la equidad sanitaria. Como se observa en los sistemas que han logrado una cobertura casi universal, esas reformas se deben complementar con otra serie de medidas dinámicas para llegar a los grupos desatendidos, que son aquellos en los que los servicios y la protección social apenas ayudan a contrarrestar las consecuencias sanitarias de la estratificación social. Muchas personas de esos grupos dependen de redes de atención que se encargan de la salud de comunidades enteras. Aquí es donde entra en juego el segundo conjunto de reformas: las reformas de la prestación de servicios.

El propósito de las reformas de la prestación de servicios es transformar la prestación de atención sanitaria convencional en atención primaria, optimizando la contribución de los servicios de

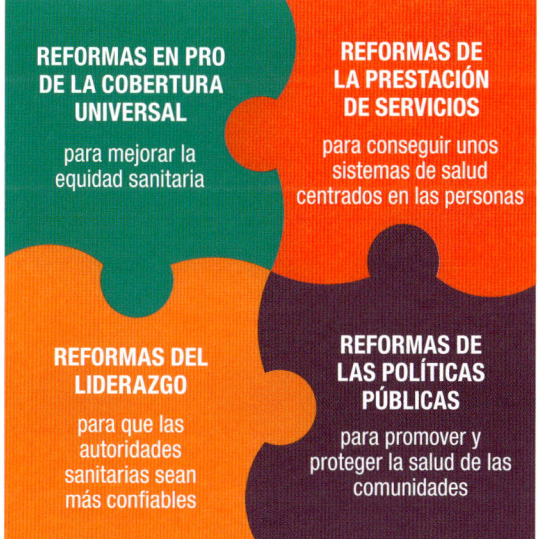

Figura 1 Reformas necesarias para reorientar los sistemas sanitarios hacia la salud para todos

salud – los sistemas de salud locales, las redes de atención sanitaria y los distritos sanitarios – a la salud y la equidad, y respondiendo al mismo tiempo a las crecientes expectativas respecto al objetivo de «*poner a las personas en el centro de la atención sanitaria creando una armonía entre mente y cuerpo y entre las personas y los sistemas*»[3]. Estas reformas no son sino un subconjunto de las reformas de la APS, pero tienen tal importancia que a menudo han ocultado la agenda más amplia de la APS. A la consiguiente confusión se ha añadido la simplificación excesiva de lo que la atención primaria entraña y de lo que la distingue de la atención sanitaria convencional (recuadro 2)[24].

Numerosos datos científicos avalan las ventajas comparativas, en cuanto a eficacia y eficiencia, de la atención de salud organizada como atención primaria centrada en las personas. Pese a las diferencias en la terminología empleada, sus características principales están bien definidas (atención centrada en las personas, integralidad e integración, continuidad asistencial y participación de los pacientes, las familias y las comunidades)[15,27]. Una atención con estas características requiere servicios de salud organizados en consecuencia, con equipos multidisciplinarios cercanos a los usuarios que se ocupen de un grupo de población determinado, colaboren con los servicios sociales y otros sectores y coordinen las contribuciones de los hospitales, los especialistas y las organizaciones comunitarias. El reciente crecimiento económico ha traído consigo recursos adicionales para la salud, lo cual, unido a la creciente demanda de resultados mejores, crea excelentes oportunidades para reorientar los servicios de salud existentes hacia la atención primaria, no sólo en los lugares que cuentan con recursos, sino también en aquellos donde los fondos son escasos y las necesidades, muchas. En los numerosos países de ingresos bajos y medios en que la oferta de servicios está en una fase de expansión acelerada, existe ahora la posibilidad de tomar un rumbo que quizá evite algunos de los errores cometidos en el pasado en los países de ingresos altos.

Recuadro 2 La atención primaria así considerada en los entornos con recursos suficientes se ha sobresimplificado peligrosamente en los entornos con pocos recursos

La atención primaria se ha definido, descrito y estudiado ampliamente en los contextos en que se dispone de recursos suficientes, a menudo en relación con especialistas en medicina de familia o medicina general. Los programas correspondientes a esas descripciones son mucho más ambiciosos que los planes inaceptablemente restrictivos y desalentadores para la atención primaria que se han propuesto a los países de ingresos bajos[27,28]:

- la atención primaria es un ámbito al que las personas pueden llevar toda una serie de problemas de salud; es inaceptable que en los países de ingresos bajos la atención primaria sólo se ocupe de unas cuantas «enfermedades prioritarias»;
- la atención primaria es una base desde la que se guía a los pacientes por todo el sistema de salud; es inaceptable que en los países de ingresos bajos la atención primaria se reduzca a un simple puesto sanitario o a un agente de salud comunitario aislado;
- la atención primaria facilita las relaciones entre pacientes y médicos, y los pacientes participan en la adopción de decisiones sobre su salud y atención sanitaria; además, crea vínculos entre la atención de salud individual y las familias y comunidades de los pacientes; es inaceptable que en los países de ingresos bajos la atención de salud se reduzca a un canal unidireccional de prestación de servicios para intervenciones de salud prioritarias;
- la atención primaria abre oportunidades a la prevención de enfermedades y la promoción de la salud, así como a la detección temprana de enfermedades; es inaceptable que en los países de ingresos bajos la atención primaria sirva sólo para tratar dolencias comunes;
- la atención primaria requiere equipos de profesionales sanitarios: médicos, personal de enfermería y personal auxiliar con aptitudes sociales y conocimientos biomédicos concretos y especializados; es inaceptable que en los países de ingresos bajos la atención primaria sea sinónimo de atención prestada por personal no profesional con escasos conocimientos técnicos a los pobres de zonas rurales que no pueden permitirse nada mejor;
- la atención primaria requiere inversiones y recursos suficientes, pero se revela luego como una buena inversión en comparación con las demás opciones disponibles; es inaceptable que en los países de ingresos bajos la atención primaria se tenga que financiar con pagos directos, partiendo del supuesto equivocado de que es barata y los pobres deben poder permitírsela.

La atención primaria puede contribuir en gran medida a mejorar la salud de las comunidades, pero no basta para responder a los deseos de las personas de vivir en condiciones que garanticen la protección de su salud, fomenten la equidad sanitaria y les permitan vivir según sus valores. Las personas esperan también que sus gobiernos adopten una serie de políticas públicas para afrontar los desafíos sanitarios, como los que plantean el proceso de urbanización, el cambio climático, la discriminación por motivos de género o la estratificación social.

Las políticas públicas abarcan las políticas y los programas técnicos que tratan los problemas de salud prioritarios. Esos programas se pueden diseñar de manera que se apliquen a través de la atención primaria y al mismo tiempo la refuercen; si no es así, pueden socavar los esfuerzos por reformar la prestación de servicios, aunque no sea de forma intencionada. Las autoridades nacionales son las principales responsables de adoptar las decisiones correctas en la fase de diseño. Los programas concebidos para abordar problemas sanitarios prioritarios a través de la atención primaria se han de complementar con intervenciones de salud pública a nivel nacional e internacional. Éstas pueden propiciar eficiencias de escala, y ante algunos problemas son la única opción viable. La evidencia disponible demuestra de forma abrumadora que la adopción de medidas a ese nivel, en el caso de algunas intervenciones, que pueden ir desde las relativas a la higiene pública y la prevención de enfermedades hasta las de promoción de la salud, pueden contribuir de forma importante a la salud. Sin embargo, curiosamente, esas intervenciones se descuidan en todos los países, sea cual sea su nivel de ingresos. Esto se observa sobre todo en los momentos de crisis y amenazas graves para la salud pública, cuando la capacidad de respuesta rápida no sólo es fundamental para garantizar la salud, sino también para mantener la confianza de la población en el sistema de salud.

La formulación de políticas públicas, sin embargo, es algo más que la salud pública clásica. Las reformas de la atención primaria y la protección social dependen fundamentalmente de que se elijan políticas sanitarias – por ejemplo en materia de medicamentos esenciales, recursos humanos o financiación – que respalden las reformas favorables a la equidad y la atención centrada en las personas. Además, está claro que la salud de la población se puede mejorar con políticas controladas por sectores distintos del de la salud. Los planes de estudios, la política de las empresas con respecto a la igualdad entre hombres y mujeres, la inocuidad de los alimentos y los bienes de consumo o el transporte de desechos tóxicos son otras tantas de las cuestiones que pueden marcar profundamente e incluso determinar la salud de comunidades enteras – de manera positiva o negativa – en función de las decisiones que se tomen. Si se adoptan medidas orientadas en concreto a la colaboración intersectorial, es posible tener debidamente en consideración «la salud en todas las políticas»[29] para garantizar que, junto con los objetivos y metas de los demás sectores, los efectos en la salud influyan en las decisiones de política pública.

Con el fin de llevar adelante esas reformas en el entorno extraordinariamente complejo del sector de la salud, será necesario reinvertir en el liderazgo público de manera que se fomenten modelos de colaboración para el diálogo sobre políticas con múltiples interesados, porque esto es lo que la gente espera y lo que mejores resultados da. Si las actuaciones en torno a la APS se basan en la experiencia extraída de éxitos y fracasos anteriores, las autoridades sanitarias pueden desempeñar una labor mucho más eficaz de formulación e introducción de reformas en pro de la APS adaptadas a las circunstancias y las dificultades concretas de los países. La gobernanza de la salud representa un gran desafío para los ministerios de salud y demás instituciones – gubernamentales y no gubernamentales – con una función de liderazgo en el terreno de la salud. Éstos ya no pueden contentarse con administrar el sistema: tienen que convertirse en organizaciones discentes. Para ello hace falta un liderazgo integrador que permita la participación de toda una serie de interesados ajenos al sector público, desde médicos hasta miembros de la sociedad civil, y desde comunidades hasta investigadores y personal universitario. Las estrategias necesarias a fin de mejorar la capacidad de las autoridades sanitarias para llevar a cabo las reformas de la APS consisten entre otras en utilizar con ese fin los sistemas de información sanitaria, aprovechar las innovaciones del sector de la salud y las dinámicas conexas de todas las sociedades, y crear capacidad mediante el intercambio de experiencias, tanto a nivel nacional como con otros países.

Aprovechar las oportunidades

Los cuatro conjuntos de reformas en pro de la APS se basan en valores compartidos que gozan de amplio apoyo y en desafíos comunes a un mundo en proceso de globalización. Sin embargo, para determinar la manera de actuar deben tenerse en cuenta las realidades claramente distintas de cada país. Las reformas relativas a la cobertura universal, la prestación de servicios, la política del sector público y el liderazgo no se pueden introducir como un modelo o un paquete uniforme.

En los países con un elevado gasto en salud, que es el caso de casi todos los países de ingresos altos, hay un amplio margen financiero para acelerar el cambio de enfoque de la atención terciaria a la atención primaria, crear un entorno normativo más saludable y complementar los sistemas bien organizados de cobertura universal con medidas concretas para reducir la exclusión. En los numerosos países con rápido crecimiento del sector de la salud – donde viven 3000 millones de personas – el propio crecimiento brinda la oportunidad de basar los sistemas de salud en los principios de una sólida atención primaria y de la cobertura universal, en un momento en que está en plena expansión, evitando los errores por acción, como invertir de forma desproporcionada en la atención terciaria, u omisión, como no invertir en políticas públicas saludables, que han caracterizado últimamente a los sistemas de salud de los países de ingresos altos. Hay que reconocer que el desafío es mucho mayor para los 2000 millones de personas que viven en los países de África y Asia Sudoriental, donde el sector de la salud está creciendo lentamente, y para los más de 500 millones de personas que viven en Estados frágiles. Sin embargo, incluso en esos casos, hay signos de crecimiento – y pruebas de que éste se puede acelerar sin recurrir al método contraproducente y no equitativo de los pagos directos en los puntos de prestación de servicios – que ofrecen posibilidades de expandir los sistemas y los servicios de salud. De hecho, estos países tienen la necesidad, más que ningún otro, de optar por la APS y, como en el resto del mundo, pueden empezar a hacerlo de inmediato.

El actual contexto internacional es favorable a una renovación de la APS. La salud mundial es objeto de una atención sin precedentes, en la que destacan el creciente interés por la unidad de acción, el aumento de los llamamientos en pro de una atención integral y universal – ya sea por parte de las personas VIH-positivas o por quienes se ocupan de proporcionar tratamiento y atención, ministros de salud o el Grupo de los Ocho (G8) – y la proliferación de mecanismos de financiación innovadores de carácter mundial relacionados con la solidaridad global. Asimismo, hay signos claros y positivos de un mayor deseo de colaborar en el establecimiento de sistemas sostenibles para la salud en lugar de aplicar enfoques parciales y fragmentados[30].

Al mismo tiempo, se abre la perspectiva de reforzar la inversión interna en la revitalización de los sistemas de salud en torno a los valores de la APS. El crecimiento del PIB – ciertamente vulnerable a la desaceleración de la economía, las crisis alimentaria y energética y el calentamiento global – está impulsando el gasto sanitario en el mundo entero, con la notable excepción de los Estados frágiles. Aprovechar este crecimiento económico brindaría oportunidades para introducir las reformas necesarias de la APS que no se hicieron en los años ochenta y noventa. Sólo una pequeña parte de los gastos sanitarios se destinan actualmente a corregir distorsiones comunes del funcionamiento de los sistemas de salud o a superar los obstáculos que limitan la prestación de servicios, pero esas posibilidades existen y están creciendo con rapidez.

La solidaridad y la ayuda mundiales seguirán siendo necesarias como complemento y ayuda a los países que progresen lentamente, pero pasarán a ser menos importantes en sí que los intercambios, el aprendizaje conjunto y la gobernanza global. Esta transición ya se ha producido en la

Introducción y panorámica

mayor parte del mundo: casi todos los países en desarrollo *no* dependen de la ayuda. La cooperación internacional puede acelerar la conversión de los sistemas de salud del mundo, entre otras cosas, mediante una mejor canalización de la ayuda, pero los verdaderos progresos se lograrán gracias a una mejor gobernanza de la salud en los países, tanto en los de ingresos bajos como en los de ingresos altos.

Las autoridades sanitarias y los dirigentes políticos constatan con incomodidad las actuales tendencias del desarrollo de los sistemas de salud y la evidente necesidad de adaptación a los cambios en la demanda y los desafíos sanitarios y a las crecientes expectativas en relación con la salud, lo que acentúa la oportunidad de aplicar las reformas en pro de la APS. La frustración de la gente y la presión por que haya una atención de salud distinta y más equitativa y una mayor protección en salud para la sociedad están en aumento: nunca hasta ahora había habido expectativas tan grandes con respecto a lo que las autoridades sanitarias, y en concreto los ministerios de salud, deberían estar haciendo a ese respecto.

Si se aprovecha este impulso, la inversión en las reformas en pro de la APS podría acelerar la transformación de los sistemas de salud, de manera que los resultados sanitarios sean mejores y se repartan de forma más equitativa. El mundo dispone de tecnología más avanzada y de mejores sistemas de información, lo que le ofrece la posibilidad de sacar el máximo provecho de la transformación de los sistemas sanitarios. La creciente participación de la sociedad civil en la esfera de la salud y la mayor eficiencia de escala del saber colectivo en el plano mundial (por ejemplo en el ámbito de los medicamentos esenciales) refuerzan también las oportunidades de éxito.

En los diez últimos años, la comunidad mundial ha empezado a ocuparse de la pobreza y la desigualdad en el planeta de forma más sistemática, por ejemplo, estableciendo los ODM y poniendo de relieve la cuestión de la desigualdad en la formulación de las políticas sociales. A lo largo de ese proceso, el tema de la salud, muy relacionado con todo ello, ha ocupado un lugar destacado. Esto brinda la oportunidad de imprimir más eficacia a la acción sanitaria, y crea además las condiciones sociales necesarias para establecer alianzas sólidas fuera del sector de la salud. Así, las actividades intersectoriales vuelven a ser protagonistas. Actualmente, muchas de las autoridades sanitarias consideran que su responsabilidad respecto a la salud ya no se limita a las iniciativas de supervivencia y control de enfermedades, sino que entraña capacidades importantes valoradas por las personas y la sociedad[31]. La legitimidad de las autoridades sanitarias depende cada vez más de lo bien que sepan desarrollar y reformar el sector de la salud con arreglo a los valores de la población, tanto por lo que se refiere a la salud como a lo que se espera de los sistemas de salud en la sociedad.

Referencias

1. *Atención primaria de salud: Informe de la Conferencia Internacional sobre Atención Primaria de Salud, Alma-Ata, URSS, 6-12 de septiembre de 1978, patrocinada conjuntamente por la Organización Mundial de la Salud y el Fondo de las Naciones Unidas para la Infancia.* Ginebra, Organización Mundial de la Salud, 1978 (Serie «Salud para todos», Nº 1).
2. Dahlgren G, Whitehead M. Levelling up (part 2): *a discussion paper on European strategies for tackling social inequities in health.* Copenhague, Oficina Regional para Europa de la Organización Mundial de la Salud, 2006 (Studies on social and economic determinants of population health nº 3).
3. Oficina Regional de la OMS para Asia Sudoriental y Oficina Regional de la OMS para el Pacífico Occidental. *People at the centre of health care: harmonizing mind and body, people and systems.* Ginebra, Organización Mundial de la Salud, 2007.
4. *Renovación de la atención primaria de salud en las Américas: documento de posición de la Organización Panamericana de la Salud.* Washington D.C., Organización Panamericana de la Salud, 2007.
5. Saltman R, Rico A, Boerma W. *Primary health care in the driver's seat: organizational reform in European primary care.* Maidenhead, England, Open University Press, 2006 (Serie del Observatorio Europeo sobre los Sistemas y las Políticas de Salud).
6. *Report on the review of primary care in the African Region.* Brazzaville, Oficina Regional para África de la Organización Mundial de la Salud, 2003.
7. *Conferencia Internacional sobre Atención Primaria de Salud, Alma-Ata: 25º aniversario.* Ginebra, Organización Mundial de la Salud, 2003 (56ª Asamblea Mundial de la Salud, Ginebra, 19-28 de mayo de 2003, WHA56.6, punto 14.18 del orden del día).
8. *Carta de Ljubljana sobre la reforma de la atención sanitaria, 1996.* Copenhague, Oficina Regional para Europa de la Organización Mundial de la Salud, 1996.
9. *Estadísticas Sanitarias Mundiales 2008.* Ginebra, Organización Mundial de la Salud, 2008.
10. Hart T. The inverse care law. *Lancet*, 1971, 1:405–412.
11. *Informe sobre el Desarrollo Mundial 2004: servicios para los pobres.* Washington D.C., Banco Mundial, 2003.
12. Filmer D. *The incidence of public expenditures on health and education.* Washington DC, The World Bank, 2003 (nota documental para el *Informe sobre el Desarrollo Mundial 2004: servicios para los pobres*).
13. Hanratty B, Zhang T, Whitehead M. How close have universal health systems come to achieving equity in use of curative services? A systematic review. *International Journal of Health Services*, 2007, 37:89–109.
14. Xu K et al. Protecting households from catastrophic health expenditures. *Health Affairs*, 2007, 6:972–983.
15. Starfield B. Policy relevant determinants of health: an international perspective. *Health Policy*, 2002, 60:201–218.
16. Moore G, Showstack J. Primary care medicine in crisis: towards reconstruction and renewal. *Annals of Internal Medicine*, 2003, 138:244–247.
17. Shiffman J. Has donor prioritization of HIV/AIDS displaced aid for other health issues? *Health Policy and Planning*, 2008, 23:95–100.
18. Kohn LT, Corrigan JM, Donaldson MS, eds. *To err is human: building a safer health system.* Washington DC, National Academy Press, Committee on Quality of Care in America, Institute of Medicine, 1999.
19. Fries JF et al. Reducing health care costs by reducing the need and demand for medical services. *New England Journal of Medicine*, 1993, 329:321–325.
20. *Informe sobre la salud en el mundo 2002: reducir los riesgos y promover una vida sana.* Ginebra, Organización Mundial de la Salud, 2002.
21. Sindall C. Intersectoral collaboration: the best of times, the worst of times. *Health Promotion International*, 1997, 12(1):5–6.
22. Stevenson D. Planning for the future – long term care and the 2008 election. *New England Journal of Medicine*, 2008, 358:19.
23. Blendon RJ et al. Inequities in health care: a five-country survey. *Health Affairs*, 2002, 21:182–191.
24. Tarimo E, Webster EG. *Primary health care concepts and challenges in a changing world: Alma-Ata revisited.* Ginebra, Organización Mundial de la Salud, 1997 (Current concerns ARA paper No. 7).
25. *Everybody's business: strengthening health systems to improve health outcomes: WHO's framework for action.* Ginebra, Organización Mundial de la Salud, 2007.
26. Dans A et al. Assessing equity in clinical practice guidelines. *Journal of Clinical Epidemiology*, 2007, 60:540–546.
27. *Primary care. America's health in a new era.* Washington DC, National Academy Press, Institute of Medicine 1996.
28. Starfield B. *Primary care: balancing health needs, services, and technology.* New York, Oxford University Press, 1998.
29. Ståhl T et al, eds. *Health in all policies. Prospects and potentials.* Oslo. Ministry of Social Affairs and Health, 2006.
30. *Declaración de París sobre la Eficacia de la Ayuda al Desarrollo: apropiación, armonización, alineación, y resultados y mutua responsabilidad.* Paris, Organización de Cooperación y Desarrollo Económicos, 2005.
31. Nussbaum MC, Sen A, eds. *The quality of life.* Oxford, Clarendon Press, 1993.

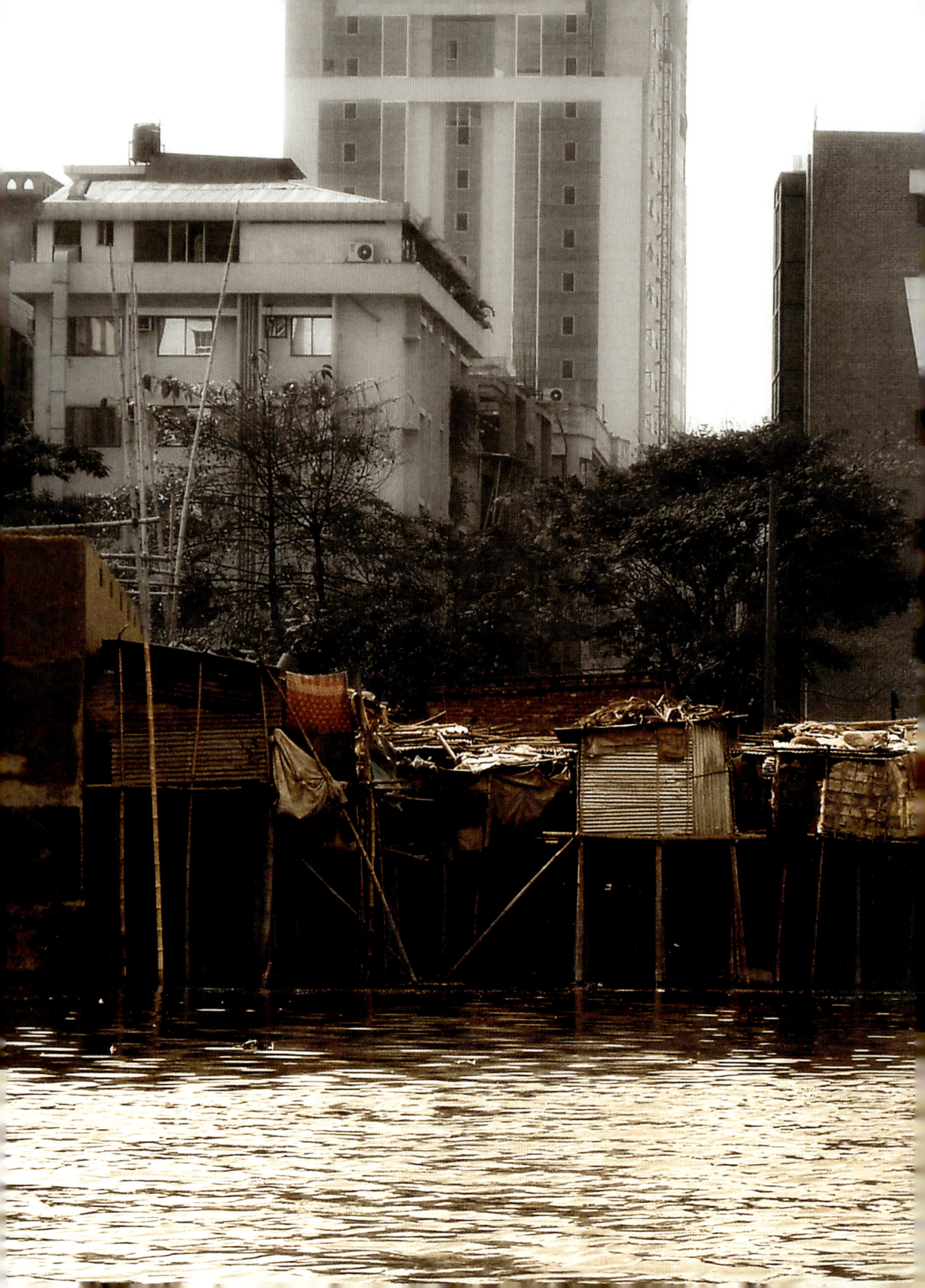

Desafíos de un mundo en transformación

El presente capítulo describe el contexto en que se está produciendo la actual renovación de la atención primaria de salud. En él se examinan los desafíos afrontados en estos momentos por la salud y los sistemas sanitarios y se describe un conjunto de expectativas sociales, ampliamente compartidas, que dictan la agenda de cambio de los actuales sistemas de salud.

Se muestra que muchos países han registrado importantes avances en materia de salud en los últimos decenios y que los beneficios obtenidos han sido desiguales. La brecha sanitaria entre los países y entre los distintos grupos sociales dentro de un mismo país se ha agrandado. Las transformaciones sociales, demográficas y epidemiológicas, alimentadas por los procesos de globalización, urbanización y envejecimiento de la población, plantean desafíos de una magnitud que no se preveía hace tres décadas.

Capítulo 1

Crecimiento desigual, resultados desiguales	2
Adaptación a los nuevos desafíos sanitarios	7
Tendencias que socavan la respuesta de los sistemas de salud	12
Valores cambiantes y expectativas crecientes	15
Reformas en pro de la APS: impulsadas por la demanda	20

Se explica a lo largo del capítulo que por lo general la respuesta del sector de la salud y la sociedad a esos desafíos ha sido lenta e inadecuada. Esto demuestra falta de capacidad tanto para movilizar las instituciones y los recursos necesarios para transformar la salud de acuerdo con los valores de la atención primaria de salud (APS) como para contrarrestar o modificar de forma sustancial las fuerzas que empujan al sector de la salud en otras direcciones, a saber, la importancia desproporcionada concedida a la atención en los hospitales de especialidades, la fragmentación de los sistemas de salud y la proliferación de servicios de salud mercantilizados y no regulados. Paradójicamente, esas fuertes tendencias alejan a los sistemas de salud de lo que la población espera de la atención sanitaria. Cuando la Declaración de Alma-Ata consagró los principios relativos a la equidad sanitaria, la centralidad de las personas y el papel fundamental de las comunidades en la acción sanitaria, esas ideas se consideraron radicales. Sin embargo, la investigación social apunta a que esos valores se están integrando en las sociedades en proceso de modernización, pues se corresponden con la manera en que la población enfoca la salud y con lo que espera del sistema sanitario. Por lo tanto, las crecientes expectativas sociales con respecto a la salud y la atención sanitaria deben ser consideradas un importante elemento impulsor de las reformas de la APS.

Crecimiento desigual, resultados desiguales

Mayor longevidad y salud, pero no en todas partes

A finales de los setenta, la Sultanía de Omán contaba sólo con un puñado de profesionales de la salud. La gente tenía que viajar hasta cuatro días para llegar a un hospital, donde cientos de pacientes hacían cola para ver a uno de los pocos médicos que había (expatriados). Esa situación cambió en menos de una generación[1]. Omán invirtió de forma continuada en un servicio nacional de salud y mantuvo esa inversión a lo largo del tiempo. Actualmente existe una densa red de 180 establecimientos de salud locales, de distrito y regionales, en los que 5000 profesionales sanitarios ofrecen un acceso casi universal a la atención de salud a los 2,2 millones de ciudadanos del país; esa cobertura se está ampliando ahora a los residentes extranjeros[2]. Más del 98% de los partos son atendidos en la actualidad por personal cualificado y más del 98% de los lactantes reciben todas las vacunas previstas. La esperanza de vida al nacer, inferior a los 60 años hacia finales de los setenta, es ahora de más de 74 años, y la tasa de mortalidad de los menores de cinco años ha caído nada menos que un 94%[3].

En todas las regiones (excepto en África) hay países donde las tasas de mortalidad representan ahora menos de una quinta parte de las registradas hace 30 años. Cabe citar como principales ejemplos los de Chile[4], Malasia[5], Portugal[6] y Tailandia[7] (figura 1.1). Esos resultados se han asociado a una mejora del acceso a redes ampliadas de atención de salud, gracias a un compromiso político sostenido y un crecimiento económico que permitió consolidar ese compromiso manteniendo las inversiones en el sector de la salud (recuadro 1.1).

En general se han registrado progresos importantes en el mundo. Si las tasas de mortalidad en la niñez siguieran siendo hoy las mismas que en 1978, en 2006 habrían fallecido 16,2 millones de niños. Sin embargo el número de defunciones fue de sólo 9,5 millones[12]. Esa diferencia de 6,7 millones significa que cada día se salva la vida de 18 329 niños.

Pero detrás de esas cifras existen grandes diferencias entre los países. Desde 1975, las tasas de mortalidad de los menores de cinco años han disminuido de forma mucho más lenta

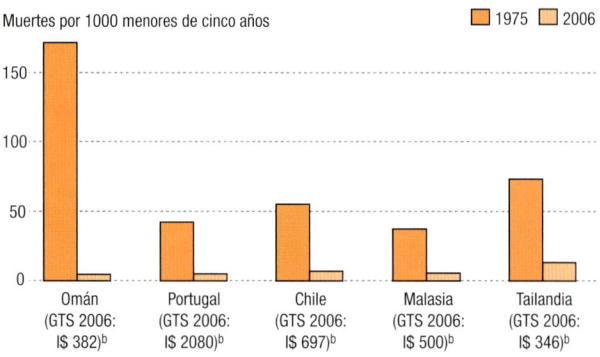

Figura 1.1 Algunos de los países que han logrado mejores resultados de reducción ≥ 80% de las tasas de mortalidad de menores de cinco años, por regiones, 1975 y 2006[a],*

[a] Ningún país de la región de África logró reducir esas tasas en un 80%.
[b] Gasto total en salud por habitante en 2006, en dólares internacionales.
* Los dólares internacionales (I$) se obtienen dividiendo las unidades de la moneda local por una estimación de su paridad de poder adquisitivo en comparación con el dólar estadounidense.

Capítulo 1. Desafíos de un mundo en transformación

> **Recuadro 1.1** Desarrollo económico y opciones de inversión en atención de salud: mejora de los principales indicadores sanitarios en Portugal
>
> Portugal reconoció el derecho a la salud en su Constitución de 1976, tras su revolución democrática. La presión política por reducir las grandes desigualdades en materia de salud existentes en el país condujeron a la creación de un sistema nacional de salud, financiado con impuestos y complementado con planes de seguro público y privado y pagos directos[8,9]. El sistema, establecido en su totalidad entre 1979 y 1983, se organizó de forma explícita en torno a los principios de la APS: poco a poco se fue creando por todo el país una red de centros de salud dotada de médicos de familia y personal de enfermería. Para poder disfrutar del sistema nacional de salud, los pacientes tienen que ser inscritos por un médico de familia en un centro de salud como primer punto de contacto. Portugal considera que esa red constituye su mayor logro en cuanto a mejora del acceso a la atención sanitaria y beneficios para la salud[6].
>
> La esperanza de vida al nacer supera hoy en 9,2 años a la de hace 30 años, y el PIB por habitante se ha duplicado. Portugal figura entre los países del mundo que más han avanzado en los últimos 30 años para reducir de forma sistemática la mortalidad en diversos grupos de edad; por ejemplo, las tasas de mortalidad infantil han disminuido un 50% cada ocho años. Debido a esos resultados, el estado de salud de la población de Portugal es muy similar al de la población de otros países de la región[10].
>
> El análisis multifactorial de las series cronológicas de los diversos índices de mortalidad desde 1960 muestra que la decisión de basar la política sanitaria de Portugal en los principios de la APS, con el desarrollo de una red de servicios integrales de atención primaria[11], ha sido determinante para reducir la mortalidad materno-infantil, mientras que la reducción de la mortalidad perinatal está relacionada con el desarrollo de la red hospitalaria. En la figura 1.2 se presenta la contribución relativa del desarrollo de la atención primaria, las redes de hospitales y el crecimiento económico a la mejora de los índices de mortalidad desde 1960.
>
>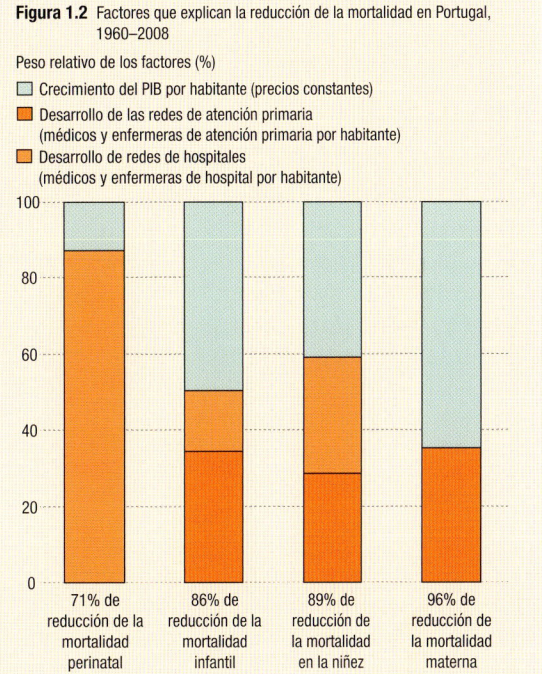
>
> **Figura 1.2** Factores que explican la reducción de la mortalidad en Portugal, 1960–2008

en el conjunto de los países de ingresos bajos que en los más ricos[13]. Salvo Eritrea y Mongolia, ninguno de los actuales países de ingresos bajos ha llegado a reducir hasta un 70% la mortalidad de los menores de cinco años. Los países que actualmente figuran entre los de ingresos medios han registrado mejores resultados, pero, como se observa en la figura 1.3, los progresos han sido bastante desiguales. Algunos países han logrado avances considerables y van camino de alcanzar los Objetivos de Desarrollo del Milenio relacionados con la salud. Otros, en particular de la región de África, se han estancado o incluso han perdido terreno[14]. A nivel mundial, 20 de los 25 países en que la mortalidad de los menores de cinco años sigue representando dos tercios o más de los niveles de 1975 se encuentran en el África subsahariana. La lentitud de los progresos se ha relacionado con los escasos avances en el acceso a la atención de salud. Pese a que últimamente ha habido cambios favorables, la cobertura vacunal en el África subsahariana sigue siendo mucho más

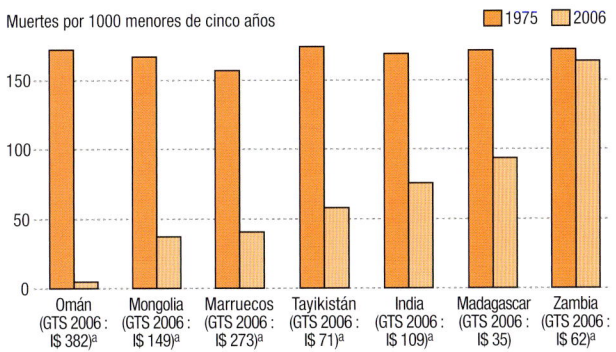

Figura 1.3 Progresos desiguales en la reducción de la mortalidad de menores de cinco años, 1975 y 2006, en algunos países con tasas similares en 1975[a]

[a] Gasto total en salud por habitante en 2006, en dólares internacionales.

baja que en el resto del mundo[14]. La tasa actual de uso de anticonceptivos se mantiene en sólo un 21%, mientras que en otras regiones en desarrollo ha aumentado sustancialmente en los últimos 30 años y alcanza hasta un 61%[15,16]. El aumento del uso de los anticonceptivos se ha acompañado de una disminución de las tasas de abortos en todas partes. No obstante, en el África subsahariana las cifras absolutas de abortos, realizados en su mayoría en condiciones peligrosas, han crecido[17]. También sigue habiendo problemas en relación con la atención de la madre y el niño durante el parto: en 33 países, menos de la mitad de todos los partos anuales son atendidos por personal de salud debidamente cualificado, y en uno la cobertura es sólo del 6%[14]. El África subsahariana es también la única región del mundo en que no se está ampliando el acceso a atención de personal cualificado durante el parto[18].

De manera similar a las tendencias generales de la supervivencia infantil, las tendencias mundiales correspondientes a la esperanza de vida muestran un aumento global de casi ocho años entre 1950 y 1978, y siete años más desde entonces, lo cual refleja el crecimiento de los ingresos medios por habitante. Como ocurre con la supervivencia infantil, las crecientes diferencias en los ingresos (que crecen más rápido en los países de ingresos altos que en los de ingresos bajos) se traducen en un incremento de las diferencias entre los que tienen peor y mejor salud[19]. Entre mediados de la década de los setenta y 2005, la diferencia en la esperanza de vida entre los países de ingresos altos y los países del África subsahariana, o los Estados vulnerables, se ha acentuado, pues la esperanza de vida se ha incrementado en 3,8 y 2,1 años, respectivamente.

Es necesario matizar la relación inequívoca que existe entre salud y riqueza, resumida en la clásica curva de Preston (figura 1.4)[20].

En primer lugar, la curva de Preston sigue variando[12]. En 1975 unos ingresos por habitante de 1000 dólares internacionales (I$) estaban asociados a una esperanza de vida de 48,8 años. En 2005, ésta era casi cuatro años superior para los mismos ingresos, lo cual indica que las mejoras en la nutrición, la educación[21], las tecnologías sanitarias[22], la capacidad institucional para obtener y utilizar información y la capacidad de la sociedad para convertir esos conocimientos en medidas sanitarias y sociales efectivas[23] hacen posible una mayor salud con el mismo nivel de riqueza.

En segundo lugar, existen grandes diferencias en cuanto a resultados entre países con un mismo nivel de ingresos, sobre todo entre los países más pobres. Por ejemplo, la esperanza de vida en Côte d'Ivoire (PIB: I$ 1465) es inferior en casi 17 años a la de Nepal (PIB: I$ 1379), y entre Madagascar y Zambia hay una diferencia de 18 años. El hecho de que haya países con buenos resultados en cada franja de ingresos indica que el nivel efectivo de ingresos por habitante no es, como podría deducirse de la curva media, el único factor limitante.

Crecimiento y estancamiento

En los últimos 30 años se han observado tres situaciones distintas en cuanto a la relación entre el crecimiento económico y la esperanza de vida al nacer (figura 1.5).

En 1978, cerca de dos terceras partes de la población mundial vivía en países que posteriormente experimentaron un incremento de la esperanza de vida al nacer y un importante crecimiento económico. Las mejoras relativas más impresionantes son las registradas en una serie de países de ingresos bajos de Asia (incluida la India), América Latina y el norte de África, que contaban con un total de 1100 millones de habitantes hace 30 años y tienen ahora casi 2000 millones. En esos países la esperanza de vida al

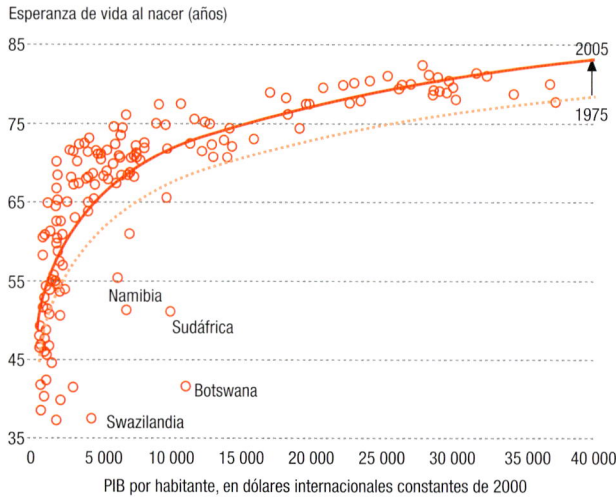

Figura 1.4 PIB por habitante y esperanza de vida al nacer en 169 países[a], 1975 y 2005

[a] Sólo se indica el nombre de los países con valores atípicos.

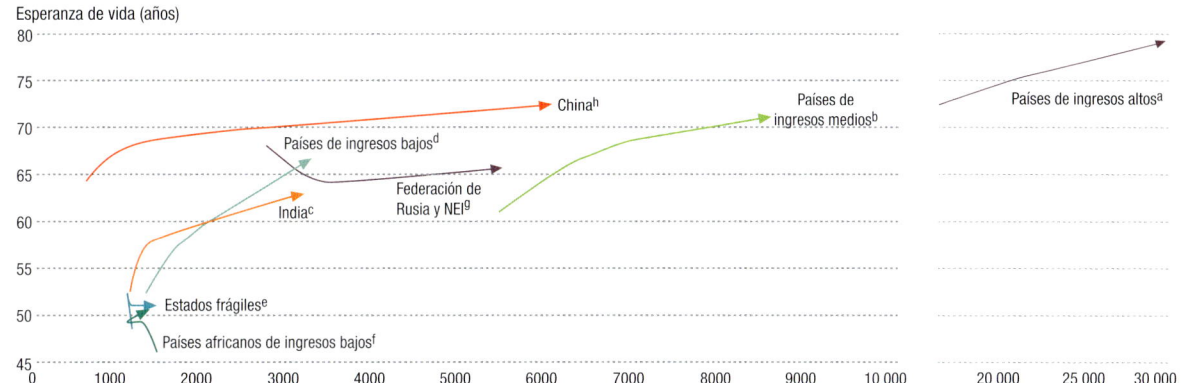

Figura 1.5 Tendencias del PIB por habitante y esperanza de vida al nacer en 133 países agrupados según el PIB de 1975, 1975–2005*

ᵃ 27 países, 766 millones de habitantes en 1975, 953 millones en 2005.
ᵇ 43 países, 587 millones de habitantes en 1975, 986 millones en 2005.
ᶜ India, 621 millones de habitantes en 1975, 1103 millones en 2005.
ᵈ 17 países de ingresos bajos, excluidos los Estados frágiles no africanos, 471 millones de habitantes en 1975, 872 millones en 2005.
ᵉ 20 Estados frágiles, 169 millones de habitantes en 1975, 374 millones en 2005.
ᶠ 13 países africanos de ingresos bajos, excluidos los Estados frágiles, 71 millones de habitantes en 1975, 872 millones en 2005.
ᵍ Federación de Rusia y 10 nuevos Estados independientes, 186 millones de habitantes en 1985, 204 millones en 2005.
ʰ China, 928 millones de habitantes en 1975, 1316 millones en 2005.
* No se dispone de datos sobre los nuevos Estados independientes para 1975, y tampoco de datos históricos sobre los otros países.
Fuentes: Esperanza de vida, 1975, 1985: UN World Population Prospects 2006; 1995, 2005: OMS, 9 de noviembre de 2008 (proyecto); China: censos nacionales de población 3º, 4º y 5º, 1981, 1990 y 2000. PIB: 2007[35].

nacer ha aumentado 12 años y el PIB por habitante se ha multiplicado por 2,6. En los países de ingresos altos y los países cuyo PIB se situaba entre I$ 3000 y I$ 10 000 en 1975, también se ha producido un gran crecimiento económico y ha aumentado la esperanza de vida.

En otras partes del mundo el crecimiento del PIB no se ha acompañado de mejoras similares en la esperanza de vida. El PIB medio por habitante creció considerablemente en la Federación de Rusia y los nuevos Estados independientes, pero debido a la situación de pobreza generalizada durante la transición de la antigua Unión Soviética, la esperanza de vida de las mujeres se ha estancado desde finales de la década de los ochenta y la de los hombres ha caído vertiginosamente, sobre todo la de los que carecen de educación y seguridad en el empleo[24, 25]. Tras un periodo de estancamiento tecnológico y organizativo, el sistema de salud se desmoronó[12]. En la década de los noventa el gasto público en salud disminuyó en varios países hasta unos niveles que hacían prácticamente imposible que funcionara un sistema básico. Los modos de vida no saludables, la desintegración de los programas de salud pública y la mercantilización no regulada de los servicios clínicos, unida a la desaparición de las redes de seguridad, han contrarrestado cualquier posible beneficio derivado del incremento del PIB medio[26]. En China la esperanza de vida ya había aumentado considerablemente antes de 1980, hasta niveles muy superiores a los registrados en otros países de ingresos bajos en los setenta, a pesar de la hambruna de 1961-1963 y de la Revolución Cultural de 1966-1976. La contribución a esos resultados de la atención primaria en los medios rurales y el seguro de salud en los centros urbanos está bien documentada[27,28]. Con las reformas económicas de comienzos de los años ochenta, el PIB medio por habitante aumentó de forma espectacular, pero el acceso a la atención de salud y la protección social empeoró, sobre todo en las zonas rurales. Eso hizo que el ritmo de los progresos fuera más lento, lo que hace pensar que lo único que impidió una regresión de la esperanza media de vida fue la mejora de las condiciones de vida asociada al formidable crecimiento económico[29].

Por último, hay una serie de países de ingresos bajos, que representan aproximadamente el 10% de la población mundial, en los que tanto el PIB como la esperanza de vida se han estancado[30]. Se trata de los países considerados «Estados frágiles» de acuerdo con los criterios relativos a los «países de bajos ingresos en dificultades» (LICUS) para 2003-2006[31]. El 66% de la población de esos países se encuentra en África. La mala gobernanza y los conflictos internos prolongados son comunes en esos países, que se enfrentan a obstáculos similares: poca seguridad, fractura de las relaciones sociales, corrupción, deterioro del estado de derecho y falta de mecanismos para generar autoridad y poder legítimos[32]. Tienen unas necesidades de inversión enormes y escasos recursos públicos para atenderlas. En la mitad de ellos el crecimiento del PIB fue negativo durante el periodo 1995-2004 (en el resto, el crecimiento fue inferior al crecimiento medio registrado en los países de ingresos bajos), mientras que el nivel de su deuda externa se situó por encima de la media[33]. En 1975, esos países figuraban entre los que tenían la esperanza de vida al nacer más baja, y desde entonces apenas han mejorado en ese terreno. Los demás países con ingresos bajos de África comparten muchas de las características y circunstancias de los Estados frágiles; de hecho muchos de ellos han sufrido en los últimos 30 años periodos prolongados de conflicto que habrían llevado a considerarlos Estados frágiles de haber existido antes la clasificación de LICUS. Su crecimiento económico ha sido escaso y la esperanza de vida en ellos ha mejorado muy poco, sobre todo debido a la presencia en este grupo de una serie de países del sur de África azotados por una pandemia de VIH/SIDA de ingentes proporciones. En general, en estos últimos se ha producido cierto crecimiento económico desde 1975, pero también una marcada regresión en la esperanza de vida.

Una característica que ha sido sorprendentemente común en los Estados frágiles y los países del África subsahariana durante gran parte de los tres últimos decenios, y que los diferencia de los demás Estados que partían con menos de I$ 3000 por habitante en 1975, es la combinación de un crecimiento económico estancado, inestabilidad política y falta de progresos en la esperanza de vida. En esos países se acumulan factores que dificultan la mejora de la salud. La educación, sobre todo la de las mujeres, progresa más lentamente, al igual que el acceso a comunicaciones modernas y a actividades que requieren conocimientos especializados y que amplían los recursos intelectuales de las personas en los demás lugares. Su población está más expuesta y es más vulnerable a las amenazas ambientales y otras amenazas para la salud, como son en el actual mundo globalizado el tabaquismo, la obesidad y la violencia urbana y, por otra parte,
no tiene la seguridad material necesaria para invertir en su propia salud, y sus gobiernos carecen de los recursos y el compromiso que hacen falta para realizar inversiones públicas. Además, esas personas están mucho más expuestas a las guerras y los conflictos armados que la población de los países más ricos[30]. Sin crecimiento, la paz es mucho más difícil de conseguir y, sin paz, el crecimiento se estanca: una guerra civil de una duración típica de siete años reduce por término medio el crecimiento de un país en torno a un 2,3% anual y lo hace un 15% más pobre[34].

Nunca se insistirá lo suficiente en el impacto de la combinación de estancamiento y conflicto. Los conflictos son una fuente directa de enfermedades, mortalidad y sufrimiento. Por ejemplo, en la República Democrática del Congo el conflicto que tuvo lugar entre 1998 y 2004 provocó una sobremortalidad de 450 000 personas al año[35]. Toda estrategia destinada a reducir la brecha sanitaria entre países – y a corregir las desigualdades dentro de un mismo país – debe tener en cuenta la necesidad de crear un entorno de paz, estabilidad y prosperidad que haga posibles las inversiones en el sector de la salud.

Un historial de escaso crecimiento económico es también un historial de estancamiento de los recursos para la salud. Lo ocurrido en el África subsahariana durante los años siguientes a la Conferencia de Alma-Ata ilustra esa difícil situación. Teniendo en cuenta la inflación, el PIB por habitante en el África subsahariana disminuyó casi todos los años entre 1980 y 1994[36], lo cual dejaba poco margen para ampliar el acceso a la atención sanitaria o transformar los sistemas de salud. Por ejemplo, a comienzos de la década de los ochenta, el presupuesto para medicamentos de la República Democrática del Congo, entonces el Zaire, se redujo a cero y el gasto del Gobierno en los distritos sanitarios cayó a menos de US$ 0,1 por habitante; en Zambia, el presupuesto del sector público en salud se redujo en dos terceras partes, y en países como el Camerún, Ghana, Sudán y la República Unida de Tanzanía los fondos disponibles para gastos de funcionamiento y sueldos de la creciente fuerza de trabajo en el sector público disminuyeron hasta un 70%[36]. En los años ochenta y noventa, las autoridades sanitarias de esta parte del mundo se vieron enfrentadas a una situación de reducción del presupuesto público y desinversión, y este periodo de contracción fiscal supuso para la población una época de pagos directos agobiantes a cambio de servicios de salud inadecuados y escasamente financiados.

En gran parte del mundo, el sector de la salud adolece a menudo de una enorme falta de recursos financieros. En 2005, 45 países gastaron menos de I$ 100 por habitante, incluida la asistencia externa[38]. En cambio, 16 países con ingresos altos gastaron más de I$ 3000 por habitante. Los países de bajos ingresos suelen destinar a la salud una proporción menor de su PIB que los de ingresos más elevados, y al mismo tiempo su PIB es más reducido y tienen una carga de morbilidad mayor.

A mayor gasto en salud, mejores resultados sanitarios, pero las opciones de política y el contexto influyen (recuadro 1.2); cuando los fondos escasean, los efectos de los errores, por acción u omisión, se amplifican. Sin embargo, cuando el gasto aumenta rápidamente, se abren unas posibilidades de transformación y adaptación de los sistemas de salud que son mucho más limitadas en una situación de estancamiento económico.

Adaptación a los nuevos desafíos sanitarios

Un mundo globalizado, urbanizado y que envejece

El mundo ha cambiado en los últimos 30 años: pocos habrían imaginado que los niños de África correrían ahora mucho más peligro de morir en accidentes de circulación que los de los países de ingresos altos o los de ingresos bajos y medios de la región de Europa (figura 1.7). Muchos de los cambios que afectan a la salud se estaban

---

Recuadro 1.2 A mayor gasto en salud, mejores resultados sanitarios, pero con grandes diferencias entre los países

En muchos países el presupuesto total invertido en la salud no basta para financiar el acceso de toda la población a un paquete de servicios esenciales de atención sanitaria, aunque sea muy limitado[39]. Éste es un factor fundamental para la salud y la supervivencia. En la figura 1.6 se observa que en Kenya la esperanza de vida ajustada en función del estado de salud (EVAS) es de 44,4 años: la mediana de edad correspondiente a los países que actualmente gastan menos de I$ 100 por habitante en salud. Esa cifra representa 27 años menos que la registrada en Alemania, cuya mediana de edad es la correspondiente a los países que invierten en salud más de I$ 2500 por habitante. Cada I$ 100 gastados en salud por habitante supone un aumento de 1,1 años en la esperanza de vida sana.

Sin embargo, esas cifras ocultan grandes diferencias en los resultados obtenidos con niveles de gasto comparables. Hay divergencias de hasta cinco años en la EVAS entre los países que invierten más de I$ 2500 por habitante en salud. Las diferencias son aún mayores cuando los niveles de gasto son más bajos, incluso en franjas de gasto bastante estrechas. Por ejemplo, la esperanza de vida sana de los habitantes de Moldova es superior en 24 años a la de la población de Haití, a pesar de que ambos países figuran entre los 28 que gastan entre I$ 250 y I$ 500 por habitante en salud. Esas diferencias pueden ser aún más marcadas si se consideran también los países muy afectados por el VIH/SIDA. Lesotho gasta más en salud que Jamaica, pero la

EVAS de sus habitantes es inferior en 34 años. En cambio, las diferencias en la esperanza de vida sana entre los países con los mejores resultados en cada franja de gasto son comparativamente pequeñas. Por ejemplo, en Tayikistán, la EVAS es de 4,3 años menos que en Suecia, diferencia menor que la existente entre los Estados Unidos de América y Suecia. Esas diferencias indican que la manera en que se gastan los fondos y a qué y quién se destinan es sumamente importante. En particular, en los países donde el presupuesto para salud es muy reducido, cada dólar no utilizado de forma óptima parece dar lugar a diferencias desproporcionadas.

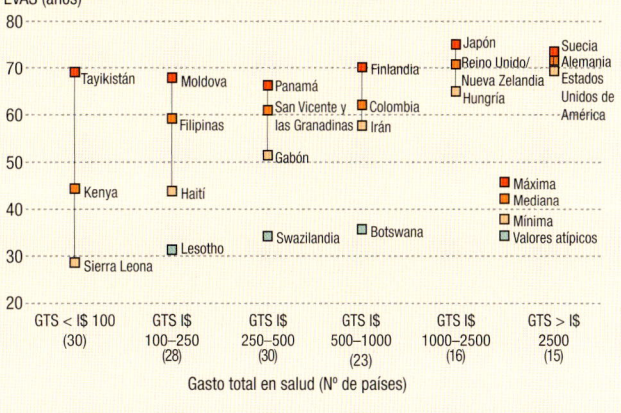

Figura 1.6 Países agrupados según su gasto total en salud en 2005 (en dólares internacionales)[38,40]

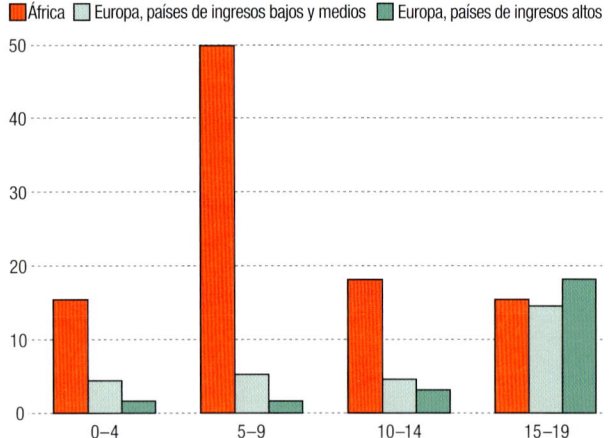

Figura 1.7 Los niños de África corren más peligro de morir en accidentes de tránsito que los niños europeos: muertes de niños en accidentes de tránsito por 100 000[41]

produciendo ya en 1978, pero ahora se han acelerado y continuarán acelerándose.

Hace treinta años, aproximadamente el 38% de la población mundial vivía en ciudades; en 2008, esa proporción es superior al 50%, lo que supone 3300 millones de personas. En 2030, casi 5000 millones de personas residirán en zonas urbanas. La mayor parte del crecimiento tendrá lugar en las ciudades más pequeñas de los países en desarrollo y en metrópolis del sur y el este de Asia, cuyo tamaño y complejidad no tendrán precedentes[42].

Aunque por término medio, los valores de los indicadores sanitarios son mejores en las ciudades que en las zonas rurales, la enorme estratificación social y económica en las zonas urbanas da lugar a grandes inequidades en salud[43,44,45,46]. En la zona de ingresos altos de Nairobi la mortalidad de los menores de cinco años es inferior a 15 por 1000, pero en el barrio de tugurios de Emabakasi, en la misma ciudad, esa tasa es de 254 por 1000[47]. Este y otros ejemplos similares permiten aseverar de forma más general que, en los países en desarrollo, la mejor gobernanza local puede hacer que la esperanza de vida sea de 75 años o más, y una mala gobernanza puede rebajarla a sólo 35 años[48]. Actualmente, una tercera parte de la población de las ciudades – más de mil millones de personas – vive en barrios de tugurios, esto es, en lugares con viviendas precarias, sin suficiente superficie habitable, sin acceso a agua salubre y servicios de saneamiento, y sin seguridad en la tenencia[49]. Los barrios de tugurios son propensos a los incendios, las inundaciones y los deslizamientos de tierras, y sus habitantes están expuestos de forma desproporcionada a la contaminación, los accidentes, los peligros en el lugar de trabajo y la violencia urbana. La pérdida de cohesión social y la generalización de modos de vida no saludables contribuyen a que se creen entornos que indudablemente no son buenos para la salud.

En esas ciudades vive gran parte de los casi 200 millones de migrantes internacionales del mundo[50]. Representan como mínimo el 20% de la población en 41 países, el 31% de los cuales tiene menos de un millón de habitantes. Excluir a esos migrantes del acceso a la atención equivale a negar el derecho a la salud a todos los habitantes de un país como el Brasil. Algunos de los países que han hecho grandes progresos de cara a garantizar al acceso de sus ciudadanos a la atención no ofrecen los mismos derechos a los demás residentes. Teniendo en cuenta que el fenómeno de la migración continúa cobrando fuerza, los derechos de los residentes extranjeros y la capacidad de los sistemas de atención de salud para responder a la creciente diversidad lingüística y cultural de manera equitativa y eficaz han dejado de ser cuestiones secundarias.

Esta población sumamente móvil y urbanizada está envejeciendo y continuará envejeciendo a gran velocidad. En 2050, el mundo contará con 2000 millones de personas mayores de 60 años, de las cuales cerca de un 85% vivirá en los actuales países en desarrollo, sobre todo en zonas urbanas. Contrariamente a lo ocurrido en los actuales países ricos, los países de ingresos bajos y medios están envejeciendo con rapidez antes de haberse convertido en ricos, lo cual plantea más problemas.

En su conjunto, el proceso de urbanización, el envejecimiento y los nuevos modos de vida a nivel mundial están haciendo que las enfermedades crónicas y no transmisibles – como la depresión, la diabetes, las enfermedades cardiovasculares y el cáncer – y los traumatismos sean una causa cada vez más importante de morbilidad y mortalidad (figura 1.8)[51]. Se está produciendo un cambio sorprendente en la distribución de las muertes y las enfermedades, que se están desplazando de los jóvenes a las personas de más edad, al tiempo que las enfermedades no transmisibles están reemplazando a las infecciosas, las perinatales y las relacionadas con la maternidad. Los accidentes de tránsito aumentarán, y las muertes asociadas al tabaquismo superarán las relacionadas con el VIH/SIDA. Incluso en África, donde la población sigue siendo más joven, el consumo de tabaco, la hipertensión y el colesterol figuran entre los 10 factores principales de riesgo por lo que respecta a la carga de morbilidad total[52]. En los últimos decenios, la falta de progresos en general y casi todos los casos de regresión en la esperanza de vida han estado asociados a crisis de salud de la población adulta; es lo que ha ocurrido, por ejemplo, en la Federación de Rusia o el sur de África. En el futuro la salud se resumirá cada vez más en la mejora de la salud de los adultos.

El fenómeno del envejecimiento ha puesto de relieve una cuestión que reviste especial importancia para la organización de la prestación de servicios: la frecuencia cada vez mayor de la multimorbilidad. En el mundo industrializado, un 25% de las personas de 65 a 69 años y un 50% de las de 80 a 84 años padecen dos o más afecciones crónicas al mismo tiempo. En las poblaciones socialmente desfavorecidas, los niños y los adultos jóvenes también corren el riesgo de verse afectados[53,54,55]. La frecuencia de la multimorbilidad en los países de ingresos bajos está menos documentada, salvo en relación con la epidemia de VIH/SIDA, la malnutrición y la malaria, pero probablemente se subestima en gran medida[56,57]. Habida cuenta de que las enfermedades de la pobreza están relacionadas entre sí, y comparten causas múltiples y simultáneas que provocan mayor discapacidad y mala salud, la multimorbilidad es seguramente un fenómeno frecuente en los países pobres. El estudio de la comorbilidad – incluidos los problemas de salud mental, las adicciones y la violencia – pone de relieve la importancia de tratar a la persona como un todo. Esto se aplica tanto a los países en desarrollo como al mundo industrializado[58].

No se reconoce lo suficiente que el aumento de las enfermedades crónicas y la salud de los adultos deben ocupar un lugar prioritario en una agenda todavía por terminar relacionada con las enfermedades transmisibles y con la salud materna, del recién nacido y del niño. Habrá que ampliar las medidas destinadas a estos últimos, sobre todo en los países más pobres, donde la cobertura sigue siendo insuficiente[12], pero todos los sistemas de salud, incluidos los de los países más pobres, deberán atender también las crecientes necesidades y demanda de atención relacionadas con las enfermedades crónicas y no transmisibles. Esto no será posible si no se hace mucho más hincapié en el establecimiento de un continuum de atención integral. Tampoco será posible si no se concede mucha más atención a la lucha contra las desigualdades sanitarias que existen en todos los países (recuadro 1.3).

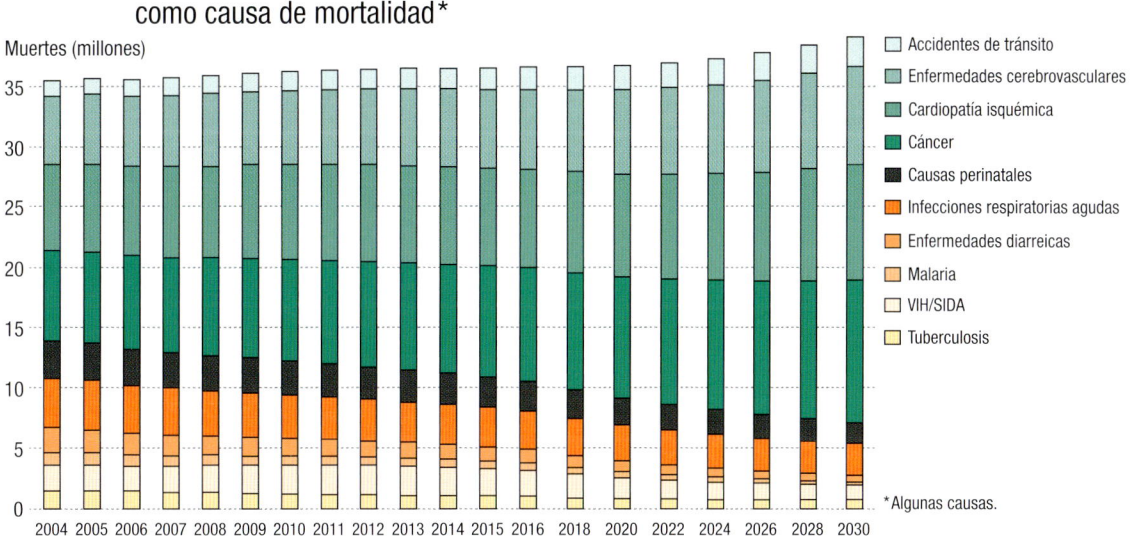

Figura 1.8 Progresivo predominio de las enfermedades no transmisibles y los accidentes como causa de mortalidad*

Recuadro 1.3 Conforme mejora la información se hacen más patentes las múltiples dimensiones de las crecientes desigualdades sanitarias

En los últimos años se ha descrito de forma mucho más detallada el alcance de las diferencias existentes en cada país en cuanto a vulnerabilidad, acceso a la atención y resultados sanitarios (figura 1.9)[59]. El hecho de disponer de mejor información ha permitido observar que las desigualdades en materia de salud tienden a aumentar, lo que resalta los fallos y la desigualdad de las medidas adoptadas por los sistemas de salud para responder a las necesidades sanitarias de la población. Pese a la importancia concedida últimamente a la reducción de la pobreza, los sistemas de salud siguen teniendo dificultades para llegar a los pobres tanto en las zonas rurales cuanto en las urbanas, así como para afrontar las muy diversas causas y consecuencias de la desigualdad en materia de salud.

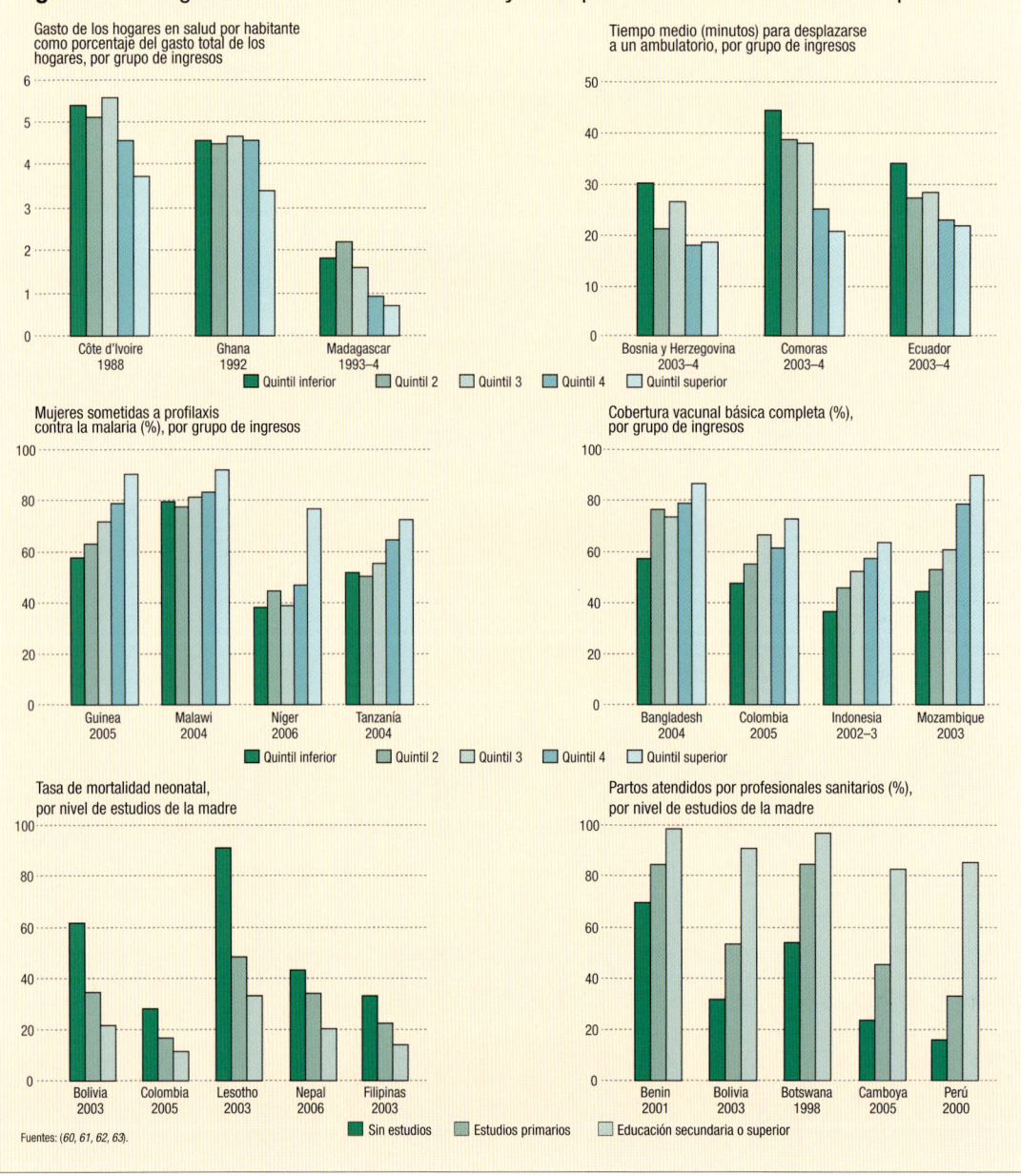

Figura 1.9 Desigualdades en materia de salud y en la prestación de atención en los países

Fuentes: (60, 61, 62, 63).

Capítulo 1. Desafíos de un mundo en transformación

Poca previsión y reacciones lentas

En los últimos decenios, las autoridades sanitarias han mostrado una escasa capacidad para prever los mencionados cambios, prepararse para ellos e incluso adaptarse a ellos una vez materializados en la realidad cotidiana. Esto resulta preocupante, porque los cambios se están produciendo a una velocidad cada vez mayor. A la globalización, la urbanización y el envejecimiento se sumarán los efectos en la salud de otros fenómenos mundiales, como el cambio climático, cuyo impacto se prevé que será mayor entre las comunidades más vulnerables de los países más pobres. Más difícil es predecir exactamente cómo afectarán esos fenómenos a la salud en los próximos años, pero cabe prever cambios rápidos en la carga de morbilidad, una desigualdad creciente en materia de salud y trastornos en la cohesión social y la capacidad de resistencia del sector sanitario. La actual crisis alimentaria ha demostrado lo poco preparadas que suelen estar las autoridades sanitarias para cambios de índole más general, aun cuando otros sectores hayan venido advirtiendo de los peligros durante bastante tiempo. Demasiado a menudo la velocidad y el alcance mundial de los cambios de las amenazas a la salud contrastan con la lenta respuesta de los sistemas nacionales de salud.

Incluso cuando se trata de tendencias conocidas y documentadas, como las asociadas a las transiciones demográficas y epidemiológicas, la respuesta suele ser también insuficiente[64]. Los datos de las Encuestas Mundiales de Salud de la OMS, que abarcan a 18 países de ingresos bajos, muestran una baja cobertura del tratamiento del asma, la artritis, la angina de pecho, la diabetes y la depresión, y de la detección del cáncer cervicouterino y de mama: menos de un 15% en el quintil de ingresos más bajo y menos de un 25% en el más alto[65]. A menudo se descuidan las intervenciones de salud pública destinadas a eliminar los principales factores de riesgo de las enfermedades, incluso cuando son especialmente costoeficaces: esas intervenciones pueden llegar a reducir las muertes prematuras en un 47% y aumentar la esperanza de vida sana a nivel mundial en 9,3 años[64,66]. Por ejemplo, se ha calculado que las muertes prematuras por cardiopatía isquémica, enfermedad cerebrovascular, enfermedad pulmonar obstructiva crónica y otras enfermedades atribuibles al tabaquismo pasarán de los 5,4 millones registrados en 2004 a 8,3 millones en 2030, cifra que representa casi un 10% de las defunciones a nivel mundial[67], y más del 80% de ellas tendrán lugar en países en desarrollo[12]. A pesar de eso, dos de cada tres países siguen sin contar con políticas de lucha contra el tabaco o sus políticas al respecto son muy limitadas[12].

Salvo en contadas ocasiones – como en el caso de la epidemia de SRAS – el sector de la salud en general ha respondido lentamente a desafíos sanitarios nuevos o cuya importancia se había subestimado. Por ejemplo, se tiene conocimiento de las amenazas sanitarias emergentes que plantean el cambio climático y los peligros medioambientales al menos desde la celebración de la Cumbre para la Tierra de 1990[68], pero hasta hace pocos años no se ha empezado a adoptar planes y estrategias al respecto[69,70].

Asimismo, las autoridades sanitarias muchas veces no han evaluado a su debido tiempo la relevancia de cambios del entorno político que podían afectar a la capacidad de respuesta del sector. A menudo, los formuladores de políticas a nivel mundial y nacional no han tenido en cuenta los aspectos sanitarios y han puesto en marcha intervenciones precipitadas y perturbadoras, como medidas de ajuste estructural y descentralización, estrategias estándar de reducción de la pobreza, políticas comerciales inadecuadas, nuevos regímenes tributarios, políticas fiscales y enfoques de inhibición del Estado. Hasta ahora, las autoridades sanitarias apenas han podido influir en esas medidas y no han logrado hacer valer el peso económico del sector de la salud. Para abordar muchos de los aspectos más delicados de los sistemas que afectan a la salud hacen falta conocimientos teóricos y prácticos de los que carecen las instituciones médicas y de salud pública. El hecho de no reconocer la necesidad de expertos en temas distintos de las disciplinas sanitarias tradicionales ha condenado al sector de la salud a ver sus sistemas sometidos a un grado insólito de incompetencia e ineficacia que la sociedad no se puede permitir.

Tendencias que socavan la respuesta de los sistemas de salud

Sin unas políticas y un liderazgo fuertes, los sistemas de salud no gravitan espontáneamente en torno a los valores de la APS ni responden de forma eficaz a los desafíos sanitarios cambiantes. Como saben la mayoría de los líderes de salud, los sistemas sanitarios están sujetos a poderosas fuerzas e influencias, que a menudo prevalecen sobre la definición racional de las prioridades o políticas y hacen que los sistemas de salud se desvíen de sus objetivos iniciales[71]. Algunas de las tendencias que caracterizan actualmente a los sistemas de salud convencionales son (figura 1.10):
- una focalización desproporcionada en la atención terciaria especializada, a menudo conocida como «hospitalocentrismo»;
- la fragmentación de los servicios, como resultado de la multiplicación de programas y proyectos; y
- la mercantilización generalizada de la atención en los sistemas sanitarios no regulados.

Al haberse centrado en la contención de gastos y la desregulación, muchas de las reformas del sector de la salud introducidas en los años ochenta y noventa han reforzado esas tendencias. Los países de ingresos altos han conseguido a menudo establecer normas para evitar algunas de sus consecuencias negativas. Sin embargo, en los países en que la falta de fondos se acompaña de una escasa capacidad de regulación, esas tendencias han tenido efectos más perjudiciales.

Figura 1.10 Los sistemas de salud se apartan de los valores fundamentales de la atención primaria

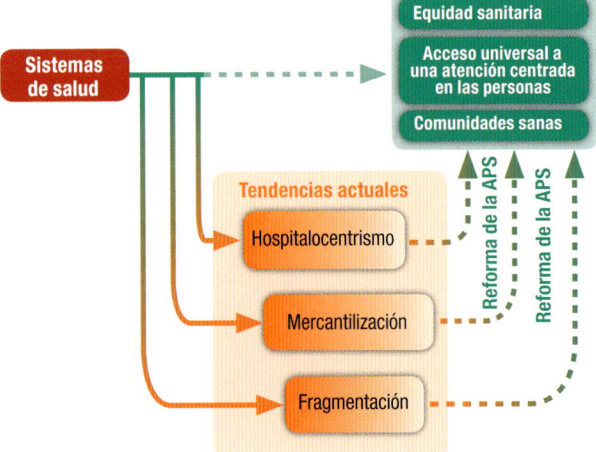

Hospitalocentrismo: sistemas de salud desarrollados en torno a hospitales y especialistas

Durante gran parte del siglo XX, los hospitales, con su tecnología y sus subespecialistas, han ido adquiriendo una función central en la mayoría de los sistemas de salud del mundo entero[72,73]. Hoy en día la focalización desproporcionada en los hospitales y la subespecialización es una causa importante de ineficacia y desigualdad, y esa situación ha demostrado ser muy difícil de cambiar. Puede que las autoridades sanitarias expresen ahora su preocupación al respecto con mayor insistencia que antes, pero la subespecialización sigue prevaleciendo[74]. Por ejemplo, en los países miembros de la Organización de Cooperación y Desarrollo Económicos (OCDE), el incremento del 35% registrado en el número de médicos en los últimos 15 años se debe al creciente número de especialistas (que aumentó casi un 50% entre 1990 y 2005, frente a un incremento de tan sólo un 20% de los médicos generales)[75]. En Tailandia, los especialistas representaban menos del 20% de los médicos hace 30 años, mientras que en 2003 esa proporción era del 70%[76].

Entre los factores que impulsan ese crecimiento se encuentran los intereses y tradiciones profesionales, así como el importante peso económico de la industria de la salud (tecnología y productos farmacéuticos) (recuadro 1.4). Evidentemente, el buen funcionamiento de la atención terciaria especializada responde a una demanda real (si bien inducida, al menos en parte): dicha atención es necesaria, como mínimo, para la credibilidad política del sistema sanitario. No obstante, la experiencia de los países industrializados ha demostrado que la focalización desproporcionada en la atención terciaria especializada no resulta rentable[72]. El hospitalocentrismo entraña un costo elevado en cuanto a medicalización innecesaria y iatrogenia[77] y compromete las dimensiones humana y social de la salud[73,78]. También entraña un costo de oportunidad; por ejemplo, el Líbano cuenta con más unidades de cirugía cardiaca por habitante que Alemania, pero carece de programas de reducción de los factores de riesgo de las enfermedades cardiovasculares[79]. Así pues, los medios más eficaces y eficientes – y más equitativos[80] – de organizar la atención sanitaria y mejorar la salud están siendo desplazados por formas ineficaces de tratar los problemas de salud[81].

Capítulo 1. Desafíos de un mundo en transformación

Desde los años ochenta, la mayoría de los países de la OCDE vienen tratando de depender en menor medida de los hospitales, los especialistas y la tecnología y de mantener controlados los gastos. Para ello han introducido medidas que inciden en la oferta: reducción de las camas de hospital, sustitución de la hospitalización por la atención domiciliaria, limitación del uso del equipo médico y toda una serie de incentivos y desincentivos financieros para fomentar la microeficiencia. Los resultados de esas iniciativas no han sido uniformes, pero los avances tecnológicos están acelerando el cambio de la atención hospitalaria especializada a la atención primaria. En muchos países de ingresos altos (aunque no en todos), las medidas adoptadas en pro de la APS en los años ochenta y noventa han permitido alcanzar un mayor equilibrio entre la atención curativa especializada, la atención de primer contacto y la promoción de la salud[81]. En los últimos 30 años esto ha contribuido a mejorar de forma significativa los resultados sanitarios[81,82]. Más recientemente, algunos países de ingresos medios, como Chile con su Atención Primaria de Salud[83], el Brasil con su iniciativa de salud familiar y Tailandia con su plan de cobertura universal[84], han mejorado análogamente el equilibrio entre la atención hospitalaria especializada y la atención primaria[85]. Los primeros frutos son alentadores: mejora de los indicadores de resultados[86] y marcado aumento de la satisfacción de los pacientes[87]. En todos estos casos, el cambio se produjo en el marco de una iniciativa orientada a la cobertura universal, en la que se preveían más derechos de acceso y protección social para los ciudadanos. Estos procesos son muy parecidos a los que tuvieron lugar en Malasia y Portugal, caracterizados por el derecho de acceso a la atención, la protección social y un mayor equilibrio entre el recurso a la atención hospitalaria y la atención primaria prestada por médicos generales, que incluye medidas de prevención y promoción de la salud[6].

Cincuenta años más tarde, los países industrializados están tratando de reducir el recurso a los hospitales, tras reparar en el costo de oportunidad que conlleva el hospitalocentrismo en lo que respecta a eficacia y equidad. Sin embargo, muchos países de ingresos bajos y medios están creando las mismas distorsiones. La presión ejercida por la demanda de los consumidores, los profesionales médicos y el complejo médico-industrial[88] es tan grande que los recursos sanitarios privados y públicos se encauzan de forma desproporcionada hacia la atención hospitalaria especializada en detrimento de las inversiones en atención primaria. Las autoridades sanitarias nacionales a menudo han carecido de la influencia financiera y política necesaria para frenar esta tendencia y lograr un mayor equilibrio. Asimismo, los donantes han utilizado su influencia para establecer programas de lucha

> **Recuadro 1.4** La gran fuerza económica de las industrias farmacéutica y de material médico
>
> El gasto mundial en equipos y material médico pasó de US$ 145 000 millones en 1998 a US$ 220 000 millones en 2006: el 39% del total corresponde a los Estados Unidos; el 27%, a la Unión Europea, y el 16%, al Japón[90]. Tan sólo en los Estados Unidos, esta industria emplea a más de 411 400 trabajadores, lo que supone más de una tercera parte de todas las personas dedicadas a las biociencias en el país[91]. En 2006, los Estados Unidos, la Unión Europea y el Japón gastaron US$ 287, US$ 250 y US$ 273 por habitante, respectivamente, en equipo médico. En el resto del mundo, el promedio de ese gasto es del orden de US$ 6 por habitante, y en el África subsahariana – un mercado con grandes posibilidades de expansión –, de US$ 2,5 por habitante. La tasa anual de crecimiento del mercado de equipos es superior a un 10%[92].
>
> La industria farmacéutica tiene un peso aún mayor en la economía mundial. Está previsto que las ventas de productos farmacéuticos aumenten y lleguen a situarse entre US$ 735 000 y 745 000 millones en 2008, con una tasa de crecimiento de entre un 6% y un 7%[93]. Los Estados Unidos son también el mayor mercado del mundo, pues a ellos corresponde cerca del 48% del total mundial: en 2005 el gasto en medicamentos por habitante ascendió a US$ 1141, lo que supone el doble que el del Canadá, Alemania o el Reino Unido y 10 veces más que el de México[94].
>
> La atención especializada y hospitalaria es vital para esas industrias, que dependen de los sistemas de prepago y de mancomunación del riesgo como medios de financiación sostenible para su expansión. Aunque este mercado está creciendo en todas partes, existen grandes diferencias de un país a otro. Por ejemplo, el Japón y los Estados Unidos tienen de 5 a 8 veces más unidades de resonancia magnética por millón de habitantes que el Canadá y los Países Bajos. En cuanto a los escáneres para tomografía computadorizada, las diferencias son aún mayores: el Japón tenía 92,6 por millón de habitantes en 2002 y los Países Bajos, 5,8 en 2005[95]. Estas diferencias muestran que se puede influir en el mercado, principalmente utilizando los incentivos adecuados de pago y reembolso y estudiando detenidamente las medidas de regulación[96].

13

contra enfermedades antes que para introducir reformas que convirtieran la atención primaria en la base del sistema de salud[89].

Fragmentación: sistemas de salud desarrollados en torno a programas prioritarios

Mientras que en las ciudades la salud suele girar en torno a los hospitales, en el medio rural los pobres se enfrentan cada vez con mayor frecuencia a la progresiva fragmentación de sus servicios de salud, ya que los enfoques «selectivos» o «verticalistas» se centran en programas y proyectos de lucha contra enfermedades concretas. Esos enfoques, considerados en un principio una estrategia provisional para lograr resultados sanitarios equitativos, surgieron a raíz de la preocupación por la lenta expansión del acceso a la atención de salud en un contexto de sobremortalidad y sobremorbilidad graves y persistentes, remediables con intervenciones costoeficaces[97]. El enfoque centrado en programas y proyectos concretos resulta especialmente atractivo para una comunidad internacional preocupada por conseguir un rendimiento visible de sus inversiones, y está bien adaptado a una gestión de mando y control, que es una manera de trabajar también atractiva para los ministerios de salud tradicionales. Debido a la poca costumbre de colaborar con otros interesados y contar con la participación del público, así como a la escasa capacidad de regulación, los enfoques programáticos han brindado una vía natural para la actuación de los gobiernos en los países con grandes limitaciones de recursos y dependientes de los donantes. Esos enfoques han tenido el mérito de centrarse en la atención de salud en situaciones de enorme escasez de recursos y de perseguir el apreciable objetivo de llegar a la población más pobre y más falta de servicios.

Muchos esperaban que las iniciativas de lucha contra una sola enfermedad maximizaran el rendimiento de las inversiones y de alguna manera reforzaran los sistemas sanitarios al beneficiar a un gran número de personas, o que sirvieran de punto de partida para comenzar a desarrollar sistemas sanitarios en lugares donde no existían. A menudo ha ocurrido lo contrario. La limitada sostenibilidad de un enfoque centrado exclusivamente en el control de enfermedades y las distorsiones que provoca en los sistemas sanitarios débiles y faltos de fondos han sido objeto de muchas críticas en los últimos años[98]. Los progresos a corto plazo han durado poco y han fragmentado los servicios de salud hasta tal punto que las autoridades sanitarias están ahora muy preocupadas. Esas iniciativas, que tienen cadenas de mando y mecanismos de financiación paralelos, planes duplicados de supervisión y formación y costos de transacción que se multiplican, han dado lugar a situaciones en que los programas compiten por los escasos recursos existentes, por el personal competente y por la atención de los donantes, mientras que los problemas estructurales de los sistemas de salud – relacionados con la financiación, los pagos y los recursos humanos – apenas se abordan. La diferencia entre los sueldos pagados en los empleos normales del sector público y en los programas y proyectos con más fondos ha agravado la crisis de los recursos humanos en los sistemas de salud frágiles. En Etiopía, el personal contratado para ayudar a ejecutar programas percibía un sueldo tres veces mayor que el de los funcionarios públicos[99], mientras que en Malawi, en un periodo de 18 meses, un hospital perdió a 88 enfermeras que prefirieron trabajar en programas de una organización no gubernamental que pagaba más[100].

Suele ocurrir que se terminan prestando sólo servicios relacionados con las enfermedades para las que existe un programa (dotado de fondos) y se deja de lado a las personas que tienen la mala fortuna de no encajar en las prioridades de ese programa. Es difícil mantener la confianza de la población cuando se la trata como el mero objeto de un programa, pues los servicios carecen entonces de sostenibilidad social. Este problema no atañe sólo a la población. Los profesionales sanitarios se enfrentan a la situación nada envidiable de tener que rechazar a personas que no tienen «el problema adecuado», algo que no se ajusta a la imagen de profesionalidad y preocupación por los demás que muchos valoran. Las autoridades sanitarias pueden verse seducidas en un primer momento por la simplicidad de la financiación y la gestión de los programas, pero una vez que éstos se multiplican y la fragmentación se hace incontrolable e insostenible, las ventajas de los enfoques más integrados quedan mucho más patentes. Reintegrar programas una vez que están bien establecidos no es tarea fácil.

Capítulo 1. Desafíos de un mundo en transformación

Sistemas de salud abandonados a la deriva: mercantilización y falta de regulación de la atención

En muchos países de ingresos bajos y medios, si no en la mayoría, la falta de recursos y la fragmentación de los servicios de salud ha acelerado el desarrollo de la atención de salud con carácter comercial, definida aquí como la venta no regulada de atención de salud de acuerdo con el sistema de pago por servicio prestado, independientemente de que los proveedores sean públicos, privados u organizaciones no gubernamentales.

La atención de salud mercantilizada ha alcanzado proporciones sin precedentes en los países que, por elección o por falta de capacidad, no regulan el sector de la salud. En un principio limitada a las zonas urbanas, la atención no regulada a pequeña escala con pago por servicio, ofrecida por una multitud de proveedores independientes, domina ahora el panorama de la atención sanitaria, desde el África subsahariana hasta los países con economías en transición de Asia o Europa.

Ese fenómeno de mercantilización se da a menudo tanto en el sector público como en el privado[101]. En muchos establecimientos de carácter público e incluso de organizaciones no gubernamentales tradicionalmente sin ánimo de lucro, la prestación de servicios de salud se ha comercializado en la práctica, a medida que los sistemas de pago no oficiales y de recuperación de costos han ido trasladando el costo de los servicios a los usuarios, en un intento por compensar la falta crónica de financiación de la salud pública y el rigor financiero impuesto por los ajustes estructurales[102,103]. En esos mismos países, los funcionarios que tienen un segundo empleo representan una parte importante del sector comercial no regulado[104], mientras que otros recurren a los pagos subrepticios[105,106,107]. El debate de las últimas décadas sobre el carácter público o privado de la atención no ha abordado lo más importante: para la gente, la verdadera cuestión no es si su proveedor de atención de salud es un funcionario público o un empresario privado, ni si los centros de salud son públicos o privados. El tema fundamental es si los servicios de salud se reducen o no a un producto que se puede comprar y vender sobre la base de un sistema de pago por servicio sin regulación alguna ni protección de los consumidores[108].

La mercantilización de la atención sanitaria tiene repercusiones desde el punto de vista tanto de la calidad como del acceso a la atención. Las razones son sencillas: el proveedor es el que posee los conocimientos, mientras que el paciente tiene pocos o ninguno. El proveedor tiene interés en vender lo que resulte más rentable, que no es necesariamente lo mejor para el paciente. Cuando no existen sistemas eficaces de frenos y contrapesos, el resultado puede constatarse en los informes de las asociaciones de consumidores o en los artículos de prensa que expresan indignación por la violación del contrato de confianza implícito entre el proveedor de atención y el cliente[109]. Las personas que no se pueden permitir la atención quedan excluidas, y las que sí pueden quizá no reciben la atención que necesitan, a menudo reciben la que no les hace falta, y siempre pagan demasiado.

Los sistemas de salud de carácter comercial no regulados son muy ineficaces y costosos[110]: acentúan la desigualdad[111] y ofrecen atención de mala calidad y, en ocasiones, atención peligrosa que puede ser perjudicial para la salud (por ejemplo, en la República Democrática del Congo existe la llamada «*chirurgie safari*» (cirugía safari), que se refiere a una práctica común de los profesionales sanitarios que, como empleo complementario, realizan apendicectomías y otras intervenciones quirúrgicas en el domicilio del paciente, cobrando a veces por ello unos honorarios desmesurados).

Así pues, la comercialización de la atención de salud contribuye en gran medida a menoscabar la confianza en los servicios de salud y en la capacidad de las autoridades sanitarias para proteger al público[111]. De ahí que sea un motivo de preocupación para los políticos y, mucho más que hace 30 años, una de las principales razones para prestar más apoyo a las reformas destinadas a garantizar que los sistemas de salud se adapten no sólo a los actuales desafíos sanitarios, sino también a las expectativas de la población.

Valores cambiantes y expectativas crecientes

El principal motivo que lleva a los sistemas de salud a organizarse en torno a los hospitales o a mercantilizarse es que están impulsados por la oferta y al mismo tiempo responden a la demanda: una demanda real o inducida por esa misma oferta. Los sistemas de salud son también reflejo de una cultura de consumo que se está generalizando. Sin embargo, por otra parte hay indicios de que la población es consciente de que esos sistemas de salud no aportan una respuesta adecuada a las necesidades y la demanda, y de que se mueven por intereses y objetivos no relacionados con las expectativas de las personas. A medida que las sociedades se modernizan y se vuelven más prósperas e informadas, va cambiando la vida que la gente desea llevar como personas y como miembros de la sociedad, es decir, cambian sus valores[112]. Hoy día se tiende a considerar los servicios de salud más como un producto, pero también son cada vez mayores las expectativas con respecto a la salud y la atención sanitaria. La gente se interesa más de que lo se piensa por la salud como factor que influye en su vida cotidiana y la de sus familias (recuadro 1.5)[113], y espera que sus familias y comunidades estén protegidas de los riesgos y los peligros para la salud. Desea una atención sanitaria que la trate como personas con derechos y no como meros objetivos de programas o beneficiarios de obras de caridad. Está dispuesta a respetar a los profesionales sanitarios, pero desea ser respetada a su vez, y que exista un clima de confianza mutua[114].

Las personas también tienen expectativas sobre la manera en que la sociedad se debe ocupar de la salud y la atención sanitaria. Aspiran a una mayor equidad y solidaridad sanitarias y cada vez toleran menos la exclusión social, aunque a título individual se resistan a veces a actuar conforme a esos valores[115]. Esperan que las autoridades sanitarias, ya sean de la Administración o de otros organismos, hagan un mayor esfuerzo para proteger su derecho a la salud. Las encuestas sobre valores sociales realizadas desde la década de los ochenta muestran cada vez más puntos en común a este respecto entre los valores de los países en desarrollo y los de las sociedades más prósperas, donde la protección de la salud y el acceso a la atención a menudo se dan por descontados[112,115,116]. La mayor prosperidad, el acceso a conocimientos y la conectividad social están asociados a un aumento de las expectativas. La población quiere poder intervenir más en lo que ocurre en su lugar de trabajo, en la comunidad en que vive y en las decisiones gubernamentales importantes que afectan a su vida[117]. El deseo de que la atención y la protección de la salud sean mejores, de que haya menos inequidades en salud y de poder participar en las decisiones que afectan a la salud es más común e intenso que hace 30 años. En consecuencia, actualmente se espera mucho más de las autoridades sanitarias.

Equidad sanitaria

Rara vez, si no nunca, se logra una situación de equidad en cuanto a la salud, la riqueza o el poder. Algunas sociedades son más igualitarias que otras,

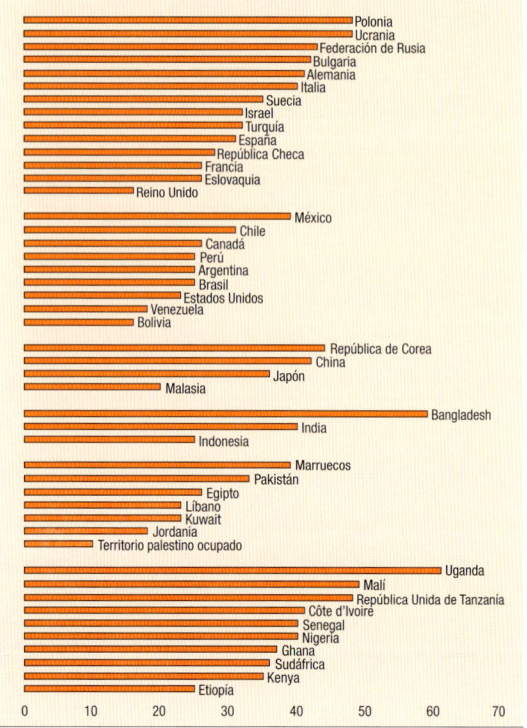

Recuadro 1.5 La salud, una de las principales prioridades personales

Cuando se pregunta a las personas por los problemas más importantes con que se enfrentan ellas y sus familias, casi siempre se citan en primer lugar los apuros económicos, seguidos de cerca por la salud[118]. En uno de cada dos países, las enfermedades propias, los costos de la atención sanitaria, la mala calidad de la atención y otros temas de salud son las principales preocupaciones personales de más de una tercera parte de la población encuestada (figura 1.11). Así pues, no resulta sorprendente que el desmoronamiento del sistema de atención sanitaria – incluso los meros indicios de un posible desmoronamiento – pueda provocar una situación de descontento popular que amenace las ambiciones de los políticos considerados responsables[119].

Figura 1.11 Porcentaje de la población que cita la salud como su principal preocupación, por delante de otras cuestiones como los problemas económicos, la vivienda y la delincuencia[118]

pero en su conjunto el mundo es «desigual». Sin embargo, las encuestas sobre valores demuestran que las personas se interesan por esas desigualdades y consideran que en su mayoría se trata de «inequidades» injustas que se pueden y deben evitar. Los datos disponibles desde comienzos de los ochenta muestran que la gente es cada vez más crítica con la manera en que están distribuidos los ingresos y cree que una «sociedad justa» debería hacer lo posible por corregir esos desequilibrios[120,121,122,123]. Eso significa que a los formuladores de políticas les resulta más difícil que antes pasar por alto las dimensiones sociales de sus políticas[120,124].

Las personas no suelen ser conscientes del pleno alcance de las desigualdades en materia de salud. Por ejemplo, la mayoría de los ciudadanos suecos probablemente no sabe que la diferencia en la esperanza de vida entre los varones de 20 años de los grupos socioeconómicos más altos y los de los grupos más bajos era de 3,97 años en 1997, y que esa diferencia había aumentado un 88% respecto a la cifra registrada en 1980[125]. No obstante, aunque la población tenga sólo un conocimiento parcial sobre ese tema, las investigaciones muestran que la gente considera profundamente injusto el gradiente social en salud[126]. La intolerancia a las desigualdades sanitarias y a la exclusión de algunos grupos de población de las prestaciones de salud y la protección social es similar o superior a la intolerancia mostrada con respecto a las desigualdades en los ingresos. En casi todas las sociedades existe un amplio consenso sobre el hecho de que todas las personas deberían poder cuidar su salud y recibir tratamiento si caen enfermas o sufren traumatismos, sin correr el riesgo de arruinarse o caer en la pobreza[127].

A medida que las sociedades se hacen más ricas, va creciendo el apoyo popular al acceso equitativo a la atención de salud y la protección social para satisfacer las necesidades sanitarias y sociales básicas. Las encuestas sociales muestran que en la región de Europa el 93% de la población es partidaria de una cobertura sanitaria integral[117]. En los Estados Unidos, conocidos desde hace tiempo por su renuencia a adoptar un sistema nacional de seguro de enfermedad, más del 80% está a favor de ella[115], mientras que la atención básica para todos sigue siendo un objetivo social ampliamente difundido y respaldado[128]. La actitud en los países de ingresos más bajos se conoce menos bien, pero teniendo en cuenta su opinión acerca de las desigualdades en materia de ingresos, es razonable pensar que a mayor prosperidad, mayor preocupación por la equidad sanitaria, aunque las discrepancias sobre la manera de lograr ese objetivo puedan ser tan difíciles de superar como en los países más ricos.

Una atención que dé prioridad a las personas

Evidentemente las personas desean contar con una atención sanitaria eficaz cuando caen enfermas o sufren un traumatismo. Y desean que esa atención la presten proveedores íntegros que actúen de la forma más conveniente para ellas, con equidad y honradez, y que posean las aptitudes y los conocimientos necesarios. La exigencia de preparación no es algo superfluo, pues impulsa la economía sanitaria con una demanda de atención profesional en constante aumento (médicos, personal de enfermería y otros profesionales sanitarios que desempeñan una función cada vez más importante tanto en los países industrializados como en los países en desarrollo)[129]. Por ejemplo, en todo el mundo, las mujeres están abandonando a las parteras tradicionales y eligiendo a parteras mejor preparadas, médicos y obstetras (figura 1.12)[130].

El movimiento en pro de la APS subestimó la velocidad con que la transición de la demanda de proveedores tradicionales de atención a la de personal sanitario especializado eclipsaría los intentos iniciales de ampliar rápidamente el acceso a la atención de salud recurriendo a «agentes de salud comunitarios» no profesionales, con su valor añadido de competencia cultural. Cuando las estrategias de ampliación de la cobertura de APS han propugnado el uso de trabajadores no especializados como alternativa, en lugar de complemento, a los profesionales sanitarios, la atención proporcionada a menudo se ha considerado deficiente[131]. Esto ha empujado a la población hacia la atención mercantilizada, por considerarla, con o sin razón, más competente, mientras se relegaba el desafío de integrar de forma más eficaz a los profesionales en los servicios de APS.

Los defensores de la APS tenían razón acerca de la importancia de la competencia cultural y relacional, que había de ser la principal ventaja comparativa de los agentes de salud comunitarios. Los ciudadanos del mundo en desarrollo, al igual que los de los países ricos, no buscan sólo competencia técnica: también quieren que los proveedores de atención sanitaria sean comprensivos, respetuosos y dignos de confianza[132]. Desean que la atención de salud se organice en torno a sus necesidades, respete sus creencias y tenga presente su situación particular. No quieren que se aprovechen de ellos proveedores sin escrúpulos, ni tampoco que se les considere meros objetivos de los programas de control de enfermedades (probablemente eso nunca les gustó, pero sin duda ahora lo dejan cada vez más claro). Tanto en los países pobres como en los ricos, la gente espera de la atención de salud algo más que intervenciones. Hay un reconocimiento creciente de que para resolver los problemas de salud es necesario tener en cuenta el contexto sociocultural de las familias y las comunidades en que se producen[133].

Actualmente, gran parte de la atención de salud pública y privada se organiza de acuerdo con lo que los proveedores consideran eficaz y conveniente, a menudo sin tener muy en cuenta, o sin comprender, lo que es importante para los usuarios[134]. Las cosas no tienen por qué ser así. Como la experiencia ha demostrado – sobre todo en los países industrializados –, se puede lograr que los servicios de salud estén más centrados en las personas. Esto les imprime más eficacia y crea un entorno de trabajo más gratificante[135]. Lamentablemente, los países en desarrollo casi siempre han hecho menos hincapié en esa centralidad de las personas, como si ello fuera menos importante en los entornos de recursos limitados. Sin embargo, cuando se ignoran las necesidades y las expectativas de las personas, los servicios de salud se desconectan de las comunidades a las que atienden. Centrar la atención en las personas no es un lujo, sino una necesidad, también en el caso de los servicios destinados a los pobres. Esto es lo único que puede minimizar la exclusión social y evitar que la gente quede a merced de una atención sanitaria de carácter comercial no regulada, en que la ilusión de un entorno que responde mejor a las necesidades conlleva un precio muy alto en cuanto a gastos financieros y iatrogenia.

Figura 1.12 Profesionalización de la atención obstétrica: porcentaje de partos asistidos por profesionales sanitarios y otros agentes de salud en algunas regiones, 2000 y 2005, con proyecciones para 2015[a]

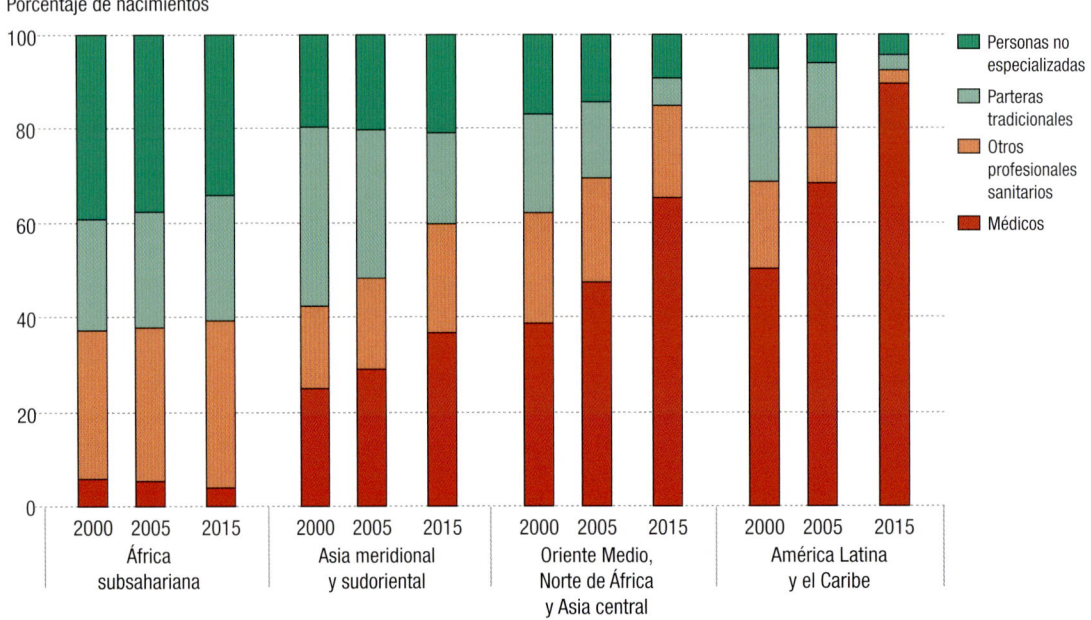

[a] Fuente: Datos agrupados de 88 Encuestas de Demografía y Salud, 1995–2006, proyección lineal para 2015.

Garantizar la seguridad de las comunidades

La gente no sólo piensa en la salud en relación con la enfermedad y los traumatismos, sino también en relación con lo que considera peligroso para su salud y la de su comunidad[118]. Aunque las explicaciones culturales y políticas sobre los riesgos sanitarios pueden variar considerablemente, existe una tendencia generalizada y creciente a atribuir a las autoridades la responsabilidad de ofrecer protección contra esos peligros o de responder rápidamente a ellos[136]. Ésta es una parte esencial del contrato social que confiere legitimidad al Estado. Los políticos, tanto de los países ricos como de los países pobres, olvidan cada vez más su obligación de proteger a las personas de los riesgos sanitarios, pese a las consecuencias que eso puede tener para ellos: sirvan de ejemplo las secuelas políticas de la mala gestión del huracán Katrina en los Estados Unidos en 2005 o la crisis de recogida de basuras que sufrió Nápoles (Italia) en 2008.

El acceso a información sobre los riesgos sanitarios es cada vez mayor en nuestro mundo en proceso de globalización. Los conocimientos se difunden más allá de la comunidad de los profesionales de la salud y los científicos. Las preocupaciones sobre los riesgos sanitarios ya no se limitan a la agenda tradicional de salud pública de mejorar la calidad del agua de bebida y los servicios de saneamiento para prevenir y combatir enfermedades infecciosas. Después de la adopción de la Carta de Ottawa para el Fomento de la Salud en 1986[137], la agenda de promoción de la salud abarca muchas más cuestiones, entre otras la inocuidad de alimentos y los riesgos ambientales, así como los modos de vida colectivos y el entorno social que afecta a la salud y la calidad de vida[138]. En los últimos años a esa agenda se ha añadido la creciente preocupación por un riesgo sanitario que no era muy evidente, pero al que los medios de comunicación prestan cada vez más atención: los riesgos para la seguridad del paciente[139].

Autoridades sanitarias fiables y sensibles a las necesidades

Durante el siglo XX la salud se ha ido convirtiendo progresivamente en un bien público garantizado por los gobiernos. Puede haber divergencia de opiniones en cuanto al alcance de la definición de Estado asistencial y de los bienes colectivos a él asociados[140,141], pero en los países en proceso de modernización cada vez es mayor la responsabilidad social y política que recae en las autoridades sanitarias, y no sólo en los ministerios de salud, sino también en las estructuras locales de gobierno, las organizaciones profesionales y las organizaciones de la sociedad civil con funciones cuasi gubernamentales.

Las circunstancias o la conveniencia política a corto plazo tientan a veces a los gobiernos a eludir su responsabilidad social de financiar y regular el sector de la salud, o su obligación de prestar servicios y garantizar funciones de salud pública esenciales. Como es de prever, esto crea más problemas que resuelve. Ya fuera por elección o por presiones externas, la inhibición del Estado que tuvo lugar en las décadas de los ochenta y los noventa en China y la antigua Unión Soviética, así como en un gran número de países de ingresos bajos, ha tenido consecuencias evidentes y preocupantes para la salud y para el funcionamiento de los servicios de salud. Y lo que es más, ha provocado tensiones sociales que afectan a la legitimidad de los dirigentes políticos[119].

En muchas partes del mundo existe gran escepticismo respecto a la manera y la medida en que las autoridades sanitarias asumen su responsabilidad en materia de salud. Las encuestas realizadas muestran una tendencia a la pérdida de confianza en las instituciones públicas como garantes de la equidad, honestidad e integridad del sector de la salud[123,142,143]. Sin embargo, en su conjunto, la población espera que las autoridades sanitarias trabajen en pro del bien común y lleven a cabo esa misión adecuadamente y con visión de futuro[144]. Existe una cantidad cada vez mayor de sistemas de puntuación, clasificaciones y otros métodos de evaluación de la acción pública que se utilizan a nivel nacional o mundial[141]; también hay organizaciones de consumidores que se ocupan de problemas del sector de la salud[111], y están surgiendo organizaciones nacionales y mundiales de vigilancia de la sociedad civil[146,147,148,149]. Estas tendencias recientes demuestran las dudas existentes sobre la capacidad de las autoridades sanitarias para garantizar la rectoría del sistema de salud, así como las crecientes expectativas de que lo hagan todavía mejor.

Participación

Sin embargo, al mismo tiempo, las encuestas indican que, a medida que se modernizan las sociedades, la población tiene cada vez más interés en intervenir en las «decisiones importantes que afectan a sus vidas»[123,112], por ejemplo en relación con la asignación de recursos y la organización y regulación de la atención. Por otra parte, la experiencia en países tan distintos como Chile, Suecia y Tailandia muestra que la población está más interesada en que se garantice la aplicación de procedimientos equitativos y transparentes que en los aspectos técnicos de la determinación de prioridades[150,151]. En otras palabras, una respuesta óptima a las aspiraciones de poder intervenir en mayor medida en las cuestiones de política sanitaria sería que hubiera pruebas de la existencia de un sistema estructurado y funcional de frenos y contrapesos. Ese sistema contaría con la participación de los interesados pertinentes y velaría por que no hubiera grupos con intereses concretos que se apropiaran de la agenda de políticas[152].

Reformas en pro de la APS: impulsadas por la demanda

Así pues, los valores fundamentales definidos hace tres décadas por el movimiento en pro de la APS están ahora mucho más presentes en numerosos contextos que en la época de la Declaración de Alma-Ata. Y no existen sólo como convicciones morales defendidas por un grupo de intelectuales de vanguardia, sino que cada vez tienen más fuerza como expectativas sociales concretas, sentidas y reafirmadas por amplios grupos de ciudadanos ordinarios de sociedades en proceso de modernización. Hace 30 años, muchos consideraban radicales los valores de equidad, centralidad de las personas, participación comunitaria y libre determinación propugnados por el movimiento en pro de la APS. Actualmente esos valores se han convertido en expectativas sociales para la salud ampliamente compartidas, que cada vez son más comunes en muchas sociedades del mundo, aunque el lenguaje utilizado para expresarlas pueda ser distinto del empleado en Alma-Ata.

Este paso de unos principios éticos formales a unas expectativas sociales generalizadas altera fundamentalmente la dinámica política en torno al cambio de los sistemas de salud y abre nuevas oportunidades de generar impulso social y político para encauzar los sistemas de salud en la dirección que las personas deseen, según se resume en la figura 1.13. Asimismo, hace que el debate deje de ser una discusión puramente técnica sobre la eficacia relativa de diversas maneras de «tratar» los problemas de salud e incluya consideraciones políticas sobre los objetivos sociales que definen el rumbo que deben tomar los sistemas de salud. En los capítulos que siguen se esboza un conjunto de reformas destinadas a alinear unos sistemas de salud basados en especialistas, fragmentados y mercantilizados con esas expectativas sociales crecientes. Las reformas de la APS tienen por objeto canalizar los recursos de la sociedad hacia una situación de mayor equidad y no exclusión, servicios de salud que giren en torno a las necesidades y expectativas de la población y políticas públicas que garanticen la salud de las comunidades. La participación de los ciudadanos y otros interesados es requisito indispensable de todas esas reformas: reconocer que los intereses creados tienden a llevar a los sistemas de salud en distintas direcciones pone de relieve la importancia del liderazgo y la previsión y del aprendizaje continuo para obtener mejores resultados.

Figura 1.13 Valores sociales que guían la APS y conjunto de reformas correspondiente

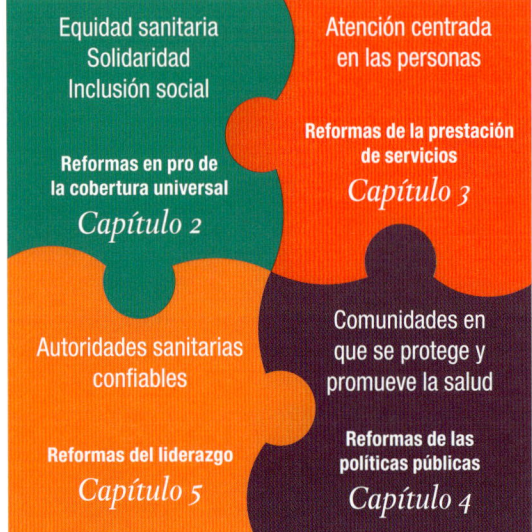

Referencias

1. Smith R. Oman: leaping across the centuries. *British Medical Journal,* 1988, 297:540-544.
2. *Sultanate of Oman: second primary health care review mission.* Geneva, World Health Organization, 2006.
3. *Primary health care performance.* Muscat, Sultanate of Oman. Directorate General of Health Affairs, Department of Primary Health Care, 2006.
4. Infante A. *The post military government reforms to the Chilean health system. A case study commissioned by the Health Systems Knowledge Network. Paper presented in the Health Services Knowledge Network Meeting, London, October 2006.* Geneva, World Health Organization, Commission on the Social Determinants of Health, 2007.
5. Pathmanathan I, Dhairiam S. Malaysia: moving from infectious to chronic diseases. In: Tarimo E, ed. *Achieving health for all by the year 2000: midway reports of country experiences.* Geneva, World Health Organization, 1990.
6. Biscaia A et al. *Cuidados de saúde primários em Portugal: reformar para novos sucessos.* Lisbon, Padrões Culturais Editora, 2006.
7. Pongsupap Y. *Introducing a human dimension to Thai health care: the case for family practice.* Brussels, Vrije Universiteit Brussel Press, 2007.
8. Barros P, Simões J. *Portugal: health system review.* Geneva, World Health Organization Regional Office for Europe on behalf of the European Observatory of Health Systems and Policies, 2007 (Health Systems in Transition No. 9; http://www.euro.who.int/Document/E90670.pdf, consultado el 1 de julio de 2008).
9. Bentes M, Dias CM, Sakellarides C, Bankauskaite V. *Health care systems in transition: Portugal.* Copenhagen, World Health Organization Regional Office for Europe on behalf of the European Observatory on Health Systems and Policies, 2004 (Health Care Systems in Transition No. 1; http://www.euro.who.int/document/e82937.pdf, consultado el 1 de julio de 2008).
10. Ferrinho P, Bugalho M, Miguel JP. eds. *For better health in Europe, Vol. 1.* Lisbon, Fundação Merck Sharp & Dohme, 2004.
11. Biscaia A et al. C*uidados de saúde primários portugueses e a mortalidade vulnerável às intervenções dos serviços de saúde – o caso português [Portuguese primary health care and health services intervention in mortality amenable to health service intervention.* Geneva, World Health Organization 2008 (documento de trabajo inédito para el *Informe sobre la salud en el mundo 2008 – La atención primaria de salud, más necesaria que nunca*, Ginebra, Organización Mundial de la Salud, 2008).
12. *Estadísticas Sanitarias Mundiales 2008.* Ginebra, Organización Mundial de la Salud, 2008.
13. Murray CJL et al. Can we achieve Millennium Development Goal 4? New analysis of country trends and forecasts of under-5 mortality to 2015. *Lancet* 2007, 370:1040-1054.
14. *The Millennium Development Goals report 2007.* New York, United Nations, 2007 (http://www.un.org/millenniumgoals/pdf/mdg2007.pdf, consultado el 1 de julio de 2008).
15. *Levels and trends of contraceptive use as assessed in 2002.* New York, United Nations, Department of Economic and Social Affairs, Population Division, 2004 (Sales No. E.04.XIII.9).
16. *World contraceptive use 2007, wall chart.* New York, United Nations, Department of Economic and Social Affairs, Population Division, 2008 (Sales No. E.08.XIII.6).
17. Sedgh G et al. Induced abortion: estimated rates and trends worldwide. *Lancet, 2007,* 370:1338-1345.
18. Koblinsky M et al. Going to scale with professional skilled care. *Lancet*, 2006, 368:1377-1386.
19. Goesling B, Ferebaugh G. The trend in international health inequality. *Population and Development Review*, 2004, 30:131-146.
20. Preston S. The changing relation between mortality and level of economic development. *Population Studies*, 1975, 29:231-248.
21. *The state of the world's children 2008.* Paris, United Nations Children's Fund, 2008.
22. Cutler DM, Deaton A, Lleras-Muney A. *The determinants of mortality.* Cambridge, MA, National Bureau of Economic Research, 2006 (NBER Working Paper No. 11963).
23. Deaton A. *Global patterns of income and health: facts, interpretations, and policies, WIDER Annual Lecture, Helsinki, September 29th, 2006.* Princeton NJ, Princeton University Press, 2006.
24. Field M, Shkolnikov V. Russia: socioeconomic dimensions of the gender gap in mortality. In: Evans et al. *Challenging inequities in health: from ethics to action.* New York, Oxford University Press 2001.
25. WHO mortality database: tables [online database]. Geneva, World Health Organization, 2007 (http://www.who.int/healthinfo/morttables/en/index.html, consultado el 1 de julio de 2008).
26. Suhrcke M, Rocco L, McKee M. *Health: a vital investment for economic development in eastern Europe and central Asia.* European Observatory on Health Systems and Policies, 2008 (http://www.euro.who.int/observatory/Publications/20070618_1, consultado el 1 de julio de 2008).
27. Banister J, Zhang X. China, economic development and mortality decline. *World Development*, 2005, 33:21-41.
28. Banister J, Hill K. Mortality in China, 1964-2000. *Population studies*, 2004, 58:55-75.
29. Gu D et al. *Decomposing changes in life expectancy at birth by age, sex and residence from 1929 to 2000 in China. Paper present at the American Population Association 2007 annual meeting, New York, 29 -31 March 2007* (inédito).
30. Milanovic B. *Why did the poorest countries fail to catch up?* Washington DC, Carnegie Endowment for International Peace, 2005 (Carnegie Paper No. 62).
31. Carvalho S. *Engaging with fragile states: an IEG review of World Bank support to low-income countries under stress. Appendix B: LICUS, fiscal 2003-06.* Washington DC, The World Bank, 2006 (http://www.worldbank.org/ieg/licus/docs/appendix_b.pdf, consultado el 1 de julio de 2008).
32. Carvalho S. *Engaging with fragile states: an IEG review of World Bank support to low-income countries under stress. Chapter 3: Operational utility of the LICUS identification, classification, and aid-allocation system.* Washington DC, The World Bank, 2006 (http://www.worldbank.org/ieg/licus/docs/licus_chap3.pdf, consultado el 1 de julio de 2008).
33. Ikpe E. Challenging the discourse on fragile states. *Conflict, Security and Development*, 2007, 77:84-124.
34. Collier P. *The bottom billion: why the poorest countries are failing and what can be done about it.* New York, Oxford University Press, 2007.
35. Coghlan B et al. Mortality in the Democratic Republic of Congo: a nationwide survey. *Lancet*, 2006, 367:44-51.
36. *World development indicators 2007.* Washington DC, The World Bank, 2007 (http://go.worldbank.org/3JU2HA60D0, consultado el 1 de julio de 2008).
37. Van Lerberghe W, De Brouwere V. Etat de santé et santé de l'Etat en Afrique subsaharienne [State of health and health of the state in sub-Saharan Africa], *Afrique Contemporaine*, 2000, 135:175-190.
38. National health accounts country information for 2002-2005. Geneva, World Health Organization, 2008 (http://www.who.int/nha/country/en, consultado el 2 de julio de 2008).
39. Xu K et al. Protecting households from catastrophic health expenditures, *Health Affairs*, 2007, 26:972-983.
40. *The World Health Report 2004 – Changing history: overview. Annex table 4: healthy life expectancy in WHO Member States, estimates for 2002.* Geneva, World Health Organization, 2004 (http://www.who.int/whr/2004/annex/topic/en/annex_4_en.pdf, consultado el 2 de julio de 2008).
41. *WHO global burden of disease estimates: 2004 update.* Geneva, World Health Organization, 2008 (http://www.who.int/healthinfo/bodestimates/en/index.html, consultado el 2 de julio de 2008).
42. *State of world population 2007. Unleashing the potential of urban growth.* New York, United Nations Population Fund, 2007.
43. Vlahov D et al. Urban as a determinant of health. *Journal of Urban Health*, 2007, 84(Suppl. 1):16-26.
44. Montgomery M, Hewett, PC. *Urban poverty and health in developing countries: household and neighborhood effects demography.* New York, The Population Council, 2004 (Policy Research Division Working paper No. 184; http://www.popcouncil.org/pdfs/wp/184.pdf, consultado el 1 de julio de 2008).
45. Satterthwaite D. *Coping with rapid urban growth.* London, Royal Institution of Chartered Surveyors, 2002 (RICS Leading Edge Series; POPLINE Document No. 180006).
46. Garenne M, Gakusi E. Health transitions in sub-Saharan Africa: overview of mortality trends in children under 5 years old (1950-2000). *Bulletin of the World Health Organization*, 2006, 84:470-478.
47. *Population and health dynamics in Nairobi's informal settlements.* Nairobi, African Population and Health Research Center Inc., 2002.
48. *Report of the knowledge network on urban settlement.* Geneva, World Health Organization, Commission on Social Determinants of Health, 2008.
49. *State of world population 2007. Unleashing the potential of urban growth.* New York, United Nations Population Fund, 2007.
50. International Migration Report 2006. 2006. New York, United Nations, Department of Economic and Social Affairs, 2006.
51. Abegunde D et al. The burden and costs of chronic diseases in low-income and middle-income countries. *Lancet*, 2007, 370:1929-1938.
52. *Informe sobre la salud en el mundo 2002 – Reducir los riesgos y promover una vida sana.* Ginebra, Organización Mundial de la Salud, 2002.
53. Amaducci L, Scarlato G, Candalese L. *Italian longitudinal study on ageing. ILSA resource data book.* Rome, Consiglio Nazionale per le Ricerche, 1996.
54. Marengoni A. *Prevalence and impact of chronic diseases and multimorbidity in the ageing population: a clinical and epidemiological approach.* Stockholm, Karolinska Institutet, 2008.
55. McWhinney I. The essence of general practice. In: Lakhani M, ed. *A celebration of general practice.* London, Royal College of General Practitioners, 2003.

56. Kazembe LN, Namangale JJ. A Bayesian multinomial model to analyses spatial patterns of childhood co-morbidity in Malawi. *European Journal of Epidemiology*, 2007, 22:545-556.
57. Gwer S, Newton CR, Berkley JA. Over-diagnosis and co-morbidity of severe malaria in African children: a guide for clinicians. *American Journal of Tropical Medicine and Hygiene*. 2007 77(Suppl. 6):6-13.
58. Starfield B et al. Comorbidity: implications for the importance of primary care in 'case' management. *Annals of Family Medicine*, 2003, 1:814.
59. Gwatkin D et al. *Socio-economic differences in health nutrition and population*. Washington DC, The World Bank, 2000 (Health Nutrition and Population Discussion Paper).
60. Castro-Leal F et al. Public spending on health care in Africa: do the poor benefit? *Bulletin of the World Health Organization*, 2000, 78:66-74.
61. World Health Surveys. Geneva, World Health Organization, 2008.
62. STATcompiler [base de datos en línea]. Calverton MD, Demographic Health Surveys, 2008 (http://www.statcompiler.com/, consultado el 22 de julio de 2008).
63. Davidson R et al. *Country report on HNP and poverty – socio-economic differences in health, nutrition, and population within developing countries: an overview. Produced by the World Bank in collaboration with the government of the Netherlands and the Swedish International Development Cooperation Agency*. Washington DC, The World Bank, 2007.
64. Strong K et al. Preventing chronic diseases: how many lives can we save? *Lancet*, 366:1578-1582.
65. *World health survey: internal calculations*. Geneva, World Health Organization, 2008 (inédito).
66. Ezzati M et al. Comparative risk assessment collaborating group. Estimates of global and regional potential health gains from reducing multiple major risk factors. *Lancet*, 2003, 362:271-280.
67. *WHO report on the global tobacco epidemic, 2008: the MPOWER package*. Geneva, World Health Organization, 2008.
68. Bettcher DW, Sapirie S, Goon EH. Essential public health functions: results of the international Delphi study, *World Health Stat Q*, 1998, 51:44-54.
69. *Informe sobre la salud en el mundo 2007: Un porvenir más seguro – Protección de la salud pública mundial en el siglo XXI*. Ginebra, Organización Mundial de la Salud, 2007.
70. Rockenschaub G, Pukkila J, Profili M. *Towards health security. A discussion paper on recent health crises in the WHO European Region*. Copenhagen, World Health Organization Regional Office for Europe, 2007.
71. Moran M. *Governing the health care state. A comparative study of the United Kingdom, the United States and Germany*. Manchester, Manchester University Press, 1999.
72. Starfield B. *Primary care. Balancing health needs, services and technology*. New York, Oxford University Press, 1998.
73. Pongsupap Y. *Introducing a human dimension to Thai health care: the case for family practice*. Brussels, Vrije Universiteit Brussel Press, 2007.
74. Brotherton SE, Rockey PH, Etzel SI. US graduate medical education, 2004-2005: trends in primary care specialties. *Journal of the American Medical Association*, 2005, 294:1075-1082.
75. OECD Health Data 2007. Source OECD [base de datos en línea]. Paris, Organisation for Economic Co-operation and Development, 18 July 2007 (http://www.oecd.org/document/10/0,3343, en_2649_37407_38976778_1_1_1_37407,00.html, consultado el 1 de julio de 2008).
76. Jindawatthana A, Jongudomsul P. Human resources for health and universal health care coverage. Thailand's experience. *Journal for Human Resources for Health* (de próxima publicación).
77. The Research Priority Setting Working Group of the WHO World Alliance for Patient Safety. *Summary of the evidence on patient safety. Implications for research*. Geneva, World Health Organization, 2008.
78. Liamputtong P. Giving birth in the hospital: childbirth experiences of Thai women in northern Thailand. *Health Care for Women International*, 2004, 25:454-480.
79. Ammar W. *Health system and reform in Lebanon*. Beirut, World Health Organization Regional Office for the Eastern Mediterranean, 2003.
80. Whitehead M, Dahlgren G. *Concepts and principles for tackling social inequities in health: Levelling up part 1*. Copenhagen, World Health Organization Regional Office for Europe, 2006. (Studies on Social and Economic Determinants of Population Health No. 2; http://www.euro.who.int/document/e89383.pdf, consultado el 15 de julio de 2008).
81. Starfield B, Shi L. Policy relevant determinants of health: an international perspective. *Health Policy*, 2002, 60:201-218.
82. Schoen C et al. 2006 US health system performance: a national scorecard. *Health Affairs*, 20 September *2006* (Web Exclusive, w457-w475).
83. Gobierno de Chile. Ministerio de Salud. *Orientaciones para la programación en red*. Santiago, Subsecretaría de Redes Asistenciales, División de Gestión de Red Asistencial, 2006.
84. Suraratdecha C, Saithanu S, Tangcharoensathien V. Is universal coverage a solution for disparities in health care? Findings from three low-income provinces of Thailand. *Health Policy*, 73:272-284.
85. Tangcharoensathien V et al. Knowledge-based changes to the Thai health system. *Bulletin of the World Health Organization*, 2004, 82:750-756.
86. Macinko J et al. Going to scale with community-based primary care: an analysis of the family health program and infant mortality in Brazil, 1999-2004. *Social Science & Medicine*, 2007, 65:2070-2080.
87. Pongsupap Y, Boonyapaisarnchoaroen T, Van Lerberghe W. The perception of patients using primary care units in comparison with conventional public hospital outpatient departments and «prime mover family practices»: an exit survey. *Journal of Health Science*, 2005, 14:475-483.
88. Relman AS. The new medical-industrial complex. *New England Journal of Medicine*, 1980, 303:963-970.
89. *Aid effectiveness and health. Making health systems work*. Geneva, World Health Organization, 2007 (Working Paper 9; WHO/HSS/healthsystems/2007.2).
90. *Lifestyle and health*. EurActiv, 2006 (http://www.euractiv.com/en/health/medicaldevices/article-117519, consultado el 1 de julio de 2008).
91. Medical Device Statistics, *PharmaMedDevice's Bulletin*, 2006 (http://www.pharmameddevice.com/App/homepage.cfm?appname=100485&linkid=23294&moduleid=3162#Medical_Device, consultado el 1 de julio de 2008).
92. *Medical technology industry at a glance*. Washington DC, Advanced Medical Technology Association, 2004 (http://www.advamed.org/NR/rdonlyres/0A261055-827C-4CC6-80B6-CC2D8FA04A33/0/ChartbookSept2004.pdf, consultado el 15 de julio de 2008).
93. Press room: IMS health predicts 5 to 6 percent growth for global pharmaceutical market in 2008, according to annual forecast. *IMS Intelligence Applied*, 1 November 2007 (http://www.imshealth.com/ims/portal/front/articleC/0, 2777,6599_3665_82713022,00.html, consultado el 1 de julio de 2008).
94. Danzon PM, Furukawa MF. International prices and availability of pharmaceuticals in 2005. *Health Affairs*, 2005, 27:221-233.
95. *Health at a glance 2007: OECD indicators*. Paris, Organisation for Economic Co-operation and Development, 2007.
96. Moran M. *Governing the health care state. A comparative study of the United Kingdom, the United States and Germany*. Manchester, Manchester University Press, 1999.
97. Walsh JA, Warren KS. Selective primary health care: an interim strategy for disease control in developing countries. *New England Journal of Medicine*, 1979, 301:967-974.
98. Buse K, Harmer AM. Seven habits of highly effective global public-private health partnerships: Practice and potential, *Social Science & Medicine*, 2007, 64:259-271.
99. Stillman K, Bennet S. *System wide effects of the Global Fund interim findings from three country studies*. Washington DC, United States Agency for Aid and Development, 2005.
100. Malawi Ministry of Health and The World Bank. *Human resources and financing in the health sector in Malawi*. Washington DC, World Bank, 2004.
101. Giusti D, Criel B, de Béthune X. Viewpoint: public versus private health care delivery: beyond slogans. *Health Policy and Planning*, 1997, 12:193-198.
102. Périn I, Attaran A. Trading ideology for dialogue: an opportunity to fix international aid for health. *Lancet*, 2003, 362:1216-1219.
103. Creese AL. User charges for health care: a review of recent experience. Geneva, World Health Organization, 1990 (Strengthening Health Systems Paper No. 1).
104. Macq J et al. Managing health services in developing countries: between the ethics of the civil servant and the need for moonlighting. *Human Resources for Health Development Journal*, 2001, 5:17-24.
105. Delcheva E, Balabanova D, McKee M. Under-the-counter payments for health care: evidence from Bulgaria. *Health Policy*, 1997, 42:89-100.
106. João Schwalbach et al. Good Samaritan or exploiter of illness? Coping strategies of Mozambican health care providers. In: Ferrinho P, Van Lerberghe W. eds. *Providing health care under adverse conditions. Health personnel performance and individual coping strategies*. Antwerp, ITGPress, 2000.
107. Ferrinho P et al. Pilfering for survival: how health workers use access to drugs as a coping strategy. *Human Resources for Health*, 2004, 2:4.
108. McIntyre D et al. Commercialisation and extreme inequality in health: the policy challenges in South Africa. *Journal of International Development*, 2006, 18:435-446.
109. Sakboon M et al. Case studies in litigation between patients and doctors. Bangkok, The Foundation of Consumer Protection, 1999.
110. Ammar W. *Health system and reform in Lebanon*. Beirut, World Health Organization Regional Office for the Eastern Mediterranean, 2003.
111. Macintosh M. *Planning and market regulation: strengths, weaknesses and interactions in the provision of less inequitable and better quality health care*. Geneva, World Health Organization, Health Systems Knowledge Network, Commission on the Social Determinants of Health, 2007.
112. Inglehart R, Welzel C. *Modernization, cultural change and democracy: the human development sequence*. Cambridge, Cambridge University Press, 2005.

Capítulo 1. Desafíos de un mundo en transformación

113. Kickbush I. Innovation in health policy: responding to the health society. *Gaceta Sanitaria*, 2007, 21:338-342.
114. Anand S. The concern for equity in health. *Journal of Epidemiology and Community Health*, 2002, 56:485-487.
115. *Road map for a health justice majority*. Oakland, CA, American Environics, 2006 (http://www.americanenvironics.com/PDF/Road_Map_for_Health_Justice_Majority_AE.pdf, consultado el 1 de julio de 2008).
116. Welzel I. A human development view on value change trends (1981-2006). *World Value Surveys*, 2007 (http://www.worldvaluessurvey.org/, consultado el 1 de julio de 2008).
117. World values surveys database. Madrid, World Value Surveys, 2008 (http://www.worldvaluessurvey.com, consultado el 2 de julio de 2008).
118. *A global look at public perceptions of health problems, priorities and donors: the Kaiser/Pew global health survey*. Kaiser Family Foundation, December 2007 (http://www.kff.org/kaiserpolls/upload/7716.pdf , consultado el 1 de julio de 2008).
119. Blumenthal D, Hsiao W. Privatization and its discontents – the evolving Chinese health care system. *New England Journal of Medicine*, 2005, 353:1165-1170.
120. Lübker M. Globalization and perceptions of social inequality. *International Labour Review*, 2004, 143:191.
121. Taylor, B, Thomson, K. *Understanding change in social attitudes*. Aldershot, England, Dartmouth Publishing, 1996.
122. Gajdos T, Lhommeau B. L'attitude à l'égard des inegalités en France à la lumière du système de prélèvement socio-fiscal. Mai 1999 (http://thibault.gajdos.free.fr/pdf/cserc.pdf, consultado el 2 de julio de 2008).
123. Halman L et al. *Changing values and beliefs in 85 countries. Trends from the values surveys from 1981 to 2004*. Leiden and Boston, Brill, 2008 (European values studies 11; http://www.worldvaluessurvey.org/, consultado el 2 de julio de 2008).
124. De Maeseneer J et al. *Primary health care as a strategy for achieving equitable care: a literature review commissioned by the Health Systems Knowledge Network*. Geneva, World Health Organization, Commission on the Social Determinants of Health, 2007.
125. Burstrôm K, Johannesson M, Didericksen E. Increasing socio-economic inequalities in life expectancy and QALYs in Sweden 1980-1997. *Health Economics*, 2005, 14:831-850.
126. Marmot M. Achieving health equity: from root causes to fair outcomes. *Lancet*, 2007, 370:1153-1163.
127. *Health care: the stories we tell. Framing review*. Oakland CA, American Environics, 2006 (http:www.americanenvironics.com, consultado el 2 de julio de 2008).
128. Garland M, Oliver J. *Oregon health values survey 2004*. Tualatin, Oregon Health Decisions, 2004.
129. Mullan F, Frehywot S. Non-physician clinicians in 47 sub-Saharan African countries. *Lancet*, 2007, 370:2158-2163.
130. Koblinsky M et al. Going to scale with professional skilled care. *Lancet*, 2006, 368:1377-1386.
131. Lehmann U, Sanders D. *Community health workers: what do we know about them? The state of the evidence on programmes, activities, costs and impact on health outcomes of using community health workers*. Geneva, World Health Organization, Department of Human Resources for Health, Evidence and Information for Policy, 2007.
132. Bossyns P, Van Lerberghe W. The weakest link: competence and prestige as constraints to referral by isolated nurses in rural Niger. *Human Resources for Health*, 2004, 2:1-8.
133. Cheragi-Sohi S et al. What are the key attributes of primary care for patients? Building a conceptual map of patient preferences. *Health Expect*, 2006, 9:275-284.
134. Pongsupap Y, Van Lerberghe W. Choosing between public and private or between hospital and primary care? Responsiveness, patient-centredness and prescribing patterns in outpatient consultations in Bangkok. *Tropical Medicine & International Health*, 2006, 11:81-89.
135. Allen J et al. *The European definition of general practice/family practice*. Ljubljana, European Society of General Practice/Family Medicine, 2002 (http://www.globalfamilydoctor.com/publications/Euro_Def.pdf/, consultado el 21 de julio de 2008).
136. Gostin LO. Public health law in a new century. Part I: law as a tool to advance the community's health. *Journal of the American Medical Association*, 2000, 283:2837-2841.
137. Canadian Public Health Association and Welfare Canada and the World Health Organization. *Ottawa Charter for Health Promotion. First International Conference on Health Promotion, Ottawa, 17-21 November 1986*. Geneva, Department of Human Resources for Health, World Health Organization, 1986 (WHO/HPR/HEP/95.1; http://www.who.int/hpr/NPH/docs/ottawa_charter_hp.pdf, consultado el 2 de julio de 2008).
138. Kickbusch I. The contribution of the World Health Organization to a new public health and health promotion. *American Journal of Public Health*, 2003, 93:3.
139. Jaffré Y, Olivier de Sardan JP. *Une médecine inhospitalière*. Paris, APAD-Karthala (Hommes et sociétés), 2003.
140. Blank RH. *The price of life: the future of American health care*. New York, Colombia University Press, 1997.
141. Weissert C, Weissert W. *Governing health: the politics of health policy*. Baltimore MD, Johns Hopkins University Press, 2006.
142. Millenson ML. How the US news media made patient safety a priority. *BMJ*, 2002.324:1044.
143. Davies H. Falling public trust in health services: Implications for accountability. *Journal of Health Services Research and Policy*, 1999, 4:193-194.
144. Gilson L. Trust and the development of health care as a social institution. *Social Science and Medicine*, 2003, 56:1453-1468.
145. Nutley S, Smith PC. League tables for performance improvement in health care. *Journal of Health Services & Research Policy*, 1998, 3:50-57.
146. Allsop J, Baggott R, Jones K. Health consumer groups and the national policy process. In: Henderson S, Petersen AR, eds. *Consuming health: the commodification of health care*, London, Routledge, 2002.
147. Rao H. Caveat emptor: the construction of non-profit consumer watchdog organizations. *American Journal of Sociology*, 1998, 103:912-961.
148. Larkin M. Public health watchdog embraces the web. *Lancet*, 2000, 356:1283-1283.
149. Lee K. Globalisation and the need for a strong public health response. *The European Journal of Public Health*, 1999 9:249-250.
150. McKee M, Figueras J. Setting priorities: can Britain learn from Sweden? *British Medical Journal*, 1996, 312:691-694.
151. Daniels N. Accountability for reasonableness. Establishing a fair process for priority setting is easier than agreeing on principles. *BMJ*, 2000, 321:1300-1301.
152. Martin D. Fairness, accountability for reasonableness, and the views of priority setting decision-makers. *Health Policy*, 2002, 61:279-290.

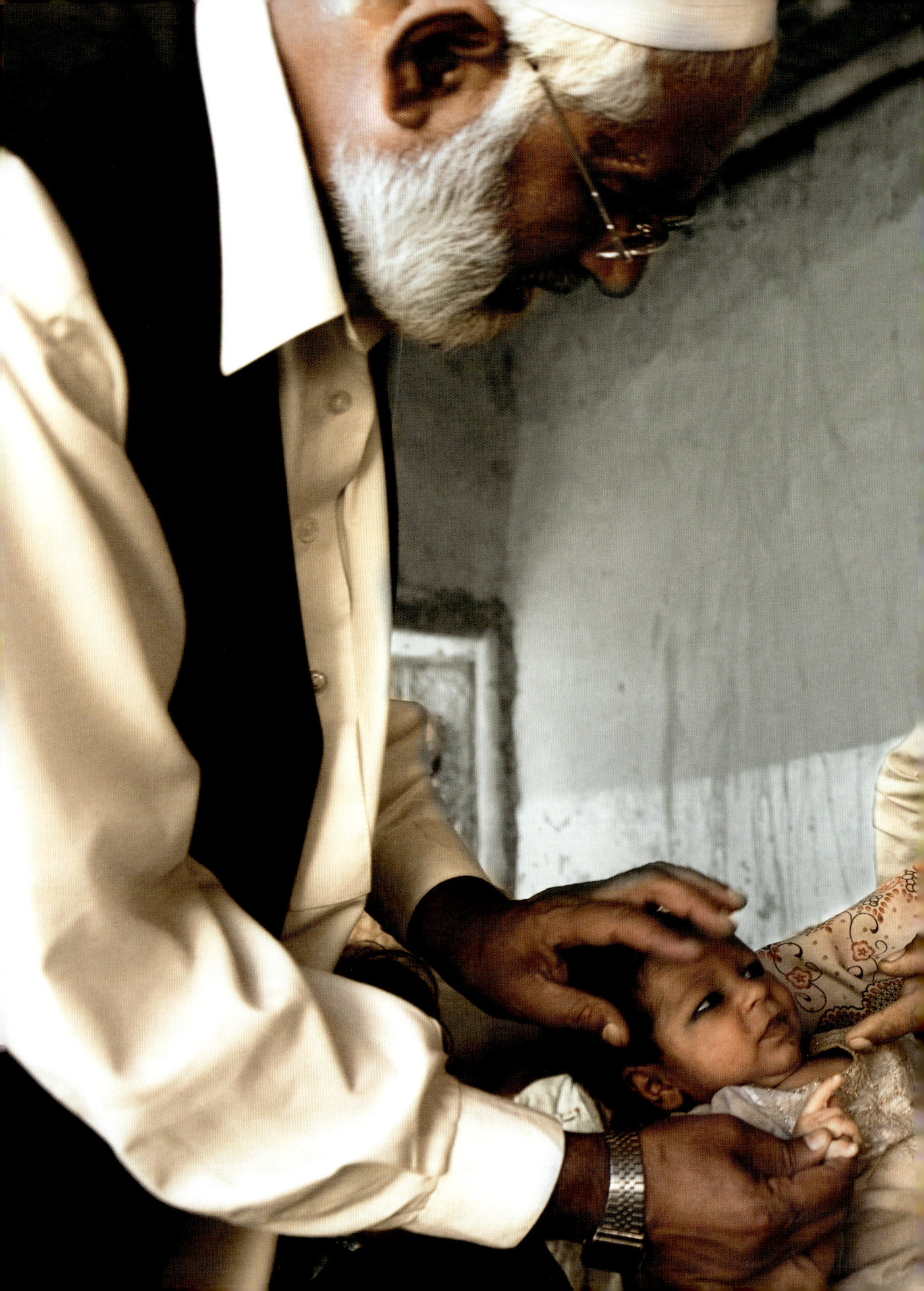

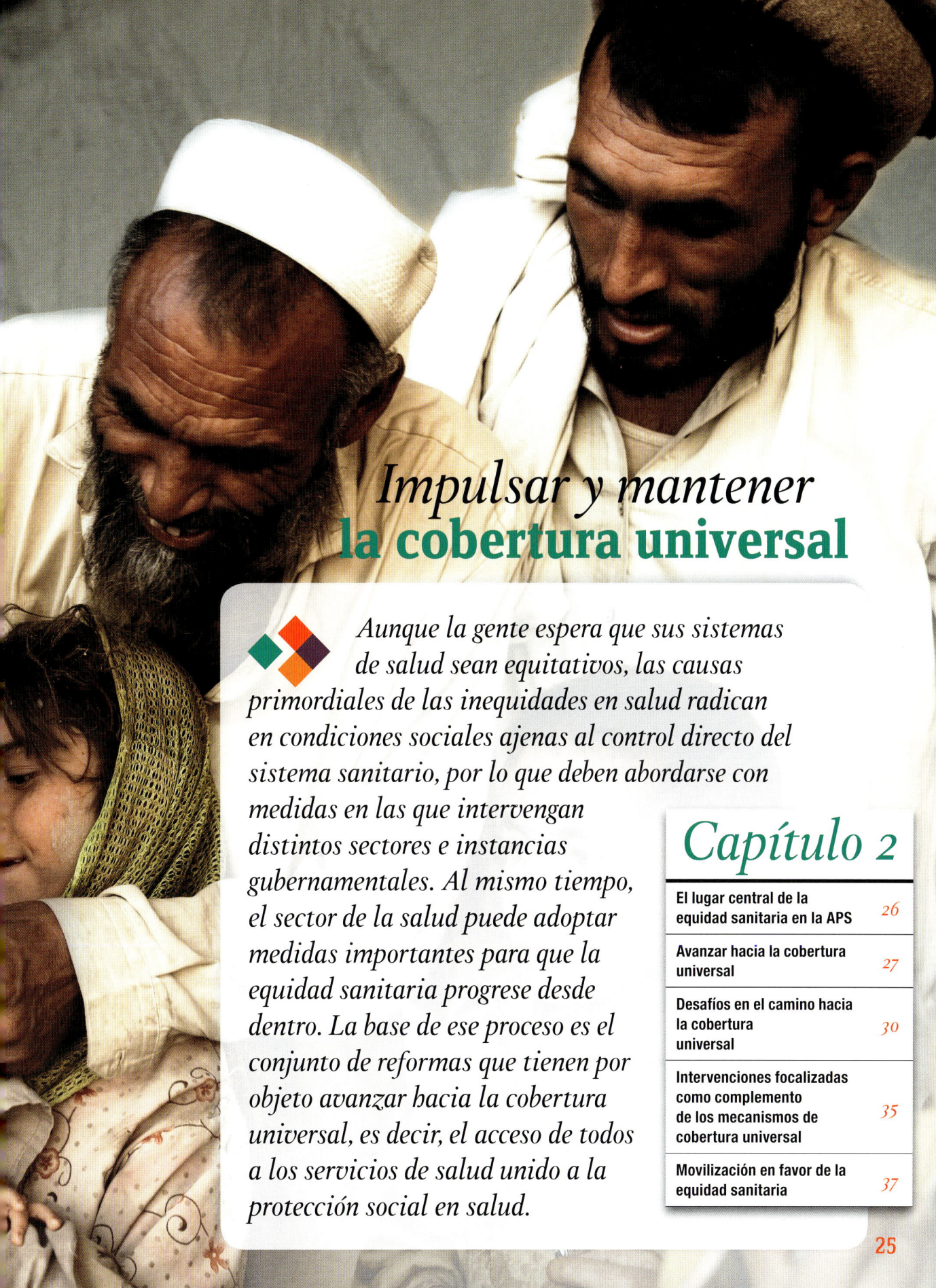

Impulsar y mantener la cobertura universal

Aunque la gente espera que sus sistemas de salud sean equitativos, las causas primordiales de las inequidades en salud radican en condiciones sociales ajenas al control directo del sistema sanitario, por lo que deben abordarse con medidas en las que intervengan distintos sectores e instancias gubernamentales. Al mismo tiempo, el sector de la salud puede adoptar medidas importantes para que la equidad sanitaria progrese desde dentro. La base de ese proceso es el conjunto de reformas que tienen por objeto avanzar hacia la cobertura universal, es decir, el acceso de todos a los servicios de salud unido a la protección social en salud.

Capítulo 2

El lugar central de la equidad sanitaria en la APS	26
Avanzar hacia la cobertura universal	27
Desafíos en el camino hacia la cobertura universal	30
Intervenciones focalizadas como complemento de los mecanismos de cobertura universal	35
Movilización en favor de la equidad sanitaria	37

El lugar central de la equidad sanitaria en la APS

«Si caes enfermo, tienes que elegir: o renuncias al tratamiento o pierdes tu granja[1].» Hace casi un siglo, la implacable realidad de la vida rural en el Canadá llevó a Matthew Anderson (1882–1974) a poner en marcha un sistema de seguro médico basado en el pago de impuestos que acabaría conduciendo, en 1965, a la adopción en todo el país de la atención universal de salud. Hoy día, por desgracia, se repiten continuamente en todo el mundo situaciones espantosas como ésa, en las que se sale perdiendo sea cual sea la decisión que se tome. Transcurridos más de 30 años desde la Declaración de Alma-Ata, que representó una señal de alarma apremiante en pro de la equidad sanitaria, la mayor parte de los sistemas de atención sanitaria del mundo siguen dependiendo del método menos equitativo de financiación de los servicios de salud: los pagos directos que las personas enfermas o sus familias efectúan en el punto de prestación de la atención. Para 5600 millones de personas de los países de ingresos bajos y medios, más de la mitad de todos los gastos médicos salen de su propio bolsillo. Este sistema priva a muchas familias de la atención que necesitan porque no pueden permitírsela. Además, todos los años más de 100 millones de personas se ven abocadas a la pobreza en todo el mundo de resultas de unos gastos médicos catastróficos[2]. Numerosos datos demuestran que la protección financiera es más eficaz y los gastos catastróficos menos frecuentes en aquellos países en los que prima el método de prepago de la atención sanitaria y se recurre menos a los pagos directos. Por el contrario, los gastos con consecuencias catastróficas son más frecuentes cuando la atención sanitaria tiene que pagarse del propio bolsillo en el punto de prestación del servicio (figura 2.1).

Si bien la equidad constituye una de las características más destacadas de la APS, también es una de las esferas en las que los resultados han sido más desiguales y donde las reformas más eficaces producen tal vez los mayores beneficios. Los pagos directos del usuario por la atención de salud no son sino una de las fuentes de la inequidad sanitaria. La profunda desigualdad de oportunidades para acceder a la atención de salud, sumada a las desigualdades endémicas en la prestación de la asistencia, da pie a inequidades generalizadas en los resultados sanitarios[3]. La creciente toma de conciencia de estas pautas regresivas está provocando una intolerancia cada vez mayor hacia todo el espectro de diferencias innecesarias, evitables e injustas que presenta el sector de la salud[4].

En la actualidad la magnitud de las inequidades en salud está documentada con mayor lujo de detalles. Son fruto de la estratificación social y de desigualdades políticas que caen fuera del radio de acción del sistema de salud. Los ingresos y la posición social tienen su peso, al igual que el barrio donde se vive, las condiciones de empleo y factores tales como el comportamiento personal, la raza y el estrés[5]. Las inequidades en salud también hunden sus raíces en la forma en que los sistemas de salud excluyen a las personas, como las inequidades en la disponibilidad, el acceso y la calidad de la atención, y el lastre que suponen los pagos, e incluso en la forma en que se lleva a cabo la práctica clínica[6]. Abandonados a su suerte, los sistemas sanitarios no avanzan hacia una mayor equidad. Gran parte de los servicios de salud – en especial los hospitales, pero también la atención de primer nivel – adolecen de una inequidad sistemática consistente en suministrar más servicios y de mayor calidad a las personas acomodadas que a la población pobre, que está más necesitada de ellos[7,8,9,10]. Las diferencias de vulnerabilidad y exposición se suman a las desigualdades en salud para dar lugar a resultados sanitarios desiguales, y éstos contribuyen a agudizar la estratificación social que en un primer momento había provocado desigualdades. Las personas rara vez son indiferentes a este ciclo

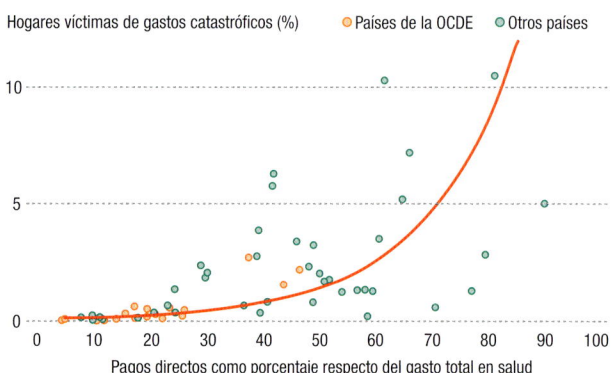

Figura 2.1 Gastos catastróficos por pagos directos en el punto de prestación de servicios[1]

de desigualdades, de modo que sus inquietudes son tan importantes para los políticos como para los administradores de los sistemas sanitarios.

Para hacer frente a los determinantes sociales de la salud y conseguir que los sistemas sanitarios propicien una mayor equidad en materia de salud, es preciso llevar a cabo una amplia gama de intervenciones[11] que superan con creces el ámbito tradicional de las políticas relativas a los servicios de salud, pues deben recurrir a la movilización de partes y grupos interesados ajenos al sector sanitario[12]. Algunas de esas intervenciones son las siguientes[13]:

- la reducción de la estratificación social; por ejemplo, mitigando la desigualdad de ingresos a través de impuestos y servicios públicos subvencionados, proporcionando puestos de trabajo adecuadamente remunerados, usando estrategias de crecimiento que requieran mano de obra abundante, promoviendo la igualdad de oportunidades para las mujeres y poniendo la enseñanza gratuita al alcance de todos;
- la reducción de las vulnerabilidades; por ejemplo, proporcionando seguridad social a los desempleados o discapacitados, desarrollando redes sociales a nivel comunitario, introduciendo políticas de fomento de la inclusión social y de protección de las madres trabajadoras o estudiantes, ofreciendo prestaciones o transferencias en efectivo y suministrando almuerzos escolares gratuitos y saludables;
- la protección, especialmente de los desfavorecidos, contra la exposición a riesgos sanitarios; por ejemplo, mediante la introducción de normas de seguridad en el entorno físico y social, el suministro de agua potable y saneamiento, el fomento de modos de vida saludables y la aplicación de políticas de vivienda saludables;
- la mitigación de las consecuencias de los resultados sanitarios desiguales que empeoran la estratificación social; por ejemplo, mediante la protección de los trabajadores enfermos contra los despidos injustos.

Cabe la posibilidad de que la necesidad de poner en práctica estrategias múltiples como ésas llegue a desalentar a algunos líderes de salud, que podrían considerar que la desigualdad sanitaria es un problema social en el que apenas pueden influir. Y sin embargo son ellos quienes tienen la responsabilidad de abordar esas desigualdades. Sus decisiones normativas en el terreno de la salud determinan la tendencia de los sistemas de salud a agravar o mitigar las desigualdades sanitarias y su capacidad para movilizar al gobierno y a la sociedad civil en torno a la agenda pro equidad. Esas decisiones también son un factor esencial de la respuesta de la sociedad a las aspiraciones de mayor equidad y solidaridad que tienen los ciudadanos. La cuestión, así pues, no es si los líderes de salud pueden aplicar de manera más eficaz estrategias que fomenten una mayor equidad en la prestación de los servicios de salud, sino la manera en que deben hacerlo.

Avanzar hacia la cobertura universal

El paso fundamental que puede dar un país para promover la equidad sanitaria es avanzar hacia la cobertura universal: el acceso universal a toda la gama de servicios de salud personal y no personal que se necesitan, unido a la protección social en salud. Tanto si las disposiciones para lograr la cobertura universal se basan en los impuestos como si se organizan por medio del seguro social de enfermedad, o bien mediante una combinación de ambas soluciones, los principios son los mismos: la mancomunación de contribuciones prepagadas recaudadas sobre la base de la capacidad de pago y la utilización de esos fondos para garantizar que los servicios estén disponibles y accesibles y que se suministre asistencia de calidad a las personas que los necesitan, sin exponerlas al riesgo de gastos catastróficos[14,15,16]. La cobertura universal no es suficiente por sí sola para garantizar la salud para todos y la equidad sanitaria, visto que las desigualdades persisten en los países que cuentan con una cobertura universal o casi universal, pero sienta los fundamentos necesarios[9].

Si bien es básica para garantizar la equidad sanitaria, la cobertura universal rara vez ha suscitado un fácil consenso social. De hecho, en los países donde se ha alcanzado o se acepta como un objetivo político, la idea ha provocado a menudo una fuerte resistencia inicial, por ejemplo por parte de las asociaciones de médicos preocupados por el impacto de los sistemas de seguro médico administrados por el gobierno en sus ingresos y condiciones laborales, o por parte de los expertos en finanzas decididos a contener el gasto público.

Figura 2.2 Tres formas de avanzar hacia la cobertura universal[17]

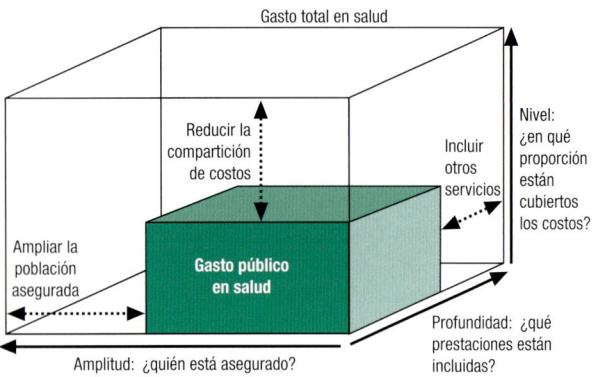

Al igual que ocurrió con otros derechos que ahora se dan por supuestos en casi todos los países de renta alta, la cobertura sanitaria universal fue una victoria de los movimientos sociales que combatieron por ella, no algo que los dirigentes políticos otorgaran de forma voluntaria. En la actualidad casi todo el mundo está de acuerdo en que el suministro de dicha cobertura forma parte simplemente del paquete de obligaciones básicas que cualquier gobierno legítimo debe cumplir con respecto a sus ciudadanos. La cobertura universal es en sí misma un logro político que contribuye a la modernización de la sociedad.

Los países industrializados, especialmente en Europa, comenzaron a implantar sistemas de protección de la salud a finales del siglo XIX, desplazándose hacia la universalidad en la segunda mitad del siglo XX. En la actualidad los países de ingresos bajos y medios tienen la oportunidad de aplicar criterios comparables. Costa Rica, México, la República de Corea, Tailandia y Turquía son algunos de los países que ya han introducido ambiciosos sistemas de cobertura universal, y están progresando en esa labor con mucha más rapidez que los países industrializados en el pasado. Otros países están sopesando opciones parecidas[14]. El reto técnico que plantea avanzar hacia la cobertura universal estriba en ampliar la cobertura a lo largo de tres ejes (figura 2.2).

La *amplitud de la cobertura* – es decir, la proporción de población que goza de protección social en salud – debe ampliarse progresivamente para abarcar a las personas no aseguradas, es decir, a los grupos de población que carecen de acceso a los servicios o de la protección social contra las consecuencias financieras de recurrir a la atención de salud. Esa ampliación es un proceso complejo de expansión y fusión progresivas de distintos modelos de cobertura (recuadro 2.1). Durante ese proceso hay que prestar atención a

Recuadro 2.1 Prácticas óptimas para avanzar hacia la cobertura universal

Hacer hincapié desde el principio en los sistemas de prepago. Pueden transcurrir muchos años antes de que el acceso a los servicios de salud y la protección financiera contra los costos asociados estén al alcance de todos: el Japón y el Reino Unido tardaron 36 años[14]. El camino puede parecer largo y desalentador, en particular para los países más pobres, donde las redes de atención sanitaria están escasamente desarrolladas, los sistemas de protección financiera se hallan en un estado embrionario y el sector de la salud depende en gran medida de fondos externos. Especialmente en estos países, sin embargo, es crucial avanzar hacia sistemas de prepago desde una etapa muy temprana y resistir la tentación de depender de las sumas pagadas por los usuarios. La implantación y el mantenimiento de mecanismos adecuados de prepago fortalecen la capacidad institucional para administrar la financiación del sistema y la ampliación de la prestación de servicios que en esos contextos normalmente no existen.

Coordinar las fuentes de financiación. Con el fin de organizar la cobertura universal, es necesario tener en cuenta todas las fuentes de financiación existentes en un país: pública, privada, externa e interna. En los países de ingresos bajos es especialmente importante que la financiación internacional se canalice a través de sistemas incipientes de prepago y mancomunación de fondos y de las instituciones correspondientes, en lugar de recurrir a la financiación de proyectos o programas. Encauzando los fondos de ese modo se persiguen dos cosas: hacer la financiación externa más estable y previsible, y ayudar a reforzar la capacidad institucional para desarrollar y ampliar la oferta, el acceso y la protección financiera de forma equilibrada.

Combinar sistemas para avanzar hacia la cobertura total. Muchos países dotados de capacidad administrativa y recursos limitados han experimentado con una gran cantidad de planes de seguro voluntarios (comunitarios, en cooperativas, basados en los empleadores y otros planes privados) como un modo de fomentar el prepago y la mancomunación en el marco de los preparativos para avanzar hacia sistemas nacionales más integrales[18]. Esos planes no pueden suplir la cobertura universal, pero pueden convertirse en elementos constitutivos del sistema universal[18]. Para conseguir la universalidad de la cobertura es preciso coordinar y combinar progresivamente esos planes en un conjunto coherente que garantice la cobertura a todos los grupos de población[15] y establezca conexiones con programas de protección social más amplios[19].

Capítulo 2. Impulsar y mantener la cobertura universal

garantizar que haya redes de protección social para los más pobres y vulnerables hasta que ellos se beneficien también del sistema. Se puede tardar años en atender a toda la población pero, como demuestra la experiencia reciente de una serie de países de ingresos medios, es posible avanzar mucho más rápidamente que los países industrializados durante el siglo XX.

Paralelamente debe aumentarse también la *profundidad de la cobertura*, ampliando la gama de servicios esenciales requeridos para atender con eficacia las necesidades sanitarias de las personas y teniendo en cuenta la demanda y las expectativas, así como los recursos que la sociedad desea y puede asignar a la salud. Un aspecto fundamental en ese sentido es la determinación del «paquete básico» de prestaciones correspondiente, siempre y cuando el proceso se lleve a cabo adecuadamente (recuadro 2.2).

La tercera dimensión, el *nivel de cobertura*, es decir, la proporción de los gastos sanitarios afrontados mediante los mecanismos de mancomunación y prepago, también debe aumentar de modo que se reduzca la dependencia de los pagos complementarios directos en el punto de prestación de servicios. En los años ochenta y noventa muchos países introdujeron el pago de honorarios con la idea de inyectar nuevos recursos en servicios que se hallaban en dificultades, a menudo en un contexto de reducción del papel del Estado y disminución de los recursos públicos destinados a la sanidad. En la mayoría de los casos esas medidas se emprendieron sin prever la magnitud de los daños que provocarían, y en muchos entornos tuvieron como consecuencia una disminución vertiginosa de la utilización de los servicios, sobre todo entre los grupos vulnerables[20], mientras que aumentó la incidencia de gastos catastróficos. Desde entonces algunos países han reconsiderado su postura y han comenzado a suprimir gradualmente el pago de honorarios y a sustituir los ingresos perdidos con fondos mancomunados (subsidios o contratos públicos, seguros o sistemas de prepago)[21]. Esto ha dado lugar a aumentos sustanciales de la utilización de los servicios, especialmente por parte de la población pobre[20]. En Uganda, por ejemplo, tras la eliminación de los honorarios, el uso de los

---

Recuadro 2.2 Definición de un «paquete básico»: ¿qué hacer para no limitarse a una mera actividad teórica?

En los últimos años, muchos países de ingresos bajos y medios (55 de una muestra de 69 examinados en 2007) han pasado por procesos de definición del paquete de prestaciones que deberían estar a disposición de todos los ciudadanos. Ésta ha sido una de las estrategias principales para mejorar la eficacia de los sistemas de salud y la distribución equitativa de los recursos, y debería servir para que la fijación de prioridades, la distribución de la atención y el equilibrio entre la amplitud y la profundidad de la cobertura quedaran claramente establecidos.

En general, los intentos de racionalizar la prestación de servicios mediante la definición de paquetes no han tenido demasiado éxito[24]. En la mayoría de los casos su alcance se ha limitado a la salud maternoinfantil y a los problemas sanitarios que se consideran prioridades de la salud mundial. La falta de atención a las enfermedades crónicas y no transmisibles, por ejemplo, confirma la infravaloración de las transiciones demográficas y epidemiológicas y la nula importancia atribuida a las necesidades percibidas y a la demanda. En esos paquetes rara vez se brinda orientación acerca del reparto de tareas y responsabilidades, o sobre la definición de las características de la atención primaria, como la integralidad, la continuidad o la centralidad de la persona.

Es necesario adoptar un enfoque más complejo para que la definición de los paquetes de prestaciones cobre pertinencia. La manera elegida por Chile para especificar detalladamente los derechos a la salud de sus ciudadanos[25] sugiere una serie de principios de buenas prácticas.

- La labor no debe limitarse a un conjunto de prioridades definidas previamente, sino que debe tener en cuenta la demanda y también toda la gama de necesidades de salud.
- Hay que especificar qué prestaciones deben incluirse en los niveles primario y secundario.
- Debe establecerse el costo de la aplicación del paquete de prestaciones de manera que las instancias que deciden las políticas sean conscientes de lo que *no* se incluirá si la atención de salud no recibe fondos suficientes.
- Tiene que haber mecanismos institucionalizados para revisar el conjunto de prestaciones en función de la evidencia.
- Las personas deben estar informadas de los beneficios que pueden reclamar, y debe haber mecanismos de mediación cuando las reclamaciones sean rechazadas. En Chile se hizo todo lo posible para asegurar que el conjunto de prestaciones correspondiera a las expectativas de la gente, con estudios, encuestas y sistemas que permiten atender las quejas y dudas de los usuarios[26].

Figura 2.3 Efecto de la supresión de las sumas pagadas por los usuarios en las visitas ambulatorias en el distrito de Kisoro (Uganda): visitas ambulatorias en 1998–2002[23]

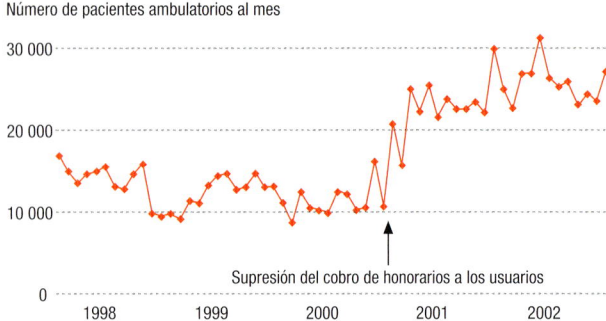

servicios aumentó súbita y espectacularmente, y el incremento se mantuvo (figura 2.3)[22,23].

Los sistemas de prepago y mancomunación institucionalizan la solidaridad entre las personas ricas y las menos acomodadas, así como entre los sanos y los enfermos, elimina barreras que impiden la utilización de los servicios y reduce el riesgo de que la gente incurra en gastos catastróficos cuando enferma. Por último, proporciona los medios para volver a invertir en la disponibilidad, variedad y calidad de los servicios.

Desafíos en el camino hacia la cobertura universal

Toda reforma de la cobertura universal exige un compromiso entre el ritmo de avance de la cobertura y la amplitud, la profundidad y el nivel de la misma. Sin embargo, la manera en que los países elaboren sus estrategias y orienten sus reformas dependerá en gran medida del contexto nacional.

En algunos países gran parte de la población vive en zonas muy desfavorecidas en las que la infraestructura sanitaria funciona mal o simplemente no existe. En esos países con un problema generalizado de exclusión es en los que pensamos al hablar de «expansión»: zonas rurales pobres y remotas donde aún no se han desplegado redes de atención sanitaria o donde, después de años de abandono, la infraestructura sanitaria sigue existiendo sólo sobre el papel. Estas modalidades se dan en países de bajos ingresos como Bangladesh, el Chad y el Níger (figura 2.4) y son comunes en zonas en las que hay o ha habido conflictos, donde los trabajadores sanitarios se

han marchado y la infraestructura sanitaria ha quedado destruida y tiene que reconstruirse desde cero.

En otras partes del mundo el problema estriba en prestar apoyo sanitario a poblaciones muy dispersas, como sucede en los pequeños estados insulares, regiones desérticas o montañosas remotas y entre las poblaciones nómadas y, a veces, indígenas. Para garantizar el acceso a una atención de calidad en esos entornos hay que lidiar con las deseconomías de escala que implican unas poblaciones dispersas de pequeño tamaño; con limitaciones logísticas en lo relativo a la derivación de pacientes; con dificultades vinculadas a infraestructuras limitadas y a la escasa capacidad de establecer comunicaciones; y, en algunos casos, con complicaciones técnicas más específicas, como el mantenimiento de las historias clínicas en los grupos nómadas.

Un problema distinto radica en la ampliación de la cobertura en circunstancias en que las desigualdades no se derivan tanto de la falta de infraestructura sanitaria como de la peculiar organización y regulación de la atención de salud y, sobre todo, del hecho de que se financie mediante el pago de honorarios oficiales o subrepticiamente. En estas situaciones la subutilización de los servicios disponibles se concentra en la población pobre y los usuarios están expuestos al riesgo de incurrir en gastos catastróficos. Estas modalidades de exclusión se dan en países como Colombia, Nicaragua y Turquía (figura 2.4) y son

Figura 2.4 Distintas modalidades de exclusión: privación masiva en algunos países, marginación de la población pobre en otros. Partos atendidos por personal con formación médica (porcentaje), por grupo de ingresos[27]

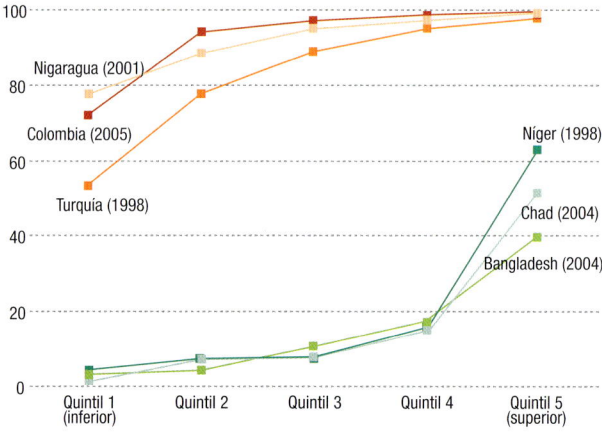

especialmente notorias en las numerosas zonas urbanas de los países de ingresos bajos y medios, donde un sinfín de proveedores comerciales de atención de salud, variopintos y sin regular, cobran a los usuarios tarifas prohibitivas a cambio de unos servicios de mala calidad.

A continuación se exponen en mayor detalle varias formas de hacer frente a las situaciones descritas en este apartado.

Implantación progresiva de redes de atención primaria para subsanar la falta de servicios disponibles

En las zonas sin servicios de salud al alcance de grandes grupos de población, o donde dichos servicios son claramente insuficientes o fragmentarios, la infraestructura básica de atención sanitaria debe construirse o reconstruirse, a menudo partiendo de cero. Esas zonas se caracterizan siempre por los escasísimos recursos de que disponen y por que suelen verse afectadas por conflictos o emergencias complejas, mientras que la magnitud de la carencia de servicios adecuados, común a otros sectores, genera dificultades y problemas logísticos en el despliegue de profesionales de la salud. En esas circunstancias los encargados de la planificación sanitaria se enfrentan a un dilema estratégico fundamental: o dar prioridad a la ampliación masiva de un conjunto limitado de intervenciones para toda la población, o bien realizar un despliegue progresivo, por distritos, de sistemas de APS más integrales.

Habrá quienes defenderán, en nombre de la rapidez y la equidad, la opción de desplegar progresivamente y al mismo tiempo un número limitado de programas prioritarios para todos los habitantes de las zonas desfavorecidas. Eso permite delegar ciertas funciones en personal menos cualificado, trabajadores no especializados y voluntarios, y extender así la cobertura con rapidez. Esta forma de actuar sigue siendo un elemento esencial de las medidas que la comunidad mundial suele prescribir para las zonas rurales de los países más pobres[28], y en los últimos 30 años un buen número de países ha optado por esa solución. Etiopía, por ejemplo, está desplegando actualmente a 30 000 extensionistas sanitarios para ofrecer a una cantidad ingente de personas un paquete reducido de intervenciones preventivas prioritarias. Aunque el bajo nivel de competencias técnicas suele considerarse un factor limitante[29], los extensionistas etíopes ya no están tan poco preparados como antes, pues actualmente se benefician de un año de capacitación tras el segundo año de universidad. Sin embargo, las limitadas aptitudes técnicas refuerzan la idea de aplicar un número limitado de intervenciones sencillas a la vez que eficaces.

La ampliación de un número limitado de intervenciones tiene la ventaja de abarcar con rapidez a toda la población y centrar los recursos en las medidas demostradamente costoeficaces. El inconveniente es que cuando las personas tienen un problema de salud desean recibir la atención médica correspondiente, se ajuste o no a las prioridades programáticas propuestas. Si se ignora demasiado este aspecto de la demanda, se propicia la aparición de vendedores irregulares de medicamentos, «inyectadores» y otros proveedores, que pueden capitalizar las oportunidades comerciales derivadas de las necesidades de salud insatisfechas ofreciendo a los pacientes una alternativa atractiva, aunque a menudo esté basada en relaciones de explotación y sea nociva. En comparación con la inacción absoluta en materia de salud, la ampliación de un paquete de intervenciones, por muy limitado que sea, comporta beneficios indiscutibles, y la posibilidad de depender de personal poco cualificado hace de ésa una opción atractiva. Sin embargo, las mejoras suelen ser más difíciles de lo previsto[30], y en la espera se pierden tiempo y unos recursos y credibilidad preciosos que se habrían podido invertir en una infraestructura asistencial más ambiciosa pero también más sostenible y eficaz.

La alternativa es un despliegue progresivo de la atención primaria, distrito por distrito, a través de una red de centros de salud que dispongan del apoyo hospitalario necesario. Evidentemente esta respuesta incluye las intervenciones prioritarias, pero incorporándolas en un paquete de atención primaria integral. La plataforma de extensión es el centro de atención primaria: una infraestructura profesionalizada donde se organiza la interacción con la comunidad, con capacidad para resolver problemas y una expansión por módulos de las distintas actividades. La ampliación progresiva de la cobertura rural en la República Islámica del Irán constituye un excelente ejemplo de este modelo. En palabras de uno de los artífices de la estrategia de APS de ese país: «Dado que era imposible poner en marcha el proyecto en todas las provincias al mismo tiempo, decidimos centrarnos cada año en una sola provincia» (recuadro 2.3).

Entre los factores que limitan ese despliegue progresivo de redes de atención primaria cabe destacar la falta de una categoría de personal de nivel intermedio con dotes de liderazgo que organice los distritos sanitarios y tenga la capacidad de mantener, año tras año, el esfuerzo constante requerido para lograr resultados sostenibles para toda la población. Cuando la puesta en marcha se ha llevado a cabo como una actividad meramente administrativa, los resultados han sido decepcionantes: muchos distritos sanitarios existen sólo teóricamente. Sin embargo, allí donde la impaciencia y la presión para lograr la visibilidad a corto plazo se han gestionado de manera adecuada, la combinación de la respuesta a las necesidades y la demanda y la participación de la población y las instancias principales ha permitido construir redes sólidas de atención primaria, incluso en situaciones de conflicto y posconflicto muy difíciles y faltas de recursos (recuadro 2.4).

En la práctica la distinción entre el despliegue rápido de intervenciones prioritarias y el despliegue progresivo de redes de atención primaria no suele ser tan sencilla como se acaba de describir. Sin embargo, pese a esa convergencia, la búsqueda de un compromiso entre rapidez y sostenibilidad es un verdadero dilema político[30]. En Malí, por poner un ejemplo, se ha demostrado que, si se le permite elegir, la gente opta voluntariamente por la puesta en marcha progresiva mediante la transformación de los centros de salud comunitarios – cuya infraestructura es propiedad de la comunidad local, que también se hace cargo de contratar al personal – en la base de distritos sanitarios funcionales.

Lo realmente importante es que la preocupación por la equidad no se traduzca en la búsqueda del «mínimo común denominador»: la igualdad de acceso a un conjunto de servicios en gran medida insatisfactorios. La calidad y la sostenibilidad son importantes, de ahí la gran necesidad de armonización entre los numerosos proveedores públicos y privados sin fines de lucro y comerciales, dinámicos y de diversos tipos. El despliegue gradual de servicios de salud brinda la oportunidad de imprimir una coherencia beneficiosa a la dirección de la prestación de atención sanitaria a nivel de distrito. Ejemplos típicos y en gran escala de este enfoque en los países en desarrollo son la subcontratación de servicios distritales de salud

---

Recuadro 2.3 Reducción de la brecha urbano-rural mediante la expansión progresiva de la cobertura de APS en las zonas rurales de la República Islámica del Irán[31]

En los años setenta las políticas del Gobierno iraní hicieron hincapié en la prevención como forma de inversión a largo plazo, la asignación de recursos a las zonas rurales y desfavorecidas, y la primacía de la atención ambulatoria respecto a la hospitalización. Se estableció una red de equipos distritales encargados de supervisar y administrar casi 2500 centros rurales sanitarios en aldeas. La plantilla de esos centros es un equipo formado por un médico, una partera, una enfermera y varios técnicos sanitarios. Cada centro supervisa de uno a cinco pequeños puntos de atención conocidos como «casas de salud». Gracias a esas 17 000 casas de salud, más del 90% de la población rural tiene acceso a atención sanitaria. En las zonas rurales remotas, el personal de las casas de salud está formado por *behvarz* (trabajadores de salud multifuncionales) que, tras ser seleccionados por la comunidad, reciben entre 12 y 18 meses de formación y luego son contratados por la Administración. Los equipos distritales imparten formación basada en la solución de problemas, así como supervisión y apoyo permanentes.

El Gobierno aplicó esta estrategia progresivamente, ampliando la cobertura de provincia en provincia. Con los años, la red de APS ha crecido y está ahora en condiciones de prestar servicios a más de 24 millones de personas en aldeas rurales y localidades pequeñas, aproximando los consultorios a los lugares donde las personas viven y trabajan, e impartiendo formación al personal sanitario auxiliar necesario para que proporcione servicios de planificación familiar, atención preventiva y atención curativa esencial para la mayoría de los problemas sanitarios. En la actualidad las tasas de utilización de los servicios rurales de salud son similares a las de las zonas urbanas. La puesta en marcha progresiva de este sistema ha contribuido a reducir las diferencias de mortalidad infantil entre las zonas urbanas y las rurales (figura 2.5).

Figura 2.5 Mortalidad de menores de cinco años en zonas rurales y urbanas, República Islámica del Irán, 1980–2000[32]

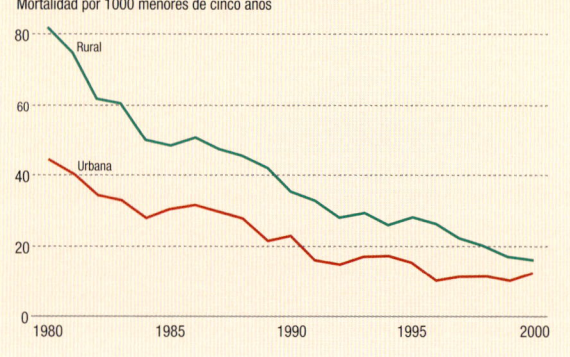

Capítulo 2. Impulsar y mantener la cobertura universal

> **Recuadro 2.4** Solidez de los sistemas de salud basados en la APS: 20 años de resultados crecientes en Rutshuru (República Democrática del Congo)
>
> Rutshuru es un distrito sanitario de la región oriental del país que dispone de una red de centros de salud, un hospital de referencia y un equipo distrital de gestión en el que la participación de la comunidad se ha fomentado año tras año mediante comités locales. En ese lapso Rutshuru se ha visto gravemente tensionado por situaciones que han puesto a prueba la solidez del sistema sanitario distrital.
>
> Durante los últimos 30 años, la economía del país ha sufrido un claro declive. El PIB se redujo de US$ 300 por habitante en la década de 1980 a menos de US$ 100 a finales de los noventa. El empobrecimiento masivo fue empeorando a medida que el Estado se retiraba del sector sanitario, y ese proceso se vio agravado por una interrupción, a principios de los años noventa, de la ayuda oficial para el desarrollo. En esa tesitura Rutshuru fue escenario de conflictos interétnicos, una afluencia masiva de refugiados y dos guerras sucesivas. Esta serie de desastres incidió gravemente en las condiciones de trabajo de los profesionales sanitarios y en el acceso a los servicios de salud de las 200 000 personas que viven en el distrito.
>
> Pese a todo, lejos de desmoronarse, los servicios de APS continuaron su expansión año tras año. El número de centros de salud y su actividad aumentaron (figura 2.6), y la calidad de la atención mejoró tanto en los casos agudos (la tasa de letalidad tras una operación de cesárea se redujo drásticamente del 7% a menos del 3%), como en los pacientes crónicos (al menos el 60% de las personas aquejadas de tuberculosis fueron tratadas con éxito). Con apenas 70 enfermeras y tres médicos en un momento dado, y sumidos en la guerra y el caos, en 20 años los centros de salud y el hospital distrital atendieron más de 1 500 000 episodios de morbilidad, se vacunó a más de 100 000 lactantes, se suministró atención de partería a 70 000 mujeres y se realizaron 8000 operaciones quirúrgicas. Esto demuestra que, incluso en circunstancias catastróficas, un sistema distrital de salud sólido puede mejorar los resultados de la atención sanitaria.
>
> Estos resultados se lograron con medios modestos. Los pagos directos ascendieron a US$ 0,5 por habitante al año. Las organizaciones no gubernamentales subvencionaron el distrito con un promedio de US$ 1,5 por habitante al año. La contribución del Gobierno fue prácticamente nula durante buena parte de esos 20 años. La continuidad de la labor en circunstancias extremadamente difíciles puede explicarse por el trabajo en equipo y la adopción colegiada de decisiones, los esfuerzos denodados por construir y mantener una masa crítica de recursos humanos muy motivados y el apoyo constante pero limitado de las organizaciones no gubernamentales, que aportaron un mínimo de recursos para las instalaciones de salud y dieron al equipo distrital de gestión la posibilidad de mantener los contactos con el mundo exterior.
>
>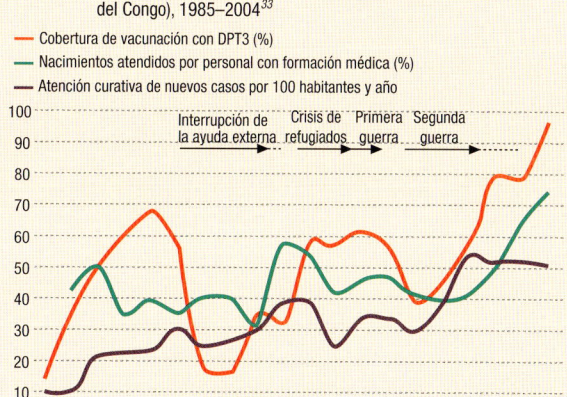
>
> **Figura 2.6** Mejora de los resultados de la atención de salud en un contexto de desastres: Rutshuru (República Democrática del Congo), 1985–2004[33]
>
> De esta experiencia pueden extraerse tres lecciones. A largo plazo, los distritos sanitarios centrados en la APS representan un modelo de organización con la solidez suficiente para resistir a condiciones extremadamente adversas. Si se les facilita apoyo financiero y una supervisión mínimos, pueden obtenerse resultados muy significativos a la vez que se empodera y se retiene a los profesionales de la salud. Los servicios locales de salud tienen grandes posibilidades de sobrellevar las crisis[33].

en Camboya o la incorporación de «hospitales de distrito designados» de naturaleza misionera en África oriental. Sea como fuere, la necesidad de inversiones masivas y sostenidas para ampliar y mantener a largo plazo los distritos sanitarios es insoslayable, y no cabe ninguna duda de que esto representa un problema considerable en un contexto de crecimiento económico lento y estancamiento del gasto sanitario.

La ampliación de las redes de atención de salud a zonas insuficientemente atendidas depende de la iniciativa y los incentivos públicos. Una manera de acelerar la extensión de la cobertura consiste en ajustar las fórmulas de asignación presupuestaria (o las especificaciones contractuales) de modo que queden reflejados los esfuerzos extraordinarios requeridos para dar alcance a las poblaciones poco accesibles. Varios países han adoptado medidas en este sentido. En enero de 2004, por ejemplo, la República Unida de Tanzanía adoptó una fórmula revisada de asignación de fondos comunes a los distritos que incluía el tamaño de la población y la mortalidad entre los menores de cinco años como indicadores indirectos de la carga de morbilidad y el nivel de pobreza, ajustando los resultados en función de los costos diferenciales de la prestación de servicios de salud en las zonas rurales y las zonas con escasa densidad de población. De modo análogo, en las asignaciones a los distritos del presupuesto para APS en Uganda se tiene en cuenta el índice de desarrollo humano de los distritos y los niveles de financiación externa de la salud, además del tamaño de la población. Se abonan suplementos a los distritos con condiciones difíciles de seguridad o sin hospital de distrito[20]. En Chile, los presupuestos se asignan conforme a un sistema de capitación pero, en el marco de las reformas de la APS, se han ajustado utilizando índices municipales del desarrollo humano y un factor que refleja el aislamiento de zonas subatendidas.

Superar el aislamiento de las poblaciones dispersas

Aunque el objetivo de ofrecer acceso a los servicios a poblaciones dispersas suele conllevar enormes dificultades logísticas, algunos países han afrontado el problema de manera creativa. El desarrollo de mecanismos de intercambio de experiencias y resultados innovadores ha sido sin duda un paso decisivo; un ejemplo es la iniciativa «Islas Saludables» lanzada en la reunión de ministros y líderes de salud celebrada en Yanuca (Fiji) en 1995[34]. Esa iniciativa congrega a encargados de formular políticas sanitarias y profesionales de la salud para hacer frente a los retos de la salud y el bienestar de las poblaciones isleñas desde una perspectiva declaradamente multisectorial que hace hincapié en la expansión de la cobertura de los servicios de atención sanitaria curativa y en el fortalecimiento de las estrategias de promoción y las medidas intersectoriales que inciden en los determinantes de la salud y la equidad sanitaria.

Gracias a la iniciativa Islas Saludables y a otras experiencias relacionadas, han cobrado forma varios principios cruciales para impulsar la cobertura universal en esos entornos. El primero se refiere a la colaboración en la organización de una infraestructura que maximice las eficiencias de escala. Es posible que una comunidad aislada no pueda sufragar insumos esenciales para expandir la cobertura, tales como infraestructura, tecnología y recursos humanos (sobre todo la capacitación del personal). Sin embargo, aunando fuerzas las comunidades pueden conseguir esos insumos a un costo razonable[35]. Una segunda prioridad estratégica consiste en disponer de «unidades móviles» u otros dispositivos capaces de superar las distancias geográficas y los obstáculos de manera eficiente y asequible. Dependiendo de las circunstancias, este principio estratégico puede abarcar el transporte, las comunicaciones por radio y otras tecnologías de la información y las comunicaciones. Las telecomunicaciones pueden permitir al personal de primera línea de los centros de salud menos cualificados recibir en directo asesoramiento y orientación de expertos a distancia[36]. Por último, la financiación de la asistencia sanitaria destinada a las poblaciones dispersas plantea problemas específicos, que a menudo requieren un gasto mayor por habitante en comparación con las poblaciones más concentradas. En los países donde conviven poblaciones de alta y de baja densidad, se supone que debe subvencionarse de algún modo la atención de salud de las poblaciones dispersas. Al fin y al cabo, la equidad es imposible sin solidaridad.

Ofrecer alternativas a los servicios mercantilizados no regulados

En los contextos urbanos y periurbanos los servicios de salud están físicamente al alcance de la población pobre y de otros grupos vulnerables. La presencia de múltiples proveedores de servicios de salud no significa, sin embargo, que esos grupos estén protegidos contra las enfermedades, ni que puedan obtener una atención de calidad cuando la necesiten: los más privilegiados suelen gozar de un mejor acceso a los servicios de más calidad, tanto públicos como privados, que salen ganando con facilidad en un clima de competencia *de facto* por los recursos escasos. En las zonas urbanas, y cada vez más en las rurales, de numerosos países de ingresos bajos y medios – de la India a Viet Nam, pasando por el África subsahariana –, buena parte de la atención de salud para la población pobre la suministran proveedores en pequeña escala, generalmente no regulados y a menudo sin licencia, tanto comerciales como sin

Capítulo 2. Impulsar y mantener la cobertura universal

fines de lucro. A menudo éstos operan junto con servicios públicos disfuncionales y se adueñan de la inmensa mayoría del mercado de atención sanitaria, mientras se ignora por completo la agenda de extensión y prevención sanitarias. En esas circunstancias los intereses creados hacen que la promoción de la cobertura universal sea, paradójicamente, más difícil que allí donde el desafío consiste en construir las redes asistenciales partiendo de cero.

Esos contextos presentan a menudo una combinación de problemas ligados a la explotación financiera, una atención de mala calidad y poco segura, y la exclusión de los servicios necesarios[37,38,39,40,41,42,43,44,45,46]. La Organización Panamericana de la Salud (OPS) ha calculado que el 47% de la población de América Latina está excluida de los servicios que precisa[47]. Ello puede deberse a razones generales como son la pobreza, el origen étnico o el género, o a una mala focalización de los recursos del sistema de salud. A veces no existen sistemas adecuados para proteger a las personas contra los gastos catastróficos o la explotación económica por obra de proveedores insensibles y sin escrúpulos. Otras posibles causas tienen que ver con la forma en que la gente, con razón o sin ella, concibe los servicios de salud: falta de confianza, temor a no recibir un buen trato o a ser discriminado, incertidumbre sobre el costo de la atención, o sospecha de que la atención será inabordable o tendrá efectos catastróficos en sus finanzas. Los servicios pueden ser además intempestivos, poco eficaces, escasamente sensibles a las necesidades o francamente discriminatorios, y dispensar a los pacientes más pobres un tratamiento de calidad inferior[48,49,21]. Debido a todo ello los resultados sanitarios varían considerablemente según la clase social, incluso en los sistemas de asistencia sanitaria bien regulados y financiados.

Al abordar estas modalidades de exclusión dentro del sector de la atención sanitaria, el punto de partida consiste en crear o fortalecer redes de servicios de atención primaria accesibles y de calidad, financiadas mediante sistemas de prepago mancomunado o recursos públicos. La cuestión fundamental no es si esas redes deben ampliarse contratando a proveedores comerciales o sin fines de lucro, o bien revitalizando unos servicios públicos disfuncionales. Lo esencial es asegurar que ofrezcan una atención de calidad aceptable. Una masa crítica de centros de atención primaria que ofrezcan un paquete básico de servicios gratuitos de calidad representa una alternativa importante a una atención comercial basada en la explotación y de calidad inferior a la norma. Por otra parte, la presión colectiva y la demanda de los consumidores pueden contribuir a crear un entorno que permita regular el sector comercial. Una participación más activa de las autoridades municipales en los sistemas de prepago y mancomunación de recursos para mejorar la oferta de una atención de calidad es probablemente una de las vías a seguir, especialmente cuando los ministerios de salud tienen un presupuesto limitado y han de extender también los servicios a zonas rurales subatendidas.

Intervenciones focalizadas como complemento de los mecanismos de cobertura universal

Desafortunadamente el aumento de la renta nacional media, una oferta creciente de proveedores de servicios de salud y la aceleración de los progresos hacia la cobertura universal no bastan para eliminar las inequidades en salud. Las diferencias en la prestación de servicios de salud debidas a los determinantes sociales de los distintos grupos de población persisten en los países de renta alta que cuentan con sistemas de servicios sociales y de atención sanitaria sólidos y universales, como Finlandia y Francia[11,50]. Las desigualdades sanitarias se dan no sólo entre los pobres y los que no lo son, sino en todo el gradiente socioeconómico. Hay circunstancias en las que otras formas de exclusión constituyen un problema de primera magnitud; es el caso de la exclusión de los adolescentes, los grupos étnicos, los consumidores de drogas y las personas afectadas por enfermedades estigmatizadoras[51]. En Australia, el Canadá y Nueva Zelandia, por ejemplo, las diferencias en materia de equidad sanitaria entre las poblaciones aborígenes y las demás se han convertido en un problema político nacional[52,53,54]. En otros entornos merecen atención las desigualdades en el acceso a la atención de salud que sufren las mujeres[55]. En los Estados Unidos, por ejemplo, las disminuciones de la esperanza de vida femenina, de hasta cinco años, observadas en más de mil condados llevan a pensar en diferencias de exposición y en agrupamientos de los riesgos para la salud, aun cuando la economía del país y el sector de la salud siguen creciendo[56]. En esas sociedades las oportunidades de salud y los servicios, por diversas razones, no logran llegar, o llegan de manera insuficiente, a ciertos grupos que siguen presentando resultados sanitarios sistemáticamente inferiores a los de los grupos más favorecidos.

En consecuencia, es necesario integrar la cobertura universal en sistemas de protección social más amplios y complementarla con formas específicas de extensión diseñadas especialmente para las personas vulnerables y los grupos excluidos[57]. A menudo las redes de atención de salud ya arraigadas no hacen lo posible para garantizar que todos los integrantes de su población destinataria tengan acceso a la gama de prestaciones sanitarias que necesitan, ya que para ello se requieren intervenciones adicionales, como visitas a domicilio, servicios de promoción, lenguaje especializado y facilitación cultural, consultas de tarde, etc. Lo que sí pueden hacer, sin embargo, es mitigar las consecuencias de la estratificación social y las desigualdades en la utilización de los servicios[58], así como dar la oportunidad de crear paquetes de apoyo integral para fomentar la inclusión social de las poblaciones tradicionalmente marginadas en colaboración con otros sectores gubernamentales y con las comunidades afectadas. Un ejemplo de ello es el programa Chile Solidario, un modelo de extensión para las familias aquejadas de pobreza a largo plazo (recuadro 2.5)[59]. Una medida focalizada puede consistir en conceder subsidios a las personas – no a los servicios – para que utilicen servicios de salud concretos, por ejemplo mediante vales[60,61] para atención materna, como en la India y el Yemen, para mosquiteros, como en la República Unida de Tanzanía[62,63], para el uso de anticonceptivos por los adolescentes[64] o para que las personas mayores que carecen de seguro, como en los Estados Unidos, tengan acceso a la atención[65]. Las transferencias monetarias condicionadas, en las que el beneficiario tiene no sólo la posibilidad, sino la obligación de utilizar los servicios, es otro modelo introducido en varios países de América Latina. Una revisión sistemática de seis programas de ese tipo realizada recientemente parece indicar que esas transferencias monetarias condicionadas pueden ser eficaces para ampliar la utilización de los servicios preventivos y mejorar los resultados antropométricos y nutricionales, y en ocasiones mejoran el estado de salud[66]. Sin embargo, no está tan claro su efecto global en esa última variable, ni tampoco su ventaja comparativa respecto al mantenimiento de los ingresos tradicional e incondicional, a través de prestaciones universales, el seguro social o, menos eficaz, la asistencia social condicionada al nivel de recursos.

Las medidas focalizadas no suplen el proceso que a largo plazo conduce a la cobertura universal. Pueden ser complementos útiles y necesarios, pero sin la institucionalización simultánea de los modelos de financiación y sin estructuras sistémicas de apoyo a la cobertura universal es difícil

---

Recuadro 2.5 La protección social como objetivo en Chile[59]

El programa chileno de protección social conocido como Chile Solidario, establecido por ley, consta de tres componentes principales destinados a mejorar las condiciones de las personas que viven en situación de pobreza extrema: apoyo psicosocial directo, apoyo financiero y acceso prioritario a los programas sociales. En el componente de apoyo directo psicosocial participan las familias aquejadas de pobreza extrema, identificadas con arreglo a criterios previamente definidos, a quienes se invita a concertar un acuerdo con un trabajador social designado. Éste les presta asistencia para reforzar las capacidades individuales y familiares que les sirven para fortalecer sus vínculos con las redes sociales y tener acceso a las prestaciones sociales a que tienen derecho. Además del apoyo psicosocial, también se les brinda apoyo financiero en forma de transferencias de efectivo y pensiones, así como subsidios para sacar adelante a la familia y sufragar los gastos de agua y saneamiento. Por último, el programa de protección social también ofrece acceso preferente a los programas de enseñanza preescolar, cursos de alfabetización de adultos, programas de empleo y visitas de salud preventiva para mujeres y niños.

Este programa de protección social complementa una iniciativa multisectorial centrada en todos los niños de hasta 18 años (Chile Crece Contigo). Su objetivo es promover el desarrollo de la primera infancia mediante programas de educación preescolar, controles de salud preventiva, mejoras de las bajas parentales y mayores prestaciones por hijos a cargo. También incluye la mejora del acceso a los servicios de guardería y medidas para hacer valer el derecho de las madres trabajadoras a amamantar a sus bebés, a fin de estimular la inserción de la mujer en el mercado laboral.

que los enfoques especiales consigan corregir las desigualdades generadas por la estratificación socioeconómica y la exclusión. Esto cobra más importancia si consideramos que la evaluación sistemática de los métodos de focalización de las prestaciones en los excluidos no es frecuente y se ve ensombrecida por el escaso número de experiencias documentadas y por la presentación sesgada de informes sobre las actividades piloto que han tenido éxito[67]. Si hay algo que pueda afirmarse hoy taxativamente es que las estrategias para llegar a los excluidos tendrán que ser múltiples y contextualizadas, y que ninguna medida aislada de focalización bastará para corregir las desigualdades sanitarias de manera eficaz, especialmente si no hay una política de cobertura universal.

Movilización en favor de la equidad sanitaria

Los sistemas de salud presentan siempre inequidades. Un mayor número de servicios y de mejor calidad gravitan en torno a las personas acomodadas, que los necesitan menos que la población pobre y marginada[8]. Las reformas en pro de la cobertura universal necesarias para avanzar hacia una mayor equidad requieren el compromiso permanente de las más altas instancias políticas de la sociedad. Hay dos mecanismos que revisten especial importancia para acelerar la adopción de medidas sobre la equidad sanitaria y mantener ese impulso a lo largo del tiempo. El primero consiste en aumentar la visibilidad de las inequidades en salud en la conciencia del público y los debates sobre las políticas: la historia de los progresos de la salud de las poblaciones está íntimamente ligada a la medición de las desigualdades en salud. En la observación de la sobremortalidad entre la clase obrera se cimentaron las reformas del «Gran Despertar Sanitario» promulgadas por la Comisión Legislativa para los Pobres del Reino Unido en la década de 1830[68]. El segundo mecanismo es la creación de un espacio para la participación de la sociedad civil en la determinación de las reformas de la APS destinadas a promover la equidad sanitaria: la historia de los progresos en la cobertura universal está íntimamente asociada a la de los movimientos sociales.

Dar más relevancia a las inequidades en salud

Con el optimismo económico de los decenios de 1960 y 1970 (y la expansión del seguro social en los países industrializados), la pobreza dejó de ser una cuestión prioritaria para muchos planificadores de políticas. Tuvo que celebrarse la Conferencia de Alma-Ata para que la cuestión de la equidad volviera a la agenda política. La falta de medición y vigilancia sistemáticas para traducir esa agenda en desafíos concretos ha sido durante mucho tiempo un importante obstáculo para hacer progresar la agenda de la APS. En los últimos años se han estudiado con mayor detenimiento, las desigualdades sanitarias relacionadas con los ingresos y con otros factores. La introducción de índices de riqueza combinados ha permitido volver a analizar las encuestas demográficas y de salud desde la perspectiva de la equidad[69]. De ese modo se ha generado un gran acervo de pruebas documentales sobre los diferenciales socioeconómicos en los resultados sanitarios y el acceso a la atención. Fue necesaria esa aceleración en la medición de la pobreza y las desigualdades, sobre todo a partir de mediados del decenio de 1990, para que la pobreza primero, y luego, más en general, el problema de la persistencia de las desigualdades, ocuparan un lugar central en el debate sobre las políticas sanitarias.

La medición de las inequidades sanitarias es fundamental para abordar algunos malentendidos comunes que tienen gran influencia en los debates sobre las políticas de salud[70,71].

- Las simples medias poblacionales son suficientes para evaluar los avances. No lo son.
- Los sistemas de salud concebidos para alcanzar el acceso universal son equitativos. Es una condición necesaria, pero no suficiente.
- En los países pobres, toda la población es pobre y enfermiza por igual. Todas las sociedades están estratificadas.
- Las diferencias entre distintos países suscitan mayor preocupación. Lo que más le importa a la gente son las desigualdades dentro de los países.
- Las reformas bienintencionadas para mejorar la eficiencia beneficiarán tarde o temprano a todo el mundo. A menudo tienen consecuencias negativas inesperadas en la equidad.

La medición reviste importancia por varias razones[2].

- Es importante entender el alcance y la naturaleza de las desigualdades sanitarias y de la exclusión en una sociedad determinada para poder compartir esa información y traducirla en objetivos de cambio.
- Es igualmente importante, por las mismas razones, identificar y comprender los determinantes de la desigualdad sanitaria, no sólo en términos generales, sino también dentro de cada contexto nacional específico. Las autoridades sanitarias deben saber en qué medida las políticas sanitarias vigentes o previstas fomentan las desigualdades, para poder corregirlas.
- Los progresos logrados gracias a las reformas concebidas para reducir las desigualdades sanitarias, es decir, los avances hacia la cobertura universal, tienen que ser objeto de seguimiento para poder orientar y corregir esas reformas a medida que se vayan aplicando.

Pese al compromiso a largo plazo demostrado por las instancias normativas para dar a la equidad sanitaria el valor que merece, la definición y medición de la misma sólo han sido posibles gracias a los avances más recientes de la ciencia de la salud pública. A menos que los sistemas de recopilación de información sanitaria recojan datos utilizando estratificadores sociales normalizados, como la situación socioeconómica, el género, el origen étnico y la zona geográfica, resulta difícil determinar y localizar las desigualdades y, si no se desvela su magnitud y naturaleza, es improbable que se aborden como es debido[72]. Los análisis, ahora ampliamente disponibles, de los datos de las encuestas demográficas y de salud por quintiles de riqueza han marcado una diferencia importante en la concienciación de las instancias normativas acerca de los problemas de equidad sanitaria en sus países. También hay ejemplos de cómo pueden fortalecerse las capacidades y habilidades nacionales para comprender y gestionar mejor los problemas de inequidad. Chile, por ejemplo, ha emprendido recientemente la integración de los sistemas de información sobre el sector sanitario con el fin de disponer de datos más completos sobre los determinantes y mejorar la capacidad de desglosar la información por grupos socioeconómicos. Indonesia ha añadido módulos acerca de la salud a las encuestas demográficas y sobre los gastos de hogares. El fortalecimiento de la capacidad, a través de sistemas de bases de datos administrativos, para vincular la salud y los datos socioeconómicos mediante identificadores únicos (el número de seguro nacional o los códigos geográficos utilizados en los censos) es esencial para analizar la estratificación socioeconómica y proporciona información que por lo general permanece inaccesible. Sin embargo, todo ello supone algo más que un mero desafío técnico. A fin de medir los progresos de los sistemas sanitarios hacia la equidad se necesita un proceso de deliberación explícita para determinar en qué consiste una distribución equitativa de la salud, utilizando como término de comparación las deficiencias y lagunas que puedan medirse[73]. Ese proceso se basa en el desarrollo de la colaboración institucional entre múltiples interesados para garantizar que la medición y la vigilancia se traduzcan en propuestas políticas concretas para mejorar la equidad y la solidaridad.

Más margen para la participación y el empoderamiento de la sociedad civil

Los conocimientos sobre las desigualdades sanitarias sólo pueden traducirse en propuestas políticas si existe una demanda social organizada. La demanda por parte de las comunidades que soportan la carga de las inequidades existentes y de otros grupos interesados de la sociedad civil es uno de los motores más potentes de las reformas en pos de la cobertura universal y de los esfuerzos por llegar a los marginados y excluidos.

En los últimos 30 años han aumentado enormemente las campañas populares para mejorar la salud y el bienestar de las poblaciones necesitadas, sobre todo en los países, pero también a nivel mundial. En la actualidad hay en todo el mundo miles de grupos, grandes y pequeños, de alcance local y mundial, que exigen la adopción de medidas para mejorar la salud, en particular entre los grupos sociales especialmente desfavorecidos y las personas aquejadas de determinados trastornos. Estos grupos, que en los días de Alma-Ata prácticamente no existían, constituyen una poderosa caja de resonancia de la acción colectiva. La movilización de grupos y comunidades para afrontar los problemas y desigualdades

Capítulo 2. Impulsar y mantener la cobertura universal

relacionadas con la salud que consideran que más los afectan es un complemento necesario del enfoque más tecnocrático y verticalista consistente en evaluar las desigualdades sociales y determinar las medidas prioritarias.

Muchos de esos colectivos se han convertido en grupos de presión capaces, por ejemplo, de obtener acceso al tratamiento del VIH/SIDA, abolir los honorarios cobrados a los usuarios o promover la cobertura universal. Sin embargo, esos logros no deben ocultar la contribución que la participación directa de las comunidades afectadas y las organizaciones de la sociedad civil puede suponer para la eliminación de las fuentes de exclusión dentro de los servicios locales de salud. Uno de los muchos ejemplos posibles es el «marco imparcial» aplicado en Costa Rica, que se ha utilizado con éxito para fomentar el diálogo, tanto con los miembros de las comunidades vulnerables como entre ellos, desvelando las prácticas locales de exclusión y los obstáculos al acceso, de los que los proveedores no se percatan fácilmente, e impulsando medidas para abordar las causas de la mala salud. Los resultados concretos, tales como la reorganización de un hospital de maternidad en torno a las necesidades y expectativas de la población, pueden trascender la dimensión local, como sucedió en Costa Rica cuando la reorganización local sirvió de modelo para una iniciativa de alcance nacional[74].

Sin embargo, no es poco lo que el propio sistema sanitario puede hacer para mitigar los efectos de las inequidades sociales y promover un acceso más justo a los servicios de salud a nivel local. La participación social en las intervenciones de salud se convierte en una realidad a nivel local y, a veces, es allí donde las actividades intersectoriales influyen más eficazmente en los factores materiales y sociales que conforman las perspectivas de salud de la gente, ampliando o reduciendo las brechas de equidad sanitaria. Un ejemplo de ello son las «zonas de intervención sanitaria» del

---

Recuadro 2.6 Políticas sociales en Gante (Bélgica): apoyo de las autoridades locales a la colaboración intersectorial entre las organizaciones de salud y de bienestar social[76]

En 2004 la administración regional de Flandes, en Bélgica, institucionalizó por decreto la participación directa de los interesados locales y los ciudadanos en la colaboración intersectorial en materia de derechos sociales. La medida se está aplicando hoy en los centros urbanos y pueblos de la región. En una de esas ciudades, Gante, unos 450 agentes locales de los sectores de la salud y el bienestar se han agrupado en 11 foros temáticos: ayuda jurídica, apoyo y seguridad de menores, servicios para jóvenes y adolescentes; atención infantil; minorías culturales étnicas; personas discapacitadas; ancianos, vivienda, trabajo y empleo; personas que viven con «ingresos críticos»; y salud.

Las autoridades locales facilitan y apoyan la colaboración de las diversas organizaciones y sectores, por ejemplo, a través de la recopilación y control de datos, la información y las comunicaciones, el acceso a los servicios y las intervenciones de fomento de la proactividad de los servicios. También se encargan de crear redes entre todos los sectores con miras a mejorar la coordinación. Captan las señales, los estrangulamientos y las propuestas y planes, y se encargan de canalizarlos, según proceda, a la provincia, región, estado federal o la Unión Europea para su traducción en decisiones políticas y leyes.

Un comité directivo rinde cuentas directamente al consejo municipal y consolida la labor de los 11 foros. El apoyo de la administración y un grupo de trabajo permanente son fundamentales para la sostenibilidad y la calidad del trabajo de los diferentes grupos. La participación de todos los interesados es especialmente destacada en el foro de salud: hospitales locales, médicos generalistas, servicios de atención primaria, farmacéuticos, servicios de salud mental, grupos de autoayuda, atención domiciliaria, organismos de promoción de la salud, instituciones académicas, atención psiquiátrica a domicilio y centros de salud comunitarios.

Esta compleja red de colaboradores está dando resultados. La coordinación intersectorial imprime eficiencia a las políticas sociales locales. De cara al periodo 2008-2013 se han determinado cuatro temas prioritarios mediante un proceso concebido desde la base: desarrollo sostenible de la vivienda, acceso a la atención de salud, reducción de los requisitos mínimos para obtener prestaciones sociales y optimización del crecimiento y el desarrollo. El plan de acción anual traduce en términos operativos esa política a través de proyectos de mejora en esferas como el acceso financiero a la atención de salud, el apoyo a la educación, la atención a las personas sin hogar y la atención infantil asequible y flexible. Entre las realizaciones concretas figura la creación de las «casas sociales» de Gante, una red de puntos de acceso a servicios, situados en los diferentes barrios de la ciudad, donde la prestación de atención primaria se centra en especial en los grupos de población más vulnerables. Las organizaciones participantes informan de que la creación de foros sectoriales, unida a la organización de relaciones de cooperación intersectorial, ha mejorado de forma significativa la manera de abordar los determinantes sociales de la salud en la ciudad.

Reino Unido, que eran entidades asociativas cuya misión consistía en mejorar el bienestar de los grupos desfavorecidos. Otro ejemplo es el trabajo realizado por el ayuntamiento de Barcelona, en España, donde un conjunto de intervenciones que incluían reformas de la atención primaria redundó en mejoras sanitarias para una serie de grupos desfavorecidos, lo que demuestra que las administraciones locales pueden contribuir a reducir las inequidades en salud[75].

Las intervenciones locales también pueden representar el punto de partida de cambios estructurales más amplios, si sirven para dar forma a las decisiones políticas y la legislación pertinentes (recuadro 2.6). A este respecto, los servicios locales de salud desempeñan un papel crucial ya que es ése el nivel en el que confluyen la cobertura universal y las reformas de la prestación de servicios. La atención primaria es la forma de organizar la prestación de atención sanitaria de modo que se oriente no sólo a mejorar la equidad sanitaria, sino también a satisfacer las otras necesidades y expectativas básicas de la población.

Referencias

1. Houston S. Matt Anderson's 1939 health plan: how effective and how economical? *Saskatchewan History*, 2005, 57:4-14
2. Xu K et al. Protecting households from catastrophic health spending, *Health Affairs*, 2007, 26:972-983.
3. A conceptual framework for action on the social determinants of health; discussion paper for the Commission on Social Determinants for Health. Geneva, World Health Organization, 2007 (http://www.who.int/social_determinants/resources/csdh_framework_action_05_07.pdf, consultado el 19 de julio de 2008)
4. Whitehead M, Dahlgren G. *Concepts and principles for tackling social inequities in health: levelling up part 1.* Copenhagen, World Health Organization Regional Office for Europe, 2006 (Studies on Social and Economic Determinants of Population Health No. 2; http://www.euro.who.int/document/e89383.pdf, consultado el 15 de julio de 2008).
5. Adler N, Stewart J. *Reaching for a healthier life. Facts on socioeconomic status and health in the US.* Chicago, JD and CT MacArthur Foundation Research Network on Socioeconomic Status and Health, 2007.
6. Dans A et al. Assessing equity in clinical practice guidelines. *Journal of Clinical Epidemiology*, 2007, 60:540-546.
7. Hart JT. The inverse care law. *Lancet*, 1971, 1:405-412.
8. Gwatkin DR, Bhuiya A, Victora CG. Making health systems more equitable. *Lancet*, 2004, 364:1273-1280.
9. Gilson L, McIntyre D. Post-apartheid challenges: household access and use of care. *International Journal of Health Services*, 2007, 37:673-691.
10. Hanratty B, Zhang T, Whitehead M. How close have universal health systems come to achieving equity in use of curative services? A systematic review. *International Journal of Health Services*, 2007, 37:89-109.
11. Mackenbach JP et al. Strategies to reduce socioeconomic inequalities in health. In: Mackenbach JP, Bakker M, eds. *Reducing inequalities in health: a European perspective.* London, Routledge, 2002.
12. *Report No. 20 (2006-2007): National strategy to reduce social inequalities in health. Paper presented to the Storting.* Oslo, Norwegian Ministry of Health and Care Services, 2007 (http://www.regjeringen.no/en/dep/hod/Documents/regpubl/stmeld/2006-2007/Report-No-20-2006-2007-to-the-Storting.html?id=466505, consultado el 19 de julio de 2008).
13. Diderichsen F, Hallqvist J. Social inequalities in health: some methodological considerations for the study of social position and social context. In: Arve-Parès B, ed. *Inequality in health – a Swedish perspective.* Stockholm, Swedish Council for Social Research, 1998.
14. International Labour Office, Deutsche Gesellschaft für Technische Zusammenarbeit (GTZ) Gmbh and World Health Organization. *Extending social protection in health: developing countries, experiences, lessons learnt and recommendations. International Conference on Social Health Insurance in Developing Countries, Berlin, 5-7 December 2005.* Eschborn, Deutsche Gesellschaft für Technische Zusammenarbeit (GTZ) Gmbh, 2007 (http://www2.gtz.de/dokumente/bib/07-0378.pdf, consultado el 19 de julio de 2008).
15. *Achieving universal health coverage: developing the health financing system.* Geneva, World Health Organization, Department of Health Systems Financing, 2005 (Technical Briefs for Policy Makers No. 1).
16. *Informe sobre la salud en el mundo 2000 – Mejorar el desempeño de los sistemas de salud.* Ginebra, Organización Mundial de la Salud, 2000.
17. Busse R, Schlette S, eds. *Focus on prevention, health and aging and health professions.* Gütersloh, Verlag Bertelsmann Stiftung, 2007 (Health Policy Developments 7/8).
18. Carrin G, Waelkens MP, Criel B. Community-based health insurance in developing countries: a study of its contribution to the performance of health financing systems. *Tropical Medicine and International Health*, 2005, 10:799-811.
19. Jacobs B et al. Bridging community-based health insurance and social protection for health care – a step in the direction of universal coverage? *Tropical Medicine and International Health*, 2008, 13:140-143.
20. *Reclaiming the resources for health. A regional analysis of equity in health in East and Southern Africa.* Kampala, Regional Network on Equity in Health in Southern Africa (EQUINET), 2007.
21. Gilson L. The lessons of user fee experience in Africa. *Health Policy and Planning*, 1997, 12:273-285.
22. Ke X et al. *The elimination of user fees in Uganda: impact on utilization and catastrophic health expenditures.* Geneva, World Health Organization, Department of Health System Financing, Evidence, Information and Policy Cluster, 2005 (Discussion Paper No. 4).
23. Hutton G. *Charting the path to the World Bank's «No blanket policy on user fees». A look over the past 25 years at the shifting support for user fees in health and education, and reflections on the future.* London, Department for International Development (DFID) Health Resource Systems Resource Centre, 2004 (http:www.dfidhealthrc.org/publications/health_sector_financing/04hut01.pdf, consultado el 19 de julio de 2008).
24. Tarimo E. *Essential health service packages: uses, abuse and future directions. Current concerns.* Geneva, World Health Organization, 1997 (ARA Paper No. 15; WHO/ARA/CC/97.7).
25. República de Chile. *Ley 19.966. Proyecto de ley: título I del régimen general de garantías en salud.* Santiago, Ministerio de Salud, 2008 (http://webhosting.redsalud.gov.cl/minsal/archivos/guiasges/leyauge.pdf, consultado el 19 de julio de 2008).
26. Moccero D. *Delivering cost-efficient public services in health care, education and housing in Chile.* Paris, Organisation for Economic Co-operation and Development, 2008 (Economics Department Working Papers No. 606).
27. Gwatkin DR et al. *Socio-economic differences in health, nutrition, and population within developing countries. An overview.* Washington DC, The World Bank, Human Development Network, Health, Population and Nutrition, and Population Family, 2007 (POPLINE Document Number: 324740).
28. Conway MD, Gupta S, Khajavi K. Addressing Africa's health workforce crisis. *The Mckinsey Quarterly*, November 2007.
29. Bossyns P, Van Lerberghe W. The weakest link: competence and prestige as constraints to referral by isolated nurses in rural Niger. *Human Resources for Health*, 2004, 2:1.
30. Maiga Z, Traoré Nafo F, El Abassi A. La Réforme du secteur santé au Mali, 1989-1996. *Studies in Health Services Organisation & Policy*, 1999, 12:1-132.
31. Abolhassani F. *Primary health care in the Islamic Republic of Iran.* Teheran, Teheran University of Medical Sciences, Health Network Development Centre (inédito).

32. Naghavi M. *Demographic and health surveys in Iran*, 2008 (comunicación personal).
33. Porignon D et al. How robust are district health systems? Coping with crisis and disasters in Rutshuru, Democratic Republic of Congo. *Tropical Medicine and International Health*, 1998, 3:559-565.
34. Gauden GI, Powis B, Tamplin SA. Healthy Islands in the Western Pacific – international settings development. *Health Promotion International*, 2000, 15:169-178.
35. *Informe sobre la salud en el mundo 2006 – Colaboremos por la salud.* Ginebra, Organización Mundial de la Salud, 2006.
36. Bossyns P et al. Unaffordable or cost-effective? Introducing an emergency referral system in rural Niger. *Tropical Medicine & International Health*, 2005, 10:879-887.
37. Tibandebage P, Mackintosh M. The market shaping of charges, trust and abuse: health care transactions in Tanzania. *Social Science and Medicine*, 2005,61:1385-1395.
38. Segall, M et al. *Health care seeking by the poor in transitional economies: the case of Vietnam*. Brighton, Institute of Development Studies, 2000 (IDS Research Reports No. 43).
39. Baru RV. *Private health care in India: social characteristics and trends.* New Delhi, Sage Publications, 1998.
40. Tu NTH, Huong NTL, Diep NB. *Globalisation and its effects on health care and occupational health in Viet Nam*. Geneva, United Nations Research Institute for Social Development, 2003 (http://www.unrisd.org, consultado el 19 de julio de 2008).
41. Narayana K. The role of the state in the privatisation and corporatisation of medical care in Andhra Pradesh, India. In: Sen K, ed. *Restructuring health services: changing contexts and comparative perspectives.* London and New Jersey, Zed Books, 2003.
42. Bennett S, McPake B, Mills A. The public/private mix debate in health care. In: Bennett S, McPake B, Mills A, eds. *Private health providers in developing countries. Serving the public interest?* London and New Jersey, Zed Books, 1997.
43. Ogunbekun I, Ogunbekun A, Orobaton N. Private health care in Nigeria: walking the tightrope. *Health Policy and Planning*, 1999, 14:174-181.
44. Mills A, Bennett S, Russell S. *The challenge of health sector reform: what must governments do?* Basingstoke, Palgrave Macmillan, 2001.
45. *The unbearable cost of illness: poverty, ill health and access to healthcare – evidence from Lindi Rural District, Tanzania*, London, Save the Children, 2001.
46. Ferrinho P, Bugalho AM, Van Lerberghe W. Is there a case for privatising reproductive health? Patchy evidence and much wishful thinking. *Studies in Health Services Organisation & Policy*, 2001, 17:343-370.
47. Pan American Health Organization and Swedish International Development Agency. *Exclusion in health in Latin America and the Caribbean*. Washington DC, PanAmerican Health Organization, 2003 (Extension of Social Protection in Health Series No. 1).
48. Jaffré Y, Olivier de Sardan J-P, eds . *Une médecine inhospitalière. Les difficiles relations entre soignants et soignés dans cinq capitales d'Afrique de l'Ouest*. Paris, Karthala, 2003.
49. Schellenberg JA et al. *Inequalities among the very poor: health care for children in rural southern Tanzania*. Ifakara, Ifakara Health Research and Development Centre, 2002.
50. Oliver A, ed. *Health care priority setting: implications for health inequalities. Proceedings from a meeting of the Health Equity Network*. London, The Nuffield Trust, 2003.
51. *Overcoming obstacles to health: report from the Robert Wood Johnson Foundation to the Commission to Build a Healthier America.* Princeton NJ, Robert Wood Johnson Foundation, 2008.
52. Franks A. *Self-determination background paper. Aboriginal health promotion project.* Lismore NSW, Northern Rivers Area Health Service, Division of Population Health, Health Promotion Unit, 2001 (http://www.ncahs.nsw.gov.au/docs/echidna/ABpaper.pdf, consultado el 19 de julio de 2008).
53. *Gathering strength – Canada's Aboriginal action plan: a progress report.* Ottawa, Ministry of Indian Affairs and Northern Development, 2000.
54. King A, Turia T. *He korowai orange – Maori Health Strategy.* Wellington, Ministry of Health of New Zealand, 2002.
55. Cecile MT et al. Gender perspectives and quality of care: towards appropriate and adequate health care for women. *Social Science & Medicine*, 1996, 43:707-720.
56. Murray C, Kulkarni S, Ezzati M. Eight Americas: new perspectives on U.S. health disparities. *American Journal of Preventive Medicine*, 2005, 29:4-10.
57. Paterson I, Judge K. Equality of access to healthcare. In: Mackenbach JP, Bakker M, eds. *Reducing inequalities in health: a European perspective*. London, Routledge, 2002.
58. Doblin L, Leake BD. Ambulatory health services provided to low-income and homeless adult patients in a major community health center. *Journal of General Internal Medicine,* 1996 11:156-162.
59. Frenz P. *Innovative practices for intersectoral action on health: a case study of four programs for social equity. Chilean case study prepared for the CSDH*. Santiago, Ministry of Health, Division of Health Planning, Social Determinants of Health Initiative, 2007.
60. Emanuel EJ, Fuchs VR. Health care vouchers – a proposal for universal coverage. *New England Journal of Medicine*, 2005, 352:1255-1260.
61. Morris S et al. Monetary incentives in primary health care and effects on use and coverage of preventive health care interventions in rural Honduras: cluster randomised trial. *Lancet*, 2004, 364:2030-2037.
62. Armstrong JRM et al. KINET: a social marketing programme of treated nets and net treatment for malaria control in Tanzania, with evaluation of child health and long-term survival. *Transactions of the Royal Society of Tropical Medicine and Hygiene*, 1999, 93:225-231.
63. Adiel K et al. Targeted subsidy for malaria control with treated nets using a discount voucher system in Tanzania. *Health Policy and Planning,* 2003, 18:163-171.
64. Kirby D, Waszak C, Ziegler J. Six school-based clinics: their reproductive health services and impact on sexual behavior. *Family Planning Perspectives*, 1991, 23:6-16.
65. Meng H et al. Effect of a consumer-directed voucher and a disease-management health-promotion nurse intervention on home care use. *The Gerontologist*, 2005, 45:167-176.
66. Lagarde M, Haines A, Palmer N. Conditional cash transfers for improving uptake of health interventions in low- and middle-income countries. A systematic review. *Journal of the American Medical Association*, 2007, 298:1900-1910.
67. Gwatkin DR, Wagstaff A, Yazbeck A, eds. *Reaching the poor with health, nutrition and population services. What works, what doesn't and why*. Washington DC, The World Bank, 2005.
68. Sretzer, S. The importance of social intervention in Britain's mortality decline, c.1850-1914: a reinterpretation of the role of public health. *Society for the Social History of Medicine*, 1988, 1:1-41.
69. Gwatkin DR. 10 best resources on … health equity. Health Policy and Planning, 2007, 22:348-351.
70. Burström B. Increasing inequalities in health care utilisation across income groups in Sweden during the 1990s? *Health Policy*, 2002, 62:117-129.
71. Whitehead M et al. As the health divide widens in Sweden and Britain, what's happening to access to care? *British Medical Journal*, 1997, 315:1006-1009.
72. Nolen LB et al. Strengthening health information systems to address health equity challenges, *Bulletin of the World Health Organization*, 2005, 83:597-603.
73. Whitehead M, Dahlgren G, Evans T. Equity and health sector reforms: can low-income countries escape the medical poverty trap. *Lancet*, 2001, 358:833-836.
74. Burke MA, Eichler M. The BIAS FREE framework: a practical tool for identifying and eliminating social biases in health research. Geneva, Global Forum for Health Research, 2006 (http://www.globalforumhealth.org/Site/002__What%20we%20do/005__Publications/010__BIAS%20FREE.php, consultado el 19 de julio de 2008).
75. Benach J, Borell C, Daponte A. Spain. In: Mackenbach JP, Bakker M, eds. Reducing inequalities in health: a European perspective. London, Routledge, 2002.
76. Balthazar T, Versnick G. *Lokaal sociaal beleidsplan, Gent. Strategisch meerjarenplan 2008-2013*. Gent, Lokaal Sociaal Beleid, 2008 (http://www.lokaalsociaalbeleidgent.be/documenten/publicaties%20LSB-Gent/LSB-plan%20Gent.pdf, consultado el 23 de julio de 2008).

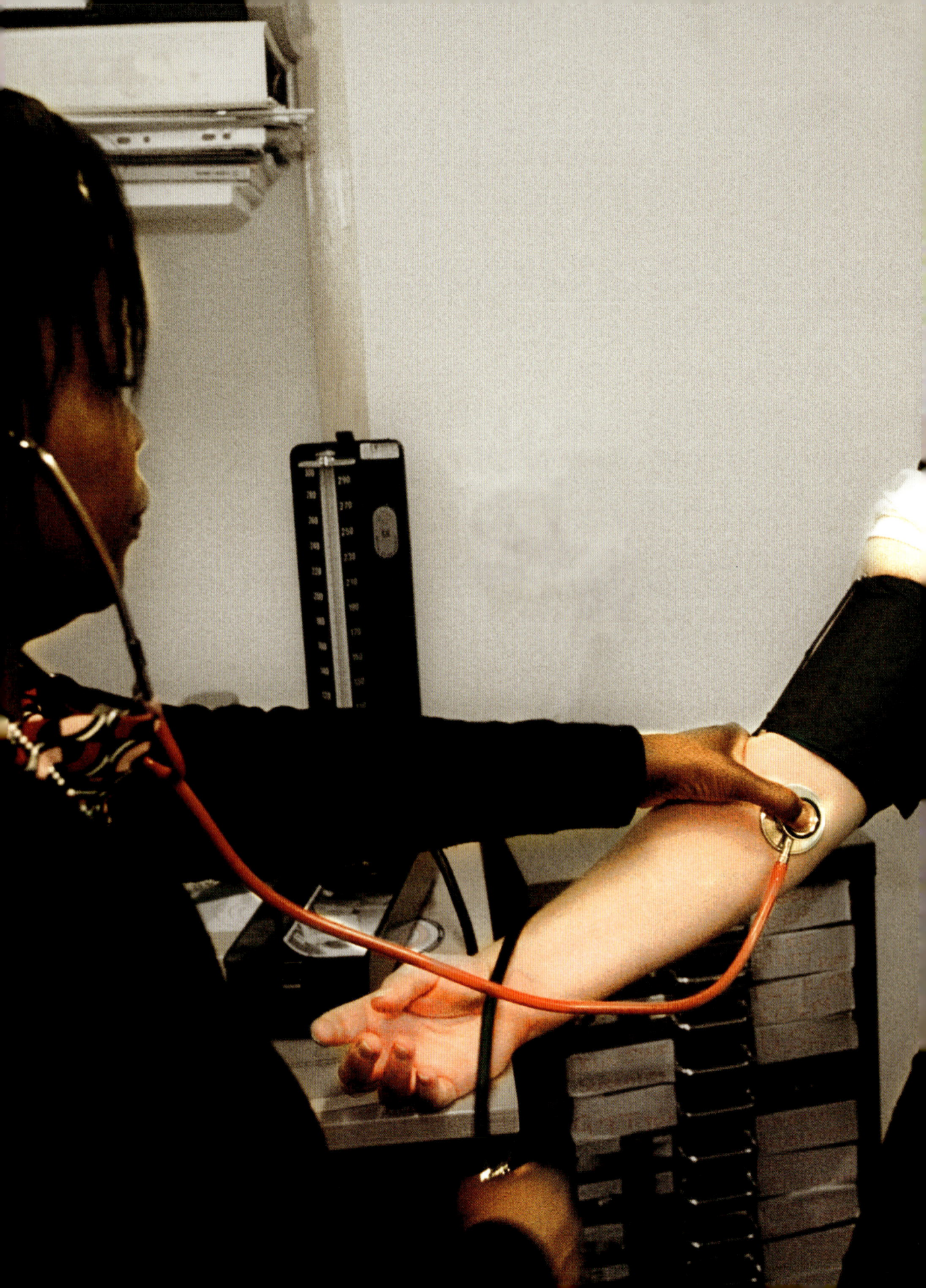

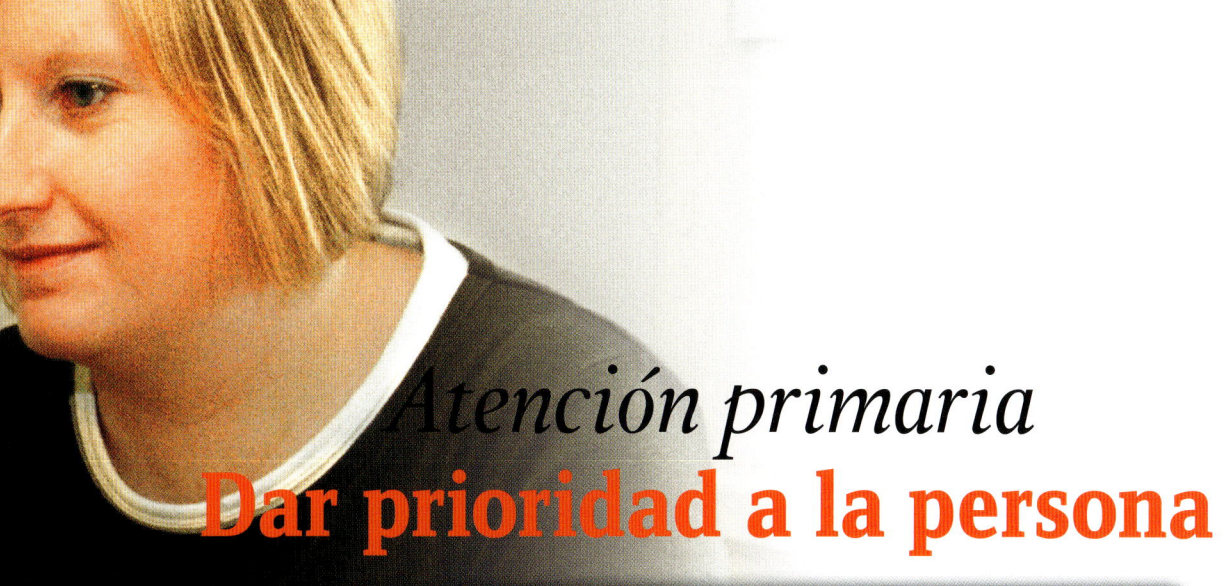

Atención primaria
Dar prioridad a la persona

En este capítulo se explica que la atención primaria combina de forma segura, eficaz y socialmente productiva la promoción y la prevención, los cuidados y la asistencia, uniéndolos en el punto de interacción entre la población y el sistema de salud. Lo que se precisa para lograr ese objetivo, en pocas palabras, es «dar prioridad a las personas»: tener en cuenta de manera equilibrada la salud y el bienestar, así como los valores y las capacidades, de la población y de los trabajadores sanitarios[1]. En primer lugar se describen las características de la atención de salud que, junto con la eficacia y la seguridad, son esenciales para conseguir mejorar los resultados sanitarios y sociales.

Capítulo 3

La buena atención gira en torno a la persona	44
Rasgos distintivos de la atención primaria	46
La organización de redes de atención primaria	55
Seguimiento de los progresos	60

Esas características son la centralidad de la persona, la integralidad y la integración, y la continuidad de la asistencia, con un punto de acceso sistemático al sistema sanitario para que los pacientes y quienes les atienden puedan entablar una relación duradera basada en la confianza. A continuación se describe todo lo que ello implica para la organización de la prestación de atención sanitaria: el cambio necesario de la atención especializada por otra de carácter ambulatorio y generalista que se responsabilice de una determinada población y sea capaz de coordinar el apoyo brindado por los hospitales, los servicios especializados y las organizaciones de la sociedad civil.

La buena atención gira en torno a la persona

La ciencia biomédica es y debe ser el núcleo de la medicina moderna. Sin embargo, como señaló William Osler, uno de sus fundadores, «es mucho más importante saber qué clase de paciente tiene una enfermedad que la clase de enfermedad que tiene un paciente»[2]. El insuficiente reconocimiento de la dimensión humana de la salud y de la necesidad de adaptar las intervenciones de los servicios de salud a las peculiaridades de cada comunidad y situación individual son fallos importantes de la atención de salud contemporánea que no sólo generan inequidad y resultados sociales mediocres, sino que también limitan el rendimiento en forma de resultados sanitarios que deberían arrojar las inversiones en salud.

Dar prioridad a las personas, que es el objetivo primordial de las reformas de la prestación de servicios, no es un principio trivial pues puede requerir desviaciones importantes – aunque a menudo sencillas – de la forma habitual de trabajar. La reorganización de un centro médico en Alaska, en los Estados Unidos, que gestionaba 45 000 contactos de pacientes cada año, demuestra hasta qué punto los efectos de esas reformas pueden ser profundos. El funcionamiento del centro no satisfacía demasiado ni al personal ni a sus clientes hasta que se decidió establecer una relación directa entre cada individuo y familia de la comunidad y un determinado miembro de la plantilla[3]. De ese modo el personal estuvo en condiciones de conocer la historia clínica de «sus» pacientes y comprender su situación personal y familiar. Las personas, por su parte, pudieron conocer a su proveedor de salud y confiar en él: ya no tenían que tratar con una institución, sino que acudían a su dispensador personal de atención. Así se aplacaron las reclamaciones que acusaban a los servicios de excesiva compartimentación y fragmentariedad[4]. Las visitas al servicio de urgencias se redujeron un 50% aproximadamente y las derivaciones a servicios de atención especializada un 30%; el tiempo de espera se redujo significativamente. Gracias a un menor número de visitas «de rebote» causadas por problemas de salud sin resolver, en la práctica la carga de trabajo se redujo y la satisfacción laboral del personal aumentó. Y, por encima de todo, las personas tuvieron la impresión de que se las escuchaba y respetaba – un aspecto clave de lo que la gente aprecia en la atención de salud[5,6]. Un sistema burocrático lento se transformó de ese modo en un sistema receptivo y orientado a las necesidades de los clientes, y controlado por ellos[4].

En unas circunstancias muy diferentes, los centros de salud de Ouallam, una comarca rural del Níger, pusieron en marcha una reorganización igual de sencilla en su forma de trabajar con el fin de dar prioridad a las personas. En lugar de las tradicionales consultas de atención curativa por la mañana y los dispensarios especializados por la tarde (para la vigilancia del crecimiento, la planificación familiar, etc.), se ofreció toda la gama de servicios durante todo el día, al tiempo que las enfermeras recibieron instrucciones para entablar un diálogo activo con sus pacientes. Ya

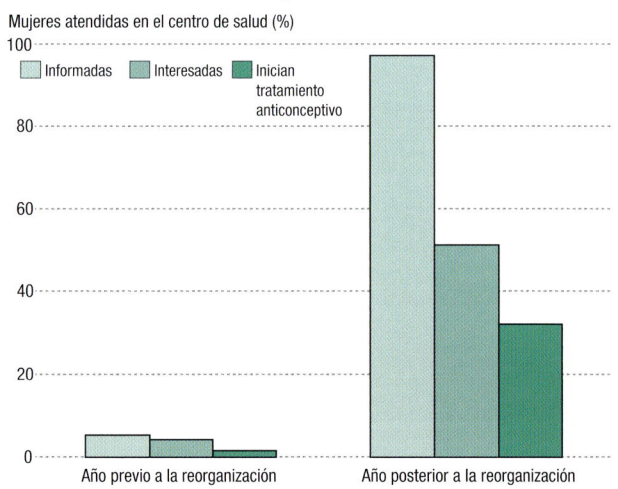

Figura 3.1 Efectos de la reorganización de los horarios de trabajo en la utilización de métodos anticonceptivos en centros de salud rurales en el Níger

Capítulo 3. Atención primaria: dar prioridad a la persona

no esperaban, por poner un ejemplo, a que fueran las mujeres quienes pidiesen anticonceptivos, sino que aprovechaban cada contacto para informarles sobre los distintos servicios disponibles. En el plazo de unos meses la escasa utilización de los servicios de planificación familiar, atribuida antes a obstáculos culturales, fue cosa del pasado (figura 3.1)[7].

La experiencia que tienen las personas de la atención que dispensa el sistema de salud está determinada principalmente por el trato que reciben cuando sufren un problema y buscan ayuda: por la capacidad de respuesta de la interfaz de personal sanitario entre la población y los servicios de salud. La gente valora una cierta libertad de elección del proveedor de salud porque prefieren a alguien confiable y que la atienda con prontitud y en un entorno adecuado, con respeto y confidencialidad[8].

La prestación de atención sanitaria puede ganar en eficacia si se logra que sea más atenta y cómoda, como sucedió en el distrito de Ouallam. Sin embargo, la atención primaria es algo más que abreviar el tiempo de espera, adaptar los horarios de apertura o conseguir que el personal sea más educado. Los agentes de salud han de atender a las personas a lo largo de toda su vida, como individuos y como miembros de una familia y una comunidad cuya salud debe protegerse y mejorarse[9], y no sólo como partes anatómicas con síntomas o trastornos que requieren tratamiento[10].

Las reformas de la prestación de servicios que propugna el movimiento en favor de la APS tienen por objeto situar a las personas en el centro de la atención sanitaria para conseguir que los servicios sean más eficaces, eficientes y equitativos. Los servicios de salud que aplican este principio comienzan por establecer una relación estrecha y directa entre los individuos y las comunidades y sus dispensadores de atención. De ese modo se dispone de una base para aplicar los principios de centralidad de la persona, continuidad, integralidad e integración, que constituyen las características distintivas de la atención primaria. El cuadro 3.1 resume las diferencias entre

Cuadro 3.1 Aspectos de la atención que distinguen la atención sanitaria convencional de la atención primaria centrada en la persona

Atención médica ambulatoria de carácter convencional en dispensarios o ambulatorios	Programas contra enfermedades	Atención primaria centrada en la persona
Focalización en la enfermedad y la curación	Focalización en las enfermedades prioritarias	Focalización en las necesidades de salud
Relación circunscrita al momento de la consulta	Relación circunscrita a la ejecución de los programas	Relación personal duradera
Atención curativa episódica	Intervenciones de lucha contra las enfermedades definidas por los programas	Atención integral, continua y centrada en la persona
Responsabilidad limitada a la prestación de asesoramiento eficaz y seguro al paciente en el momento de la consulta	Responsabilidad sobre los objetivos de lucha contra las enfermedades entre la población destinataria	Responsabilidad sobre la salud de todos los integrantes de la comunidad a lo largo del ciclo vital; responsabilidad de afrontar los determinantes de la mala salud
Los usuarios son consumidores de la atención que compran	Los grupos de población son los destinatarios de las intervenciones de lucha contra las enfermedades	Las personas son asociados en la gestión de su salud y la de su comunidad

la atención primaria y la atención prestada en entornos convencionales, como dispensarios o ambulatorios de hospitales, o a través de programas de lucha contra las enfermedades que determinan la configuración de muchos servicios de salud en entornos que disponen de recursos limitados. En la sección siguiente se examinan estos rasgos característicos de la atención primaria y se explica cómo contribuyen a mejorar los resultados sanitarios y sociales.

Rasgos distintivos de la atención primaria

La eficacia y la seguridad no son meras cuestiones técnicas

La atención de salud debe ser eficaz y segura. Los profesionales y la población a menudo sobrevaloran el funcionamiento de sus servicios de salud. La aparición de la medicina basada en la evidencia en los años ochenta ha contribuido a conferir a la adopción de decisiones sanitarias el poder y el rigor de los datos científicos[11], sin dejar de tener en cuenta los valores y preferencias del paciente[12]. Durante el último decenio se han llevado a cabo varios centenares de exámenes de la eficacia[13], que han propiciado una mejora de la información sobre las opciones de que disponen quienes se ocupan de la atención de salud cuando atienden a sus pacientes.

La medicina basada en la evidencia, sin embargo, no puede por sí sola garantizar que la atención de salud sea eficaz y segura. La creciente toma de conciencia sobre las muchas formas en que la atención puede verse comprometida está propiciando un aumento gradual de los niveles de calidad y seguridad (recuadro 3.1). Hasta el momento, sin embargo, esos esfuerzos se han concentrado excesivamente en la atención hospitalaria y especializada, sobre todo en los países de ingresos altos y medios, mientras que se ha prestado mucha menos atención a la eficacia y la seguridad de la atención ambulatoria generalista, ámbito donde se producen la mayoría de las interacciones entre las personas y los servicios de salud[14]. Se trata de una cuestión de particular importancia en los entornos de atención mercantilizada no regulada de muchos países en desarrollo, donde no suele haber una buena relación costo-calidad (recuadro 3.2)[15].

Los parámetros técnicos y de seguridad no son los únicos determinantes de los resultados sanitarios. La lamentablemente baja tasa de éxito en la prevención de la transmisión del VIH de la madre al niño observada en un estudio realizado en Côte d'Ivoire (figura 3.2) pone de manifiesto que hay otras características de la organización de la atención de salud igualmente fundamentales: disponer de los medicamentos adecuados no es suficiente. El trato que reciben las personas en los servicios también es de vital importancia. Las encuestas realizadas en Alemania, Australia, el Canadá, los Estados Unidos, Nueva Zelandia y el Reino Unido indican que un gran número

---

Recuadro 3.1 Hacia una ciencia y cultura de la mejora: evidencia para promover la seguridad del paciente y obtener mejores resultados

Los resultados de la atención de salud dependen del equilibrio alcanzado entre el valor añadido del tratamiento o intervención y los posibles perjuicios para el paciente[16]. Hasta hace poco se ha subestimado la magnitud de esos perjuicios. En los países industrializados, aproximadamente 1 de cada 10 pacientes sufre daños causados por eventos adversos que habrían podido evitarse durante el tratamiento[17]: sólo en los Estados Unidos esos eventos causan hasta 98 000 muertes cada año[18]. Contribuyen a ese estado de cosas múltiples factores[19], que van desde fallos sistémicos hasta problemas de competencia, pasando por la presión social sobre los pacientes para que se sometan a procedimientos arriesgados y el uso incorrecto de la tecnología[20]. Casi el 40% de las 16 000 millones de inyecciones que se suministran en todo el mundo cada año, por ejemplo, se efectúa con jeringas y agujas que se reutilizan sin haber sido esterilizadas[14], de modo que todos los años esas inyecciones provocan la muerte de 1,3 millones de personas y la pérdida de casi 26 millones de años de vida, principalmente a causa de la transmisión de la hepatitis B y C y del VIH[21].

Suscita especial preocupación la escasez de información sobre el alcance y los determinantes de la atención peligrosa en los países de ingresos bajos y medios. En una situación de atención mercantilizada y no regulada, controles de calidad deficientes y recursos sanitarios limitados, los usuarios de atención sanitaria en los países de ingresos bajos pueden estar mucho más expuestos al riesgo de daños no intencionados que los pacientes de los países de renta alta. La Alianza Mundial para la Seguridad del Paciente[22], entre otros, aboga por aumentar la seguridad de los pacientes mediante intervenciones sistémicas y cambios de la cultura organizacional, en lugar de recurrir a la denuncia de determinados médicos o administradores de la atención de salud[23].

de pacientes perciben riesgos para la seguridad, escasa coordinación de la atención y deficiencias en la atención prestada a personas con afecciones crónicas[25]. La comunicación es a menudo insuficiente, y la información sobre las pautas de tratamiento, nula. Casi uno de cada dos pacientes considera que los médicos nunca o rara vez le pidieron su opinión sobre el tratamiento. Cabe la posibilidad de que los pacientes consulten a diferentes proveedores por afecciones relacionadas, a veces la misma, lo que provoca, debido a la falta de coordinación entre los proveedores, duplicaciones y contradicciones[25]. Esta situación es parecida a la observada en otros países, como Etiopía[26], el Pakistán[27] y Zimbabwe[28].

En los últimos años, sin embargo, se han hecho progresos. En los países de renta alta, la lucha contra las enfermedades crónicas, los problemas de salud mental, la multimorbilidad y la dimensión social de las enfermedades han destacado la necesidad de aplicar enfoques más integrales y centrados en la persona y de garantizar la continuidad de la atención. Esto se ha debido a la presión no sólo de los usuarios, sino también de los profesionales, que han reparado en la importancia decisiva de esos aspectos para atender mejor a sus pacientes. Muchos profesionales sanitarios han comenzado a darse cuenta de las desventajas de los enfoques clínicos demasiado circunscritos, por ejemplo en el caso de las enfermedades cardiovasculares, y ello ha tenido como resultado positivo el desdibujamiento de las fronteras tradicionales entre la atención curativa, la medicina preventiva y la promoción de la salud.

En los países de ingresos bajos se aprecia la misma evolución. En los últimos años muchos de los programas contra enfermedades infecciosas prioritarias han dedicado gran atención a la integralidad, la continuidad y la centralidad de la persona. A menudo los servicios de salud maternoinfantil han encabezado esos intentos, organizando una atención continua y aplicando un enfoque integral. Este proceso se ha consolidado mediante la iniciativa conjunta UNICEF/OMS de Atención Integrada a las Enfermedades Prevalentes de la Infancia[30]. La experiencia adquirida con iniciativas como el Programa Ampliado de Inmunización de la OMS ha puesto a los profesionales de salud de muchos países en desarrollo un paso por delante en comparación con sus colegas de los países de renta alta, al hacerlos más conscientes de que son responsables no sólo de los pacientes, sino también de la cobertura de la población. Más recientemente, los programas contra el VIH/SIDA han llevado a los proveedores y los planificadores de políticas a percatarse de

Recuadro 3.2 Cuando la demanda inducida por el proveedor y motivada por el consumidor determinan el consejo médico: un ejemplo de atención ambulatoria en la India

«La Sra. S es una paciente normal y corriente que vive en la ciudad de Delhi. En un radio de 15 minutos a pie de su casa hay más de 70 proveedores privados de atención médica (como prácticamente sucede con cualquier hogar de su ciudad). La Sra. S elige el consultorio privado donde atienden a los pacientes el Dr. SM y su esposa. En la entrada hay un letrero bien visible que dice "Sra. MM, Medalla de Oro, MBBS", lo que da a entender que la clínica cuenta con un doctor en medicina muy competente ("MBBS", doctor en medicina y cirugía, es el grado básico de un médico, al igual que en el sistema *British 2*). Resulta que, en realidad, la Sra. MM rara vez aparece por el consultorio. Nos dijeron que a veces iba a las 4 de la madrugada para evitar las largas filas que se forman cuando la gente sabe que va a estar allí. Más adelante descubrimos que había dado su nombre "en franquicia" a varios consultorios. De manera que la Sra. S es atendida por el Dr. SM y su esposa, que recibieron formación en medicina ayurvédica tradicional mediante un curso de educación a distancia de seis meses de duración. El médico y su esposa se sientan ante una pequeña mesa flanqueada en un lado por un gran número de frascos llenos de comprimidos, y en el otro por un banco en el que se sientan los pacientes formando una cola que llega hasta la calle. La Sra. S está sentada en un extremo de ese banco. El Dr. SM y su esposa son los dispensadores de salud más populares de todo el barrio: cada día atienden a más de 200 pacientes. Por término medio, el médico pasa 3,5 minutos con cada paciente, le hace 3,2 preguntas y realiza 2,5 exploraciones. Tras el diagnóstico, el médico toma dos o tres comprimidos diferentes, los machaca con mortero y almirez y prepara con papel pequeños envoltorios del polvo resultante. Se lo da a la Sra. S y le pide que los tome durante dos o tres días. Entre esos medicamentos suele haber un antibiótico y un analgésico y antiinflamatorio. El Dr. SM nos dice que debe afrontar cada día expectativas poco realistas de los pacientes, tanto por su elevado número como por el hecho de que le piden tratamientos que incluso él sabe que son inadecuados. El Dr. SM y su esposa parecen muy motivados para prestar atención a sus pacientes e incluso con una sala de consultas tan concurrida pasan más tiempo con ellos que el que les dedicaría un médico del sector público. Sin embargo, no se limitan a aplicar sus conocimientos […] y, en cambio, dispensan tratamientos como esos comprimidos triturados en un envoltorio de papel, lo que se traducirá en un mayor número de pacientes dispuestos a pagar más por sus servicios.[24]»

la importancia del asesoramiento, la continuidad asistencial, la complementariedad de la prevención, el tratamiento y la atención paliativa y, algo fundamental, del valor de la empatía y de saber escuchar a los pacientes.

Entender a la gente: la atención centrada en la persona

Cuando la gente cae enferma se preocupa mucho menos de aspectos de la gestión como la productividad, los objetivos sanitarios, la costoeficacia y la organización racional que de su propia situación. Cada individuo experimenta y afronta los problemas de salud a su manera en el marco de las circunstancias particulares de su vida[31]. Los agentes de salud deben ser capaces de desenvolverse en esa diversidad. No obstante, para quienes trabajan en los puntos de contacto entre la población y los servicios de salud el reto es mucho más complicado que para un servicio de derivación especializado: manejar una enfermedad bien definida es un problema técnico relativamente sencillo. Manejar los problemas de salud, en cambio, es más complicado porque hay que entender a la gente de manera holística: sus problemas físicos, emocionales y sociales, su pasado y su futuro, y las realidades del mundo en que viven. Sin una perspectiva global de la persona, atenta al contexto familiar y comunitario, se pierden de vista aspectos importantes de la salud que a

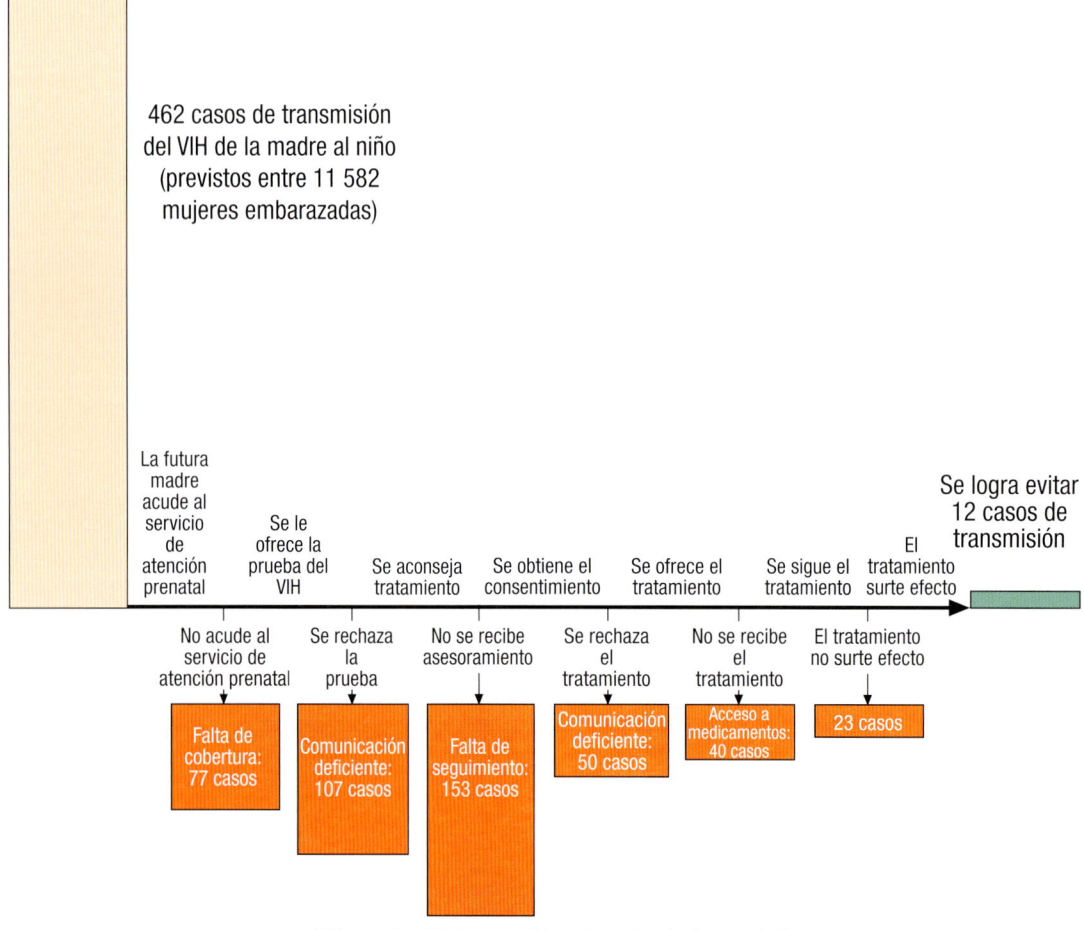

Figura 3.2 Oportunidades perdidas de prevención de la transmisión del VIH de la madre al niño en Côte d'Ivoire[29]: en la práctica sólo se consigue evitar una proporción ínfima de los casos de transmisión previsibles

Capítulo 3. Atención primaria: dar prioridad a la persona

primera vista no encajan en las distintas categorías de enfermedad. La violencia de pareja contra la mujer (recuadro 3.3), por ejemplo, puede ser detectada, evitada o mitigada por unos servicios de salud suficientemente próximos a las comunidades atendidas y por agentes de salud que conozcan a las personas en su comunidad.

La gente desea que el trabajador sanitario comprenda su caso, que entienda su sufrimiento y los problemas que afrontan. Lamentablemente muchos proveedores descuidan este aspecto de la relación terapéutica, sobre todo cuando atienden a grupos desfavorecidos. En muchos servicios de salud la capacidad de respuesta y la centralidad de la persona se consideran sólo bienes de lujo para unos pocos elegidos.

En los últimos 30 años, numerosos datos científicos han demostrado que la centralidad de la persona no sólo es importante para aliviar la ansiedad del paciente o mejorar el grado de satisfacción laboral del proveedor[50]. La respuesta a un problema de salud será en general más eficaz si el proveedor entiende sus distintas dimensiones[51]. Para empezar, simplemente preguntando a los pacientes cómo sobrellevan la enfermedad, cómo afecta a sus vidas, sin limitarse sólo a la dolencia, se produce un aumento cuantificable de la confianza y la observancia[52] que permite que paciente y proveedor hallen un terreno común para el tratamiento clínico y facilita la integración de la prevención y la promoción de la salud en la respuesta terapéutica[50,51]. De este modo, la centralidad de la persona se convierte en el

---

Recuadro 3.3 Respuesta de la atención de salud a la violencia de pareja contra las mujeres

La violencia del compañero íntimo tiene numerosas consecuencias bien documentadas en la salud de la mujer (y de los hijos), tales como lesiones, dolor crónico, embarazos involuntarios y no deseados, complicaciones del embarazo, infecciones de transmisión sexual y una amplia variedad de problemas de salud mental[32,33,34,35,36,37]. Las mujeres víctimas de violencia son usuarias asiduas de los servicios de salud[38,39].

Los trabajadores sanitarios están por tanto bien situados para detectar y dispensar atención a las víctimas de violencia, por ejemplo derivándolas para que reciban apoyo psicosocial, jurídico y de otro tipo. Con sus intervenciones pueden reducir el impacto de la violencia en la salud y el bienestar de la mujer y de sus hijos, así como ayudar a evitar nuevas manifestaciones de violencia.

Las investigaciones muestran que la mayoría de las mujeres consideran que los médicos deberían preguntarles si sufren violencia[40]. Aunque no esperan que lleguen a resolver su problema, les gustaría que se las escuchara y tratara sin sentirse criticadas y obtener así el apoyo que necesitan para tomar decisiones. Sin embargo, a los dispensadores de salud a menudo les resulta difícil hacer ese tipo de preguntas. Carecen del tiempo, la formación y la competencia necesarios para hacerlo adecuadamente y prefieren no verse implicados en acciones judiciales.

Sigue habiendo controversia respecto al método que deberían utilizar los proveedores de salud para responder con la máxima eficacia a la violencia[41]. En general se les aconseja que pregunten a todas las mujeres acerca de posibles abusos por parte de su compañero íntimo como una parte rutinaria de cualquier evaluación de su salud, a modo de «cribado» sistemático[42]. Según varios análisis, esta técnica ha permitido aumentar la tasa de identificación de las mujeres víctimas de violencia en los dispensarios de atención prenatal y de atención primaria, pero no está claro que se aplicara de forma constante[40] o fuera eficaz en cuanto a sus resultados sanitarios[43]. Entre las mujeres que han residido en casas de acogida, hay pruebas de que las que recibieron un servicio específico de asesoramiento y promoción informaron de una menor tasa de reincidencia y una mejor calidad de vida[44]. Del mismo modo, entre las mujeres que habían sufrido violencia durante el embarazo, las que recibieron «consejo de empoderamiento» informaron de un funcionamiento mejor y de menos abusos físicos no graves y psicológicos, y obtuvieron puntuaciones más bajas en lo relativo a la depresión puerperal[45].

Aunque todavía no hay consenso sobre la estrategia más eficaz, se impone la idea de que los servicios de salud deben intentar identificar y apoyar a las mujeres que sufren violencia[46], y de que los proveedores de salud deben recibir una buena formación al respecto, pues ello es fundamental para fomentar su capacidad y competencias. Los dispensadores de salud deberían, como mínimo, estar informados sobre la violencia contra la mujer, su prevalencia e impacto en la salud, las circunstancias sospechosas y la mejor manera de intervenir. Evidentemente, todo esto tiene implicaciones prácticas; por ejemplo, en caso de agresión sexual, el personal debe ser capaz de dispensar el tratamiento y la atención necesarios, como anticonceptivos de emergencia y profilaxis para las infecciones de transmisión sexual, incluido el VIH si procede, así como de prestar apoyo psicosocial. Hay también otros aspectos a tener en cuenta: los trabajadores sanitarios han de saber cómo documentar cualquier lesión lo más completa y cuidadosamente posible[47,48,49] y cómo trabajar con la comunidad – en particular con los hombres y los niños – para cambiar las actitudes y las prácticas relacionadas con la desigualdad y la violencia de género.

Cuadro 3.2 Centralidad de la persona: evidencia de su contribución a la calidad de la atención y al logro de mejores resultados

Mejora de la intensidad del tratamiento y la calidad de la vida – Ferrer (2005)[54]
Mayor comprensión de los aspectos psicológicos de los problemas de los pacientes – Gulbrandsen (1997)[55]
Mayor satisfacción en cuanto a la comunicación – Jaturapatporn (2007)[56]
Mejora de la confianza del paciente al tratar problemas delicados – Kovess-Masféty (2007)[57]
Aumento de la confianza y de la observancia del tratamiento – Fiscella (2004)[52]
Mejor integración de la atención preventiva y promocional – Mead (1982)[50]

«método clínico de democracia participativa»[53], mejorando de manera cuantificable la calidad de la atención, la eficacia del tratamiento y la calidad de vida de quienes se benefician de ese tipo de atención (cuadro 3.2).

En la práctica, los médicos rara vez abordan las inquietudes, las creencias y los conocimientos de sus pacientes acerca de la enfermedad, y pocas veces comparten con ellos las opciones disponibles para manejar el problema[58]. Se limitan a simples prescripciones técnicas, haciendo caso omiso de dimensiones humanas complejas y decisivas para que la atención sea idónea y eficaz[59].

Sucede así que con demasiada frecuencia el asesoramiento técnico sobre el modo de vida, el plan de tratamiento o la derivación no sólo ignora las limitaciones del entorno en que vive la gente, sino también sus posibilidades de autoayuda para hacer frente a una gran variedad de problemas de salud, desde la diarrea[60] al tratamiento de la diabetes[61]. Sin embargo, ni la enfermera de un centro de salud rural en el Níger ni un médico general en Bélgica pueden, por ejemplo, derivar a un paciente al hospital sin negociar antes[62,63], esto es, sin tener en cuenta, además de los criterios médicos, los valores del paciente y de la familia, su modo de vida y su manera de enfocarla[64].

Pocos proveedores de servicios de salud han recibido capacitación para dispensar una atención centrada en la persona. La falta de una preparación adecuada se ve agravada por los conflictos interculturales, la estratificación social, la discriminación y la estigmatización[63]. Como consecuencia de ello, no se explotan al máximo ni

Recuadro 3.4 Empoderamiento de los usuarios para que contribuyan a mejorar su propia salud

Es posible empoderar a las familias para que tomen decisiones importantes para su salud. Los preparativos para el parto y para un posible parto prematuro[66], por ejemplo, se basan en un examen conjunto entre la futura madre y el personal de salud – mucho antes del nacimiento – sobre las expectativas de aquélla en torno al alumbramiento. Algunos de los temas examinados son dónde tendrá lugar el nacimiento y cómo se organizará el apoyo para el cuidado del hogar y de los otros niños mientras la mujer da a luz. Las medidas consideradas pueden abarcar la planificación de los gastos, las disposiciones sobre el transporte y el material sanitario y la identificación de un donante de sangre compatible en caso de hemorragia. Estos planes para el parto se están implementando en países tan diferentes como Egipto, Guatemala, Indonesia, los Países Bajos y la República Unida de Tanzanía, y demuestran que la gente puede participar en las decisiones sobre su salud de manera tal que aumente su grado de empoderamiento[67]. Las estrategias de empoderamiento pueden mejorar los resultados sanitarios y sociales por diversos medios; la condición para que tengan éxito es que estén integradas en los contextos locales y basadas en una relación sólida y directa entre las personas y sus agentes de salud[68]. Esas estrategias pueden estar relacionadas con varias esferas, como las que se indican a continuación:

- el desarrollo de la capacidad de las familias para mantenerse sanas, tomar decisiones saludables y reaccionar ante las situaciones de emergencia: organización de autoayuda para diabéticos en Francia[69]; empoderamiento familiar y programas de capacitación parental en Sudáfrica[70]; planes negociados de tratamiento para una maternidad sin riesgos en la República Unida de Tanzanía[71]; y programa de envejecimiento activo en México[72];
- el aumento de la sensibilización ciudadana sobre los derechos, las necesidades y los posibles problemas: información sobre los derechos en Chile[73] y Declaración de los Derechos de los Pacientes en Tailandia[74];
- el fortalecimiento de los vínculos para fomentar el apoyo social en las comunidades y con el sistema sanitario: apoyo y asesoramiento a los cuidadores familiares que se ocupan de casos de demencia en los países en desarrollo[75]; programas de crédito rural y sus efectos en el comportamiento de búsqueda de atención en Bangladesh[76]; e iniciativas de promoción del entorno vecinal en el Líbano[77].

Capítulo 3. Atención primaria: dar prioridad a la persona

las muchas posibilidades que tienen las personas para cuidar su propia salud mediante el modo de vida, el comportamiento y la autoasistencia, ni la posibilidad de optimizar el asesoramiento profesional en función de sus circunstancias vitales. Aunque a menudo se desaprovechan, abundan las oportunidades de empoderar a las personas para que participen en las decisiones relativas a su salud y la de sus familias (recuadro 3.4). Esas oportunidades requieren proveedores de salud que sepan relacionarse con la gente y ayudarla a tomar decisiones informadas. Los sistemas de pago y los incentivos aplicados actualmente en la atención de salud comunitaria dificultan a menudo ese tipo de diálogo[65]. Los conflictos de intereses entre proveedor y paciente, sobre todo en los entornos mercantilizados no regulados, son un importante desincentivo para la atención centrada en la persona. Los proveedores comerciales pueden ser más corteses y acogedores de lo habitual con los usuarios, pero esa actitud no es sinónimo de centralidad de la persona.

Respuestas integrales e integradas

La diversidad de las necesidades y los retos que afrontan las personas en materia de salud no se corresponde claramente con las categorías diagnósticas, más propias de los libros de texto, de la atención promocional, preventiva, curativa y rehabilitativa[78,79]. Esa diversidad requiere la movilización de una amplia gama de recursos que puede abarcar la promoción de la salud e intervenciones de prevención, así como el diagnóstico y el tratamiento o derivación, la atención domiciliaria crónica o a largo plazo y, en algunos modelos, los servicios sociales[80]. El punto de acceso al sistema, donde la gente plantea su problema por primera vez, es el lugar en que más acuciante resulta la necesidad de una oferta integral e integrada de atención.

La integralidad tiene sentido operativa y administrativamente y representa un valor añadido (cuadro 3.3). La gente acepta los servicios con más facilidad si sabe que tiene a su disposición una gama integral de atención. Por otra parte, esa integralidad aumenta al máximo las oportunidades para dispensar atención preventiva y emprender actividades de promoción de la salud, al tiempo que reduce la dependencia innecesaria de la atención especializada u hospitalaria[81].

La especialización tiene sus ventajas prácticas, pero la fragmentación que induce es a menudo claramente contraproducente e ineficaz: no tiene sentido controlar el crecimiento de los niños y descuidar la salud de sus madres (y viceversa), o tratar la tuberculosis de un paciente sin considerar su serología VIH o sin preguntarle si fuma.

Eso no significa que el personal que trabaja en el punto de acceso deba resolver todos los problemas de salud que allí se le presenten, ni que todos los programas sanitarios tengan que ejecutarse siempre a través de un solo punto integrado de prestación de servicios. Sea como fuere, el equipo de atención primaria ha de saber responder a la mayor parte de los problemas de salud de la comunidad. Y cuando no pueda, debe ser capaz de movilizar otros recursos, derivando al paciente o solicitando la ayuda de especialistas, hospitales, centros diagnósticos y de tratamiento especializados, programas de salud pública, servicios de atención a largo plazo, servicios sociales o de asistencia domiciliaria u organizaciones de autoayuda y otras organizaciones comunitarias. Todo esto no significa renunciar a la responsabilidad: el equipo de atención primaria sigue siendo el responsable de ayudar a la gente a orientarse por ese complejo entorno.

Prestar una asistencia integral e integrada para la mayoría de los distintos problemas de salud de la comunidad es más eficiente que confiar en servicios diferentes para determinados problemas, en parte porque conduce a un conocimiento mejor de la población y fomenta una mayor confianza. Todas las actividades se refuerzan recíprocamente. Los servicios de salud que ofrecen una gama integral de servicios aumentan

Cuadro 3.3 Integralidad: evidencia de su contribución a la calidad de la atención y al logro de mejores resultados

Mejora de los resultados sanitarios – Forrest (1996)[82], Chande (1996)[83], Starfield (1998)[84]
Mayor recurso a la atención preventiva centrada en enfermedades (por ejemplo, cribado de la tensión arterial, mamografías, citología vaginal) – Bindman (1996)[85]
Menor número de pacientes ingresados por complicaciones prevenibles de afecciones crónicas – Shea (1992)[86]

51

la utilización y cobertura de, por ejemplo, los programas de prevención, como los dedicados al cribado del cáncer o la vacunación (figura 3.3). Además, previenen muchas complicaciones y mejoran los resultados sanitarios.

Los servicios integrales también facilitan la detección y prevención tempranas de los problemas, incluso en ausencia de una demanda explícita. Hay personas y grupos que pueden beneficiarse de la atención aun cuando no expresen espontáneamente ninguna demanda explícita, como en el caso de las mujeres que acuden a los centros de salud en el distrito de Ouallam, en el Níger, o las personas con tensión arterial alta o depresión no diagnosticadas. La detección precoz de la enfermedad, la atención preventiva para reducir la incidencia de problemas de salud, la promoción de la salud para reducir los comportamientos de riesgo y la lucha contra los determinantes sociales y de otro tipo de la salud requieren en todos los casos un servicio de salud que tome la iniciativa. En muchos casos los agentes locales de salud son los únicos que pueden abordar eficazmente los problemas de la comunidad: son los únicos que, por ejemplo, pueden ayudar a los padres dispensando atención en el desarrollo de la primera infancia, que es en sí mismo un importante determinante de la salud, el bienestar y la productividad posteriores[87]. Estas intervenciones requieren equipos de salud proactivos que ofrezcan una gama integral de servicios y exigen una relación estrecha y basada en la confianza entre los servicios de salud y las comunidades atendidas, esto es, trabajadores sanitarios que conozcan a las personas en sus comunidades[88].

Continuidad de la atención

Comprender a las personas y el contexto en que viven no sólo es importante para ofrecer una respuesta integral y centrada en la persona, sino que también condiciona la continuidad de la atención. Los dispensadores de salud se comportan a menudo como si su responsabilidad comenzara al entrar el paciente y terminara al irse. La atención, sin embargo, no debe limitarse al momento en que el paciente expone su problema, ni quedar confinada a las cuatro paredes de la sala de consulta. La preocupación por los resultados obliga a aplicar un enfoque sistemático y coherente a la gestión del problema del paciente, hasta que éste se resuelva o el riesgo que justifica el seguimiento haya desaparecido. La continuidad de la atención es un factor determinante de la eficacia, ya sea para el tratamiento de enfermedades crónicas, la salud reproductiva o la salud mental o para verificar que los niños crezcan sanos (cuadro 3.4).

La continuidad de la atención exige que se garantice la continuidad de la información a medida que la gente envejece, cuando cambia

Figura 3.3 En los centros sanitarios más integrales se logra una cobertura de vacunación mayor[a,b]

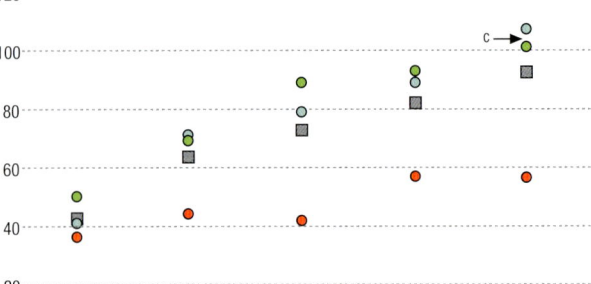

Cobertura de vacunación con DPT3 (%)
- República Democrática del Congo (380 centros de salud, 2004)
- Madagascar (534 centros de salud, 2006)
- Media ponderada de la cobertura en cada quintil de países
- Rwanda (313 centros de salud, 1999)

[a] En total 12 227 centros de salud, que abarcan una población de 16 millones de personas.
[b] La cobertura de vacunación no estaba incluida en la evaluación del desempeño global de los centros de salud en toda una gama de servicios.
[c] Incluye la vacunación de niños no pertenecientes a la población destinataria.

Cuadro 3.4 Continuidad de la atención: evidencia de su contribución a la calidad de la atención y al logro de mejores resultados

Menor mortalidad por todas las causas – Shi (2003)[90], Franks (1998)[91], Villalbi (1999)[92], OPS (2005)[93]
Mejor acceso a la atención – Weinick (2000)[94], Forrest (1998)[95]
Menos rehospitalizaciones – Weinberger (1996)[96]
Menor número de consultas con especialistas – Woodward (2004)[97]
Menor uso de los servicios de urgencias – Gill (2000)[98]
Mejor detección de los efectos indeseables de las intervenciones médicas – Rothwell (2005)[99], Kravitz (2004)[100]

de residencia o cuando diferentes profesionales interactúan con una persona u hogar determinados. El acceso a las historias clínicas y los informes de alta, electrónicos, convencionales o conservados por los pacientes, mejora la elección del tratamiento y la coordinación de la atención. En el Canadá, por ejemplo, una de cada siete personas que acudían a un servicio de urgencias presentaba en su información médica lagunas que tenían muchas probabilidades de perjudicarles[101]. La falta de información es una causa frecuente de retrasos en la atención y de utilización de servicios innecesarios[102]; en los Estados Unidos se asocia al 15,6% de todos los errores notificados en la atención ambulatoria[103].

Las actuales tecnologías de la información y las comunicaciones, a pesar de estar infrautilizadas, ofrecen posibilidades sin precedentes para mejorar la circulación de la información médica a un costo módico[104], en beneficio de la continuidad, la seguridad y el aprendizaje (recuadro 3.5). Por otra parte, ya no es el privilegio exclusivo de entornos dotados de abundantes recursos, como demuestra el Open Medical Record System: las historias clínicas electrónicas desarrolladas a través de círculos profesionales y software de código abierto están fomentando la continuidad y la calidad de la atención a pacientes con VIH/SIDA en muchos países de ingresos bajos[105].

Recuadro 3.5 Uso de las tecnologías de la información y las comunicaciones para mejorar el acceso, la calidad y la eficiencia de la atención primaria

Las tecnologías de la información y las comunicaciones permiten a las personas que viven en zonas remotas e insuficientemente atendidas acceder a servicios y conocimientos especializados de los que de otro modo no podrían disponer, especialmente en los países con una distribución desigual o escasez crónica de médicos, enfermeras y técnicos de salud, o donde el acceso a las instalaciones y al asesoramiento de expertos obliga a recorrer largas distancias. En esos contextos, el objetivo de mejorar el acceso a la atención de salud ha estimulado la adopción de tecnologías de diagnóstico, seguimiento y consulta a distancia. En Chile, la experiencia de transmisión inmediata de electrocardiogramas en casos de sospecha de infarto de miocardio es un ejemplo destacable: el examen se lleva a cabo en un ambulatorio y los datos se envían a un centro nacional donde los especialistas confirman el diagnóstico por fax o correo electrónico. Esta consulta con especialistas facilitada por la tecnología permite ofrecer una respuesta rápida y tratamiento apropiado donde antes no era posible. Internet es un factor clave para su éxito, al igual que las conexiones telefónicas garantizadas para todos los servicios de salud del país.

Otra ventaja del uso de las tecnologías de la información y las comunicaciones en los servicios de atención primaria es la mejora de la calidad de la atención. Los dispensadores de salud no sólo están luchando para ofrecer una atención más eficaz, sino también para ofrecer una atención más segura. Herramientas tales como las historias clínicas electrónicas, sistemas computadorizados de prescripción y asistentes para tomar decisiones clínicas ayudan a los médicos a ofrecer una atención más segura en una amplia gama de entornos. En una aldea situada en el oeste de Kenya, por ejemplo, las historias clínicas electrónicas integradas con sistemas de laboratorio, compra de medicamentos y notificación han reducido drásticamente el trabajo administrativo y los errores, y han mejorado la atención de seguimiento.

Como los costos de la prestación de servicios de salud siguen aumentando, las tecnologías de la información y las comunicaciones ofrecen nuevas vías para ofrecer una atención personalizada y centrada en los ciudadanos y los hogares. Con este fin, se han realizado importantes inversiones en investigación y desarrollo de aplicaciones que redundan en beneficio de los consumidores. En Ciudad del Cabo, en Sudáfrica, un «servicio de avisos para el cumplimiento del tratamiento» toma los nombres y números de teléfono móvil de los pacientes con tuberculosis (suministrados por un dispensario) y los introduce en una base de datos. Cada media hora el servidor lee la base de datos y envía mensajes de texto personalizados a los pacientes, para recordarles que tomen su medicación. Se trata de una tecnología sólida y de bajo costo. Las tasas de curación y terminación del tratamiento son similares a las de los pacientes que recibieron el tratamiento breve bajo observación directa (DOTS) de tipo ambulatorio, pero a un costo inferior tanto para el ambulatorio como para el paciente, y mediante un procedimiento que interfiere mucho menos en la vida cotidiana que las visitas ambulatorias[106]. En esa misma línea, basada en el apoyo a estilos de vida vinculados a la atención primaria, los dispositivos conectados en red se han convertido en un elemento clave de un innovador programa comunitario en los Países Bajos, donde se instalan dispositivos de vigilancia y comunicación en apartamentos «inteligentes» para personas mayores. Con este sistema se reducen las visitas médicas y se facilita la vida independiente a personas aquejadas de enfermedades crónicas que requieren controles frecuentes y ajustes de la medicación.

Muchos médicos interesados en promover la salud y prevenir las enfermedades están depositando grandes esperanzas en Internet como la fuente más idónea de consejos de salud para complementar o incluso reemplazar la búsqueda de asesoramiento por profesionales sanitarios. La aparición de nuevas aplicaciones, servicios y fórmulas de acceso a la información ha modificado de forma permanente las relaciones entre los consumidores y los profesionales sanitarios, poniendo los conocimientos directamente al alcance de la gente.

La mejora de las historias clínicas es una condición necesaria pero no suficiente. Los servicios de salud tienen que esforzarse activamente por reducir al mínimo los numerosos obstáculos a la continuidad de la atención. En comparación con el pago por capitación o por episodio, los pagos directos del bolsillo del usuario no sólo son un factor disuasivo usual del acceso, sino que también menoscaban la continuidad de la atención[107]. En Singapur, por ejemplo, los pacientes no estaban autorizados a utilizar su cuenta de ahorros de salud (Medisave) para recibir tratamiento ambulatorio, lo que provocaba retrasos e inobservancia del tratamiento entre los enfermos crónicos; el problema adquirió tales dimensiones que hubo que cambiar las normas al respecto. Actualmente los hospitales alientan la transferencia de pacientes aquejados de diabetes, hipertensión, dislipidemias y accidentes cerebrovasculares a médicos generalistas, y las cuentas de Medisave sufragan la atención ambulatoria[108].

Otros impedimentos a la continuidad son las pautas de tratamiento que requieren una asistencia ambulatoria frecuente y suponen una pesada carga de tiempo, gastos de viaje o pérdida de sueldo. A veces esas pautas se interpretan erróneamente o el paciente no está motivado; además, los pacientes pueden sentirse perdidos en el complejo entorno institucional de hospitales de referencia o servicios sociales. Estos problemas se han de prever e identificar en una etapa temprana. El esfuerzo que debe desplegar el personal sanitario no es nada desdeñable: negociar las modalidades de la pauta de tratamiento con los pacientes para aumentar al máximo la probabilidad de que llegue a buen fin; mantener los registros de los usuarios aquejados de enfermedades crónicas; y abrir vías de comunicación realizando visitas a domicilio, conectando con los trabajadores comunitarios y empleando recordatorios y mensajes de texto telefónicos para restablecer el contacto. Estas tareas rutinarias marcan a menudo la diferencia entre el éxito y el fracaso del tratamiento, pero rara vez se ven recompensadas. Son mucho más fáciles de aplicar cuando el paciente y el cuidador determinan claramente la manera de organizar el seguimiento y el responsable del mismo.

Un proveedor habitual y de confianza como punto de acceso

La integralidad, la continuidad y la centralidad de la persona son fundamentales para obtener resultados sanitarios mejores, y las tres exigen una relación personal estable, a largo plazo (es lo que se denomina también «longitudinalidad»[84]), entre la población y los profesionales que son sus puntos de acceso al sistema de salud.

La mayor parte de la atención ambulatoria en entornos convencionales no está organizada para posibilitar ese tipo de relación. El entorno ajetreado, anónimo y técnico de los ambulatorios de hospital, con sus numerosos especialistas y subespecialistas, genera interacciones mecánicas entre individuos sin nombre y la institución, en vez de propiciar una atención centrada en la persona. Los dispensarios más pequeños son menos anónimos, pero la atención que dispensan a menudo tiene más de transacción comercial o administrativa que comienza y termina en la consulta que de actividad receptiva de solución de problemas. En este sentido los consultorios privados difieren de los centros de salud pública[64]. En las zonas rurales de los países de ingresos bajos, los centros de salud públicos se han concebido en general para trabajar en estrecha relación con la comunidad atendida, pero la realidad suele ser otra. La asignación de recursos y personal a determinados programas produce una fragmentación creciente[109], mientras que la falta de fondos, la pauperización del personal sanitario y la mercantilización desenfrenada dificultan ese tipo de interacción[110]. Hay muchos ejemplos de lo contrario, pero la relación entre los proveedores y sus clientes, especialmente los más pobres, a menudo no propicia el establecimiento de relaciones de comprensión, empatía y confianza[62].

Crear relaciones duraderas requiere tiempo. Los estudios realizados indican que han de transcurrir de dos a cinco años para que se alcance el máximo potencial[84] pero, como demuestra el centro de salud de Alaska mencionado al principio de este capítulo, esas relaciones cambian drásticamente la manera de dispensar la atención. El contacto con el mismo equipo de profesionales a lo largo del tiempo favorece el desarrollo de una relación de confianza entre el paciente y su médico[97,111,112]. Los profesionales sanitarios tienden a respetar y entender mejor a los pacientes

Capítulo 3. Atención primaria: dar prioridad a la persona

que conocen bien, lo que genera una interacción más positiva y una mayor comunicación[113]. Pueden comprender y anticipar más fácilmente los obstáculos a la continuidad de la atención, seguir los progresos y evaluar en qué medida la experiencia de la enfermedad o la discapacidad afecta a la persona en su vida cotidiana. Al ser más conscientes de las circunstancias en que vive la gente, pueden adaptar la atención a sus necesidades específicas y reconocer los problemas de salud en sus fases iniciales.

El interés de todo esto no radica sólo en el fomento de la confianza y satisfacción del paciente, por muy importantes que sean esos dos aspectos[114,115]; lo fundamental es que ello propicia una mayor calidad y mejores resultados (cuadro 3.5). Las personas que utilizan la misma fuente de atención médica para la mayor parte de sus necesidades sanitarias tienden a respetar más los consejos que les dan, recurren en menor medida a los servicios de urgencia, requieren menos hospitalizaciones y están más satisfechas con la atención[98,116,117,118]. Los médicos ahorran tiempo de consulta, recurren a menos pruebas de laboratorio y reducen costos[95,119,120], y prestan más atención preventiva[121]. La motivación mejora gracias al reconocimiento social que crean esas relaciones. Aun así, incluso los profesionales de salud más abnegados no aprovechan todas esas posibilidades de manera espontánea[122,123]. La interfaz entre la población y sus servicios de salud tiene que diseñarse de manera no sólo que posibilite ese proceso sino que, además, lo convierta en la forma de actuar más probable.

La organización de redes de atención primaria

Un servicio de salud que sirva de punto de acceso ambulatorio de los problemas de salud o relacionados con la salud debería ofrecer por tanto una amplia gama de servicios integrados diagnósticos, curativos, rehabilitativos y paliativos. En contraste con los modelos asistenciales más convencionales, la oferta de servicios debería incluir la prevención y la promoción, así como intervenciones centradas en los determinantes de la mala salud a nivel local. Una relación directa y duradera entre el médico y los miembros de la comunidad atendida es esencial para poder tener en cuenta el contexto personal y social de los pacientes y sus familias, garantizando la continuidad de la atención a lo largo del tiempo y en todos los servicios.

Para transformarlos en vehículos de la atención primaria – es decir, para garantizar que se atribuya a los rasgos distintivos citados la debida importancia – los servicios de salud convencionales deben ser objeto de reorganización. Como condición previa, hay que garantizar el acceso directo y permanente a ellos, sin condicionarlos a pagos directos y con la protección social ofrecida por los sistemas de cobertura universal. Sin embargo, hay otra serie de disposiciones que son fundamentales para transformar la atención convencional – basada en ambulatorios e instituciones, generalista y especializada – en redes locales de centros de atención primaria[135,136,137,138,139,140]:

- acercar más la atención a las personas, situándola en entornos muy próximos y en relación directa con la comunidad, trasladando así el punto de acceso de los hospitales y especialistas a centros generalistas de atención primaria más cercanos al usuario;

Cuadro 3.5 Punto de entrada habitual: evidencia de su contribución a la calidad de la atención y al logro de mejores resultados

Mayor satisfacción por los servicios recibidos – Weiss (1996)[116], Rosenblatt (1998)[117], Freeman (1997)[124], Miller (2000)[125]
Mayor observancia del tratamiento y menor tasa de hospitalización – Weiss (1996)[116], Rosenblatt (1998)[117], Freeman (1997)[124], Mainous (1998)[126]
Menor uso de especialistas y servicios de urgencias – Starfield (1998)[82], Parchman (1994)[127], Hurley (1989)[128], Martin (1989)[129], Gadomski (1998)[130]
Menor número de consultas a especialistas – Hurley (1989)[128], Martin (1989)[129]
Aprovechamiento más eficiente de los recursos – Forrest (1996)[82], Forrest (1998)[95], Hjortdahl (1991)[131], Roos (1998)[132]
Mejor comprensión de los aspectos psicológicos de los problemas del paciente – Gulbrandsen (1997)[55]
Mejor utilización de la atención preventiva por parte de los adolescentes – Ryan (2001)[133]
Menor riesgo de sobretratamiento – Schoen (2007)[134]

55

- asignar a los proveedores de atención primaria la responsabilidad de la salud de una población bien definida, que abarque a todos los individuos sin excepción: personas enfermas y sanas, usuarios o no de los servicios;
- reforzar el papel de los proveedores de atención primaria como coordinadores de las aportaciones de otros niveles de atención, otorgándoles la autoridad administrativa y el poder adquisitivo necesario para ello.

Acercar la atención a la población

Un primer paso consiste en desplazar el punto de acceso al sistema sanitario de los consultorios especializados, los ambulatorios de hospital y los servicios de urgencia a la atención generalista ambulatoria en entornos cercanos al usuario. La evidencia acumulada demuestra que esa transferencia conlleva ventajas cuantificables en cuanto a alivio del sufrimiento, prevención de enfermedades y defunciones, y mejora de la equidad en salud. Estos resultados se obtienen en estudios tanto nacionales como transnacionales, aunque no se hayan materializado plenamente todos los rasgos distintivos de la atención primaria[31].

La atención ambulatoria generalista tiene las mismas probabilidades que los servicios especializados[141,142], si no más, de detectar afecciones comunes potencialmente mortales. Los médicos generalistas se adhieren a los protocolos diagnóstico-terapéuticos tanto como los especialistas[143], aunque tardan más en adoptarlos[144,145]. Prescriben menos intervenciones invasivas[146,147,148,149], menos hospitalizaciones y más breves[127,133,149], y se centran más en la atención preventiva[133,150]. Esto se traduce en costos generales más bajos de la atención de salud[82], aunque los resultados sanitarios sean parecidos[146,151,152,153,154,155], y en una mayor satisfacción del paciente[125,150,156]. Los datos aportados por las comparaciones entre países de renta alta demuestran que la presencia de una mayor proporción de profesionales generalistas en los entornos ambulatorios se asocia a menores costos totales y a puntuaciones más altas en lo relativo a la calidad[157]. Por el contrario, los países que aumentan su dependencia de los especialistas obtienen resultados sanitarios iguales o inferiores cuando se miden a nivel poblacional, mientras que la fragmentación de la atención agrava la insatisfacción de los usuarios y amplía la separación entre los servicios de salud y los servicios sociales[157,158,159]. Aunque es más difícil obtener información sobre los países de ingresos bajos y medios[160], los indicios apuntan a un fenómeno similar. Según algunos estudios, si en América Latina y el Caribe hubiera una mayor atención generalista podría evitarse una de cada dos hospitalizaciones[161]. En Tailandia, la atención ambulatoria generalista fuera del contexto hospitalario ha demostrado estar más centrada en los pacientes y ser más receptiva, así como más barata y menos proclive a la sobremedicalización[162] (figura 3.4).

La transición del hospital especializado a la atención ambulatoria generalista como punto de acceso preferente crea las condiciones para implantar una atención más integral, continua y centrada en la persona, y eso amplifica los beneficios reportados por esa transición. Es lo que ocurre cuando los servicios se organizan como una densa red de pequeños puntos de prestación de servicios cercanos al usuario. Eso facilita la organización de equipos suficientemente pequeños para conocer sus comunidades y ser conocidos por ellas, y suficientemente estables para entablar una relación duradera. Estos equipos requieren medios relacionales y de organización, así como competencias técnicas para resolver la mayor parte de los problemas de salud a nivel local.

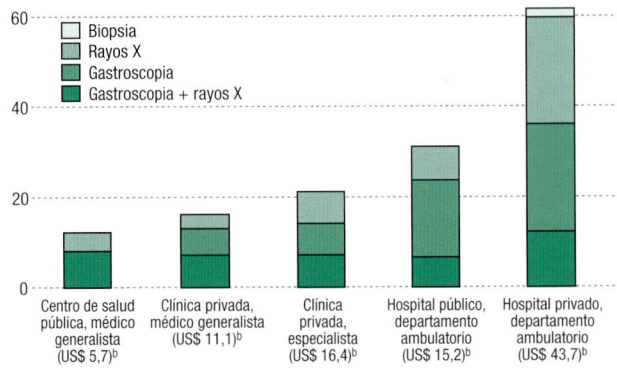

Figura 3.4 Exploraciones prescritas sin necesidad a personas que simularon sufrir molestias gástricas leves en Tailandia[a,b,162]

a Observaciones realizadas en 2000, antes de que se implantara en Tailandia el sistema de cobertura universal.
b Costo para el paciente, incluidos los honorarios médicos, medicamentos, y pruebas analíticas y técnicas.

Capítulo 3. Atención primaria: dar prioridad a la persona

Responsabilizarse de una población bien determinada

En la atención ambulatoria convencional el proveedor se responsabiliza de la persona que acude a la consulta durante el tiempo que ésta dure, y en el mejor de los casos esa responsabilidad se amplía para garantizar la continuidad de la atención. Este enfoque pasivo, de respuesta a la demanda, carece de interés para muchas personas que podrían beneficiarse de la atención. Hay quienes por diversas razones están o se consideran excluidos del acceso a los servicios y no los utilizan aunque los necesiten. Hay personas que padecen una enfermedad pero postergan la búsqueda de atención. Otras presentan factores de riesgo y podrían beneficiarse de programas de detección o prevención (por ejemplo, del cáncer cervicouterino o la obesidad infantil), pero quedan excluidas porque no acuden a la consulta: cuando los servicios preventivos se limitan a los usuarios de los servicios, a menudo excluyen a los más necesitados[163]. Un enfoque pasivo, basado en responder a la demanda, tiene una segunda consecuencia desfavorable: carece de ambición para afrontar los determinantes locales de la mala salud, ya sean sociales, ambientales o relacionados con el trabajo. Todo esto representa una pérdida de oportunidades para mejorar la salud: los proveedores que sólo se responsabilizan de sus usuarios centran su atención en reparar más que en mantener y promover la salud.

La alternativa es responsabilizar expresamente a cada equipo de atención primaria de una comunidad o población bien definida, para que se encarguen mediante medidas administrativas o acuerdos contractuales, de proporcionar atención integral, continua y centrada en la persona a esa población, así como de movilizar una amplia gama de servicios de apoyo, desde actividades de promoción hasta cuidados paliativos. La forma más sencilla de asignar esa responsabilidad es determinar la comunidad que deberá ser atendida según criterios geográficos, que es el enfoque clásico en las zonas rurales. La sencillez de la asignación geográfica, sin embargo, es engañosa, pues para realizarla se sigue una lógica administrativa, propia del sector público, que a menudo no asimila bien la aparición de muchos otros proveedores. Por otra parte, la geografía administrativa puede no coincidir con la realidad sociológica, especialmente en las zonas urbanas.

La gente se desplaza y con frecuencia trabaja lejos de donde vive, de modo que la unidad sanitaria más cercana a su vivienda puede resultarle en realidad poco conveniente. Y lo que es aún más importante, la gente prefiere elegir y puede sentirse molesta si se le asigna administrativamente una unidad sanitaria concreta. Algunos países consideran que los criterios geográficos de proximidad son los más apropiados para determinar quiénes constituirán la población atendida, mientras que otros se basan en sistemas de registro activo o en las listas de pacientes. Lo verdaderamente importante no es el método, sino si la población está bien delimitada y si existen mecanismos para garantizar que nadie quede excluido.

Una vez que se han asignado esas responsabilidades integrales y explícitas para con la salud de una población bien determinada y definida, con los mecanismos financieros y administrativos de rendición de cuentas correspondientes, las reglas cambian.

- El equipo de atención primaria tiene que ampliar la cartera de servicios de salud ofrecidos, desarrollando actividades y programas que puedan mejorar los resultados, pero que de lo contrario se ignorarían[164]. Así se prepara el terreno para invertir en actividades de prevención y promoción y para aventurarse en esferas que a menudo se pasan por alto, como la salud en las escuelas y en el lugar de trabajo. También se obliga al equipo de atención primaria a establecer contacto con organizaciones e individuos que operan dentro de la comunidad y a trabajar con ellos: los voluntarios y los trabajadores comunitarios de salud que sirven de enlace con los pacientes o animan a los grupos comunitarios de base, los trabajadores sociales, los grupos de autoayuda, etc.
- Se obliga al equipo a llegar a las personas de la comunidad, abandonando las cuatro paredes del consultorio, lo que puede redundar en importantes beneficios para la salud. Por ejemplo, se ha demostrado que los programas en gran escala, basados en visitas domiciliarias y animación comunitaria, reducen eficazmente los factores de riesgo de la mortalidad neonatal y las tasas reales de mortalidad. En los Estados Unidos, esos programas han reducido la mortalidad neonatal en un 60% en algunos entornos[165]. Ello se debe en parte al mayor uso

de unos servicios eficaces por parte de personas que de otro modo se verían privadas de atención. En Nepal, por ejemplo, la dinámica comunitaria de los grupos de mujeres propiciaron una mayor utilización de la atención, con la consiguiente reducción de la mortalidad neonatal y materna, en un 29% y un 80%, respectivamente, respecto a las comunidades de control[166].

- Además, se obliga al equipo a tomar iniciativas con fines claramente definidos, en colaboración con otros sectores, para llegar a los excluidos y marginados y abordar los determinantes más generales de la mala salud. Como se ha indicado en el capítulo 2, se trata de un complemento necesario para el establecimiento de una cobertura universal, en el que los servicios de salud locales tienen un papel fundamental. La ola de calor que azotó Europa occidental en 2003, por ejemplo, puso de manifiesto la necesidad de llegar a las personas mayores aisladas y las enormes consecuencias de no lograrlo: una sobremortalidad de más de 50 000 personas[167].

Para las personas y comunidades, los vínculos formales con una fuente identificable de atención hacen más probable que se formen relaciones a largo plazo; que se aliente a los servicios a prestar más atención a las características definitorias de la atención primaria; y que la comunicación sea más nítida. Al mismo tiempo se pueden formalizar vínculos de coordinación con otros niveles de atención, como especialistas, hospitales u otros servicios técnicos, y con los servicios sociales.

El equipo de atención primaria como centro de coordinación

Los equipos de atención primaria no pueden responsabilizarse plenamente de su población si no cuentan con el apoyo de servicios especializados, organizaciones e instituciones ubicados fuera de la comunidad atendida. Cuando escasean los recursos, esas fuentes de apoyo suelen estar concentradas en un «hospital distrital de referencia de primer nivel». De hecho, la imagen clásica de un sistema de salud basado en la APS es una pirámide con el hospital distrital en la parte superior y con una serie de centros de salud (públicos) que remiten a la autoridad superior.

En los entornos convencionales los profesionales de la atención ambulatoria apenas pueden influir en la posible contribución de los hospitales y servicios especializados a la salud de sus pacientes, y son poco proclives a establecer contactos directos con otras instituciones y partes interesadas que son importantes para la salud de la comunidad local. Esta situación cambia cuando se les encomienda la responsabilidad de una población definida y se les reconoce como los puntos de acceso habituales para esa población. A medida que las redes asistenciales se expanden, el paisaje de la atención de salud se hace más concurrido y pluralista. Una mayor cantidad de recursos propicia la diversificación, y la nueva gama de servicios especializados al alcance puede incluir servicios de emergencia, especialistas, infraestructura de diagnóstico, centros de diálisis, cribado del cáncer, técnicos ambientales, instituciones de atención a largo plazo, farmacias, etc. Todo esto brinda nuevas oportunidades, siempre que los equipos de atención primaria sean capaces de ayudar a su comunidad a sacar el máximo partido de ese potencial, lo cual es especialmente importante para la salud pública, la salud mental y la atención a largo plazo[168].

La función de coordinación que todo esto entraña transforma efectivamente la pirámide de la atención primaria en una red, donde las relaciones entre el equipo de atención primaria y los demás servicios e instituciones ya no están basadas únicamente en una jerarquía verticalista y en la derivación hacia arriba, sino en la cooperación y la coordinación (figura 3.5). El equipo de asistencia primaria se convierte así en el mediador entre la comunidad y los demás niveles del sistema de salud, ayudando a las personas a orientarse en el laberinto de los servicios de salud y movilizando el apoyo de otros centros ya sea mediante la derivación de los pacientes o recurriendo a servicios especializados.

Esta función de coordinación y mediación se extiende también a la colaboración con otro tipo de organizaciones, a menudo no gubernamentales, que pueden facilitar un apoyo importante a la atención primaria local, ayudándola a garantizar que las personas sepan a qué tienen derecho y dispongan de la información necesaria para evitar a los proveedores que no satisfagan los requisitos mínimos[169,170]. Instituciones independientes como el ombudsman o las organizaciones de consumidores pueden ayudar a los usuarios a tramitar las denuncias. Y, por encima de todo, hay numerosas asociaciones de autoayuda y apoyo mutuo para personas diabéticas, discapacitadas y con enfermedades crónicas que pueden ayudar a las personas a ayudarse a sí mismas[171]. Sólo en los Estados Unidos, más de cinco millones de personas pertenecen a grupos de ayuda mutua mientras que, en los últimos años, las organizaciones de la sociedad civil que se ocupan de la salud y otras cuestiones relacionadas con la salud, desde la autoayuda a los derechos del paciente, han proliferado en muchos países de ingresos bajos y medios. Estos grupos hacen mucho más que informar a los pacientes: ayudan a las personas a hacerse cargo de su propia situación, mejorar su salud, afrontar más eficazmente los problemas de salud, cobrar más confianza en sí mismas y reducir la sobremedicalización[172]. Los equipos de atención primaria sólo pueden consolidarse fortaleciendo sus vínculos con esos grupos.

Cuando los equipos de atención primaria pueden asumir esa función de coordinación, su trabajo se vuelve más gratificante y atractivo, y los efectos generales en la salud son positivos. La dependencia de especialistas y hospitalizaciones se reduce filtrando los casos de utilización innecesaria; y paralelamente el tiempo de espera se reduce para los pacientes que realmente necesitan atención de referencia, su hospitalización se acorta, y el seguimiento tras la hospitalización mejora[83,128,129].

La función de coordinación constituye el marco institucional para fomentar la movilización en todos los sectores y garantizar así la salud de las comunidades locales. No se trata de un valor añadido optativo, sino de una parte esencial de la misión de los equipos de atención primaria, y tiene implicaciones políticas: la coordinación seguirá siendo una ilusión vana a menos que el equipo de atención primaria tenga alguna forma de apoyo, administrativo o financiero. La coordinación también depende de que las diferentes instituciones reconozcan el papel fundamental que desempeñan los equipos de atención primaria. Los sistemas de formación para profesionales, las posibilidades de carrera y los mecanismos de remuneración actuales suelen ir en sentido contrario. Para eliminar esos desincentivos tan arraigados contra la atención primaria se necesita un liderazgo enérgico.

Figura 3.5 La atención primaria como centro de coordinación: creación de redes en la comunidad atendida y con asociados externos[173,174]

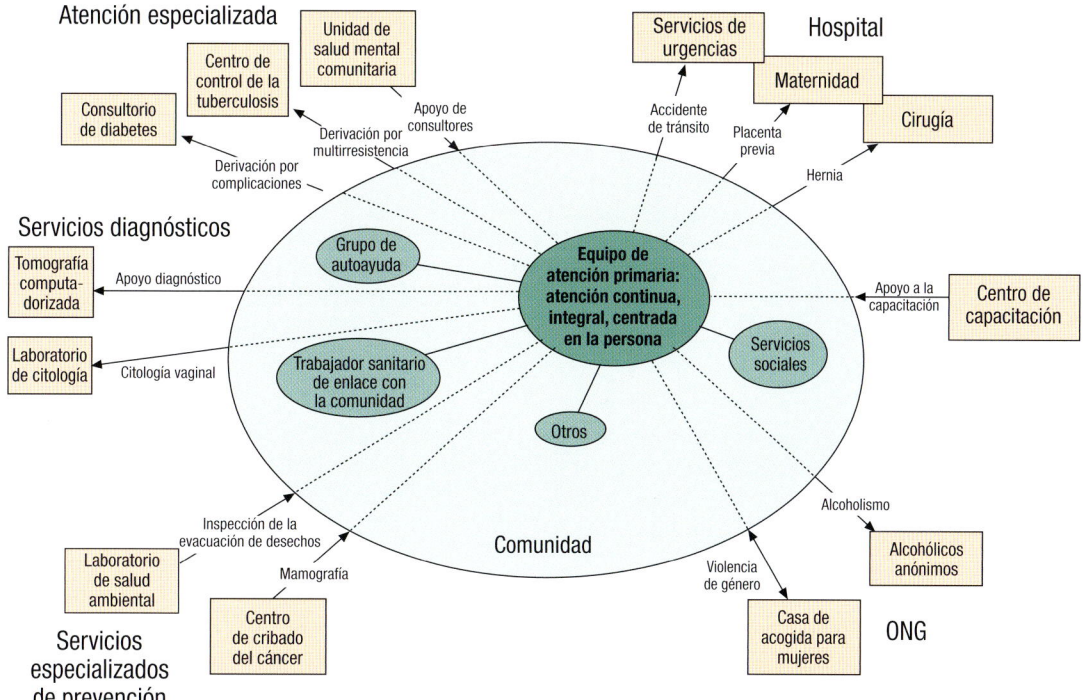

Seguimiento de los progresos

El paso de la atención convencional a la atención primaria es un proceso complejo que no puede describirse con parámetros universales. Sólo en los últimos años se ha podido comenzar a esclarecer los efectos de las diversas características que definen la atención primaria. Ello se debe en parte a que la determinación de esos rasgos que marcan la diferencia entre la atención primaria y la atención sanitaria convencional ha requerido años de tanteos y sucesivas aproximaciones, y a que los instrumentos para medirlas no se han generalizado. El motivo es que esas características nunca se implementan como un solo paquete de reformas, pues son el resultado del desarrollo y transformación progresivos del sistema de salud. Sin embargo, pese a toda esa complejidad, es posible medir los progresos como un complemento de las actividades de seguimiento necesarias para medir los progresos hacia la cobertura universal.

La primera dimensión a considerar es el grado de aplicación de las medidas organizacionales necesarias para pasar a la atención primaria.

- ¿Se está desplazando el tipo predominante de proveedor de primer contacto del terreno de los especialistas y hospitales a equipos de atención primaria generalista próximos a donde vive la gente?
- ¿Se está consiguiendo que los proveedores de atención primaria se responsabilicen de la salud de todos los miembros de una población bien determinada, tanto de quienes acuden a los servicios de salud como de quienes no lo hacen?
- ¿Se está empoderando a los proveedores de atención primaria para que coordinen las diversas aportaciones de especialistas, hospitales y servicios sociales, mediante el fortalecimiento de su autoridad administrativa y poder adquisitivo?

La segunda dimensión a considerar es el grado de importancia que estén adquiriendo las características distintivas de la atención primaria.

- Centralidad de la persona: ¿demuestran la observación directa y las encuestas a los usuarios una mejora de la situación?
- Integralidad: ¿se está expandiendo la cartera de servicios de atención primaria y volviéndose más integral, llegando a incluir todo el paquete básico de prestaciones, desde las de carácter promocional hasta las paliativas, para todos los grupos de edad?
- Continuidad: ¿se está registrando la información sobre las personas a lo largo de todo el ciclo vital, y transfiriéndola de un nivel de atención a otro en caso de derivación y a otras unidades de atención primaria cuando la gente cambia de residencia?
- Punto de acceso sistemático: ¿se están tomando medidas para garantizar que los médicos conozcan a sus pacientes y a la inversa?

Todo esto debería servir de orientación a las instancias normativas para evaluar sus progresos en relación con la transformación de la prestación de atención sanitaria. Sin embargo, esa orientación no basta para atribuir los resultados sanitarios y sociales a aspectos específicos de las iniciativas de reforma. Para ello, el seguimiento de esas reformas debe complementarse con una agenda de investigación mucho más robusta. Es revelador que la Revisión Cochrane sobre las estrategias de integración de los servicios de atención primaria en los países de ingresos bajos y medios sólo pudiera identificar un estudio válido que tuviera en cuenta la perspectiva del usuario[160]. Se ha registrado por fortuna un aumento de las investigaciones sobre la atención primaria en los países de ingresos altos y, más recientemente, también en los países de ingresos medios que han puesto en marcha reformas importantes de la APS. Sin embargo, sorprende que una industria que en la actualidad moviliza el 8,6% del PIB mundial invierta tan poco en investigación sobre dos de sus estrategias más eficaces y costoeficaces: la atención primaria y las políticas públicas que la sustentan y complementan.

Capítulo 3. Atención primaria: dar prioridad a la persona

Referencias

1. *People at the centre of health care: harmonizing mind and body, people and systems.* New Delhi, World Health Organization Regional Office for South-East Asia, Manila, World Health Organization Regional Office for the Western Pacific, 2007.
2. Osler W. *Aequanimitas*. Philadelphia PA, Blakiston, 1904.
3. Eby D. Primary care at the Alaska Native Medical Centre: a fully deployed «new model» of primary care. *International Journal of Circumpolar Health*, 2007, 66(Suppl. 1):4-13.
4. Eby D. Integrated primary care. *International Journal of Circumpolar Health*, 1998, 57(Suppl. 1):665-667.
5. Gottlieb K, Sylvester I, Eby D. Transforming your practice: what matters most. *Family Practice Management*, 2008, 15:32-38.
6. Kerssens JJ et al. Comparison of patient evaluations of health care quality in relation to WHO measures of achievement in 12 European countries. *Bulletin of the World Health Organization*, 2004 82:106-114.
7. Bossyns P, Miye M, Van Lerberghe W. Supply-level measures to increase uptake of family planning services in Niger: the effectiveness of improving responsiveness. *Tropical Medicine and International Health*, 2002, 7:383-390.
8. *Informe sobre la salud en el mundo 2000 – Mejorar el desempeño de los sistemas de salud*. Ginebra, Organización Mundial de la Salud, 2000.
9. Mercer SW, Cawston PG, Bikker AP. Quality in general practice consultations: a qualitative study of the views of patients living in an area of high socio-economic deprivation in Scotland. BMC *Family Practice,* 2007, 8:22.
10. Scherger JE. What patients want. *Journal of Family Practice*, 2001, 50:137.
11. Sackett DL et al. Evidence based medicine: what it is and what it isn't. *British Medical Journal*, 1996, 312:71-72.
12. Guyatt G, Cook D, Haynes B. Evidence based medicine has come a long way: The second decade will be as exciting as the first. *BMJ*, 2004, 329:990-991.
13. Cochrane database of systematic reviews. The Cochrane Library, 2008 (http://www.cochrane.org, consultado el 27 de julio de 2008).
14. Iha A, ed. *Summary of the evidence on patient safety: implications for research.* Geneva, World Health Organization, The Research Priority Setting Working Group of the World Alliance for Patient Safety, 2008.
15. Smith GD, Mertens T. What's said and what's done: the reality of sexually transmitted disease consultations. *Public Health,* 2004, 118:96-103.
16. Berwick DM. The science of improvement. *JAMA*, 2008, 299:1182-1184.
17. Donaldson L, Philip P. Patient safety: a global priority. *Bulletin of the World Health Organization*, 2004, 82:892-893
18. Kohn LT, Corrigan JM, Donaldson MS, eds. *To err is human: building a safer health system*. Washington, DC, National Academy Press, Committee on Quality of HealthCare in America, Institute of Medicine, 1999.
19. Reason J. Human error: models and management. *BMJ*, 2000, 320:768-770.
20. Kripalani S et al. Deficits in communication and information transfer between hospital-based and primary care physicians: implications for patient safety and continuity of care. *JAMA*, 2007, 297:831-841.
21. Miller MA, Pisani E. The cost of unsafe injections. *Bulletin of the World Health Organization*, 1999, 77:808-811.
22. *The purpose of a world alliance*. Geneva, World Health Organization, World Alliance for Patient Safety, 2008 (http://www.who.int/patientsafety/world alliance/alliance/en/, consultado el 28 de julio de 2008).
23. Shortell SM, Singer SJ. Improving patient safety by taking systems seriously. *JAMA* 2008, 299:445-447.
24. Das J, Hammer JS, Kenneth LL. *The quality of medical advice in low-income countries*. Washington DC, The World Bank, 2008 (World Bank Policy Research Working Paper No. 4501; http://ssrn.com/abstract=1089272, consultado el 28 de julio de 2008).
25. Schoen C et al. Taking the pulse of health care systems: experiences of patients with health problems in six countries. *Health Affairs*, 2005 (web exclusive W 5-5 0 9 DOI10.1377/hlthaff.W5.509).
26. Mekbib TA, Teferi B. Caesarean section and foetal outcome at Yekatit 12 hospital, Addis Ababa, Ethiopia, 1987-1992. *Ethiopian Medical Journal*, 1994, 32:173-179.
27. Siddiqi S et al. The effectiveness of patient referral in Pakistan. *Health Policy and Planning*, 2001, 16:193-198.
28. Sanders D et al. Zimbabwe's hospital referral system: does it work? *Health Policy and Planning*, 1998, 13:359-370.
29. Data reported at World Aids Day Meeting, Antwerp, Belgium, 2000.
30. *Informe sobre la salud en el mundo 2005 – ¡Cada madre y cada niño contarán!* Ginebra, Organización Mundial de la Salud, 2005.
31. Starfield B, Shi L, Macinko J. Contributions of primary care to health systems and health. The Milbank Quarterly, 2005, 83:457-502.
32. Heise L, Garcia-Moreno C. Intimate partner violence. In: Krug EG et al, eds. *World report on violence and health*. Geneva, World Health Organization, 2002.
33. Ellsberg M et al. Intimate partner violence and women's physical and mental health in the WHO multi-country study on women's health and domestic violence: an observational study. *Lancet*, 2008, 371:1165-1172.
34. Campbell JC. Health consequences of intimate partner violence. *Lancet*, 2002, 359:1331-1336.
35. Edleson JL. Children's witnessing of domestic violence. *Journal of InterpersonalViolence*, 1996, 14: 839-870.
36. Dube SR et al. Exposure to abuse, neglect, and household dysfunction among adults who witnessed intimate partner violence as children: implications for health and social services. *Violence and Victims*, 2002, 17: 3-17.
37. Åsling-Monemi K et al. Violence against women increases the risk of infant and child mortality: a case-referent study in Nicaragua. *Bulletin of the World Health Organization*, 2003, 81:10-18.
38. Bonomi A et al. Intimate partner violence and women's physical, mental and social functioning. *American Journal of Preventive Medicine*, 2006, 30:458-466.
39. National Centre for Injury Prevention and Control. *Costs of intimate partner violence against women in the United States*. Atlanta GA, Centres for Disease Control and Prevention, 2003.
40. Ramsay J et al. Should health professionals screen women for domestic violence? Systematic review. *BMJ*, 2002, 325:314-318.
41. Nelson HD et al. Screening women and elderly adults for family and intimate partner violence: a review of the evidence for the U.S. Preventive Services Task force. *Annals of Internal Medicine*, 2004, 140:387-403.
42. Garcia-Moreno C. Dilemmas and opportunities for an appropriate health-service response to violence against women. *Lancet*, 2002, 359:1509-1514.
43. Wathan NC, MacMillan HL. Interventions for violence against women. Scientific review. *JAMA*, 2003, 289:589-600.
44. Sullivan CM, Bybee DI. Reducing violence using community-based advocacy for women with abusive partners. *Journal of Consulting and Clinical Psychology*, 1999,67:43-53.
45. Tiwari A et al. A randomized controlled trial of empowerment training for Chinese abused pregnant women in Hong Kong. *British Journal of Obstetrics and Gynaecology*, 2005, 112:1249-1256.
46. Taket A et al. Routinely asking women about domestic violence in health settings. *BMJ*, 2003, 327:673-676.
47. MacDonald R. Time to talk about rape. *BMJ*, 2000, 321:1034-1035.
48. Basile KC, Hertz FM, Back SE. *Intimate partner and sexual violence victimization instruments for use in healthcare settings*. 2008. Atlanta GA, Centers for Disease Control and Prevention, 2008.
49. *Guidelines for the medico-legal care of victims of sexual violence*. Geneva, World Health Organization, 2003.
50. Mead N, Bower P. Patient-centredness: a conceptual framework and review of the empirical literature. *Social Science and Medicine*, 51:1087-1110.
51. Stewart M. Towards a global definition of patient centred care. *BMJ*, 2001, 322:444-445.
52. Fiscella K et al. Patient trust: is it related to patient-centred behavior of primary care physicians? *Medical Care*, 2004, 42:1049-1055.
53. Marincowitz GJO, Fehrsen GS. *Caring, learning, improving quality and doing research: Different faces of the same process*. Paper presented at: 11th South African Family Practice Congress, Sun City, South Africa, August 1998.
54. Ferrer RL, Hambidge SJ, Maly RC. The essential role of generalists in health care systems. *Annals of Internal Medicine*, 2005, 142:691-699.
55. Gulbrandsen P, Hjortdahl P, Fugelli P. General practitioners' knowledge of their patients' psychosocial problems: multipractice questionnaire survey. *British Medical Journal*, 1997, 314:1014-1018.
56. Jaturapatporn D, Dellow A. Does family medicine training in Thailand affect patient satisfaction with primary care doctors? BMC *Family Practice*, 2007, 8:14.
57. Kovess-Masféty V et al. What makes people decide who to turn to when faced with a mental health problem? Results from a French survey. *BMC Public Health*, 2007, 7:188.
58. Bergeson D. A systems approach to patient-centred care. *JAMA*, 2006, 296:23.
59. Kravitz RL et al. Recall of recommendations and adherence to advice among patients with chronic medical conditions. *Archives of Internal Medicine*, 1993, 153:1869-1878.
60. Werner D et al. *Questioning the solution: the politics of primary health care and child survival, with an in-depth critique of oral rehydration therapy*. Palo Alto CA, Health Wrights, 1997.
61. Norris et al. Increasing diabetes self-management education in community settings. A systematic review. *American Journal of Preventive Medicine*, 2002, 22:39-66.
62. Bossyns P, Van Lerberghe W. The weakest link: competence and prestige as constraints to referral by isolated nurses in rural Niger. *Human Resources for Health*, 2004, 2:1.

63. Willems S et al. Socio-economic status of the patient and doctor-patient communication: does it make a difference. *Patient Education and Counseling*, 2005, 56:139-146.
64. Pongsupap Y. *Introducing a human dimension to Thai health care: the case for family practice*. Brussels, Vrije Universiteit Brussel Press. 2007.
65. *Renewing primary health care in the Americas. A Position paper of the Pan American Health Organization*. Washington DC, Pan American Health Organization, 2007.
66. Penny Simkin, PT. Birth plans: after 25 years, women still want to be heard. *Birth*, 34:49-51.
67. Portela A, Santarelli C. Empowerment of women, men, families and communities: true partners for improving maternal and newborn health. *British Medical Bulletin*, 2003, 67:59-72.
68. Wallerstein N. *What is the evidence on effectiveness of empowerment to improve health?* Copenhagen, World Health Organization Regional Office for Europe 2006 (Health Evidence Network report; (http://www.euro.who.int/Document/E88086.pdf, consultado el 21 de noviembre de 2007).
69. Diabète-France.com – portail du diabète et des diabetiques en France, 2008 (http://www.diabete-france.com, consultado el 30 de julio de 2008).
70. Barlow J, Cohen E, Stewart-Brown SSB. Parent training for improving maternal psychosocial health. *Cochrane Database of Systematic Reviews*, 2003, (4):CD002020.
71. Ahluwalia I. An evaluation of a community-based approach to safe motherhood in north western Tanzania. *International Journal of Gynecology and Obstetrics*, 2003, 82:231.
72. De la Luz Martínez-Maldonado M, Correa-Muñoz E, Mendoza-Núñez VM. Program of active aging in a rural Mexican community: a qualitative approach. *BMC Public Health*, 2007, 7:276 (DOI:10.1186/1471-2458-7-276).
73. Frenz P. *Innovative practices for intersectoral action on health: a case study of four programs for social equity*. Chilean case study prepared for the CSDH. Santiago, Ministry of Health, Division of Health Planning, Social Determinants of Health Initiative, 2007.
74. Paetthayasapaa. Kam Prakard Sitti Pu Paui, 2003? (http://www.tmc.or.th/, consultado el 30 de julio de 2008).
75. Prince M, Livingston G, Katona C. Mental health care for the elderly in low-income countries: a health systems approach. *World Psychiatry*, 2007, 6:5-13.
76. Nanda P. Women's participation in rural credit programmes in Bangladesh and their demand for formal health care: is there a positive impact? *Health Economics*, 1999, 8:415-428.
77. Nakkash R et al. The development of a feasible community-specific cardiovascular disease prevention program: triangulation of methods and sources. *Health Education and Behaviour*, 2003, 30:723-739.
78. Stange KC. The paradox of the parts and the whole in understanding and improving general practice. *International Journal for Quality in Health Care*, 2002, 14:267-268.
79. Gill JM. The structure of primary care: framing a big picture. *Family Medicine*, 2004, 36:65-68.
80. *Pan-Canadian Primary Health Care Indicator Development Project. Pan-Canadian primary health care indicators, Report 1, Volume 1*. Ottawa, Canadian Institute for Health Information 2008 (htt:\www.cihi.ca).
81. Bindman AB et al. Primary care and receipt of preventive services. *Journal of General Internal Medicine*, 1996, 11:269-276.
82. Forrest CB, Starfield B. The effect of first-contact care with primary care clinicians on ambulatory health care expenditures. *Journal of Family Practice*, 1996, 43:40-48.
83. Chande VT, Kinane JM. Role of the primary care provider in expediting children with acute appendicitis. *Archives of Pediatrics and Adolescent Medicine*, 1996, 150:703-706.
84. Starfield B. *Primary care: balancing health needs, services, and technology*. New York, Oxford University Press 1998.
85. Bindman AB et al. Primary care and receipt of preventive services. *Journal of General Internal Medicine*, 1996, 11:269-276.
86. Shea S et al. Predisposing factors for severe, uncontrolled hypertension in an inner city minority population. *New England Journal of Medicine*, 1992, 327:776-781.
87. Galobardes B, Lynch JW, Davey Smith G. Is the association between childhood socioeconomic circumstances and cause-specific mortality established? Update of a systematic review. *Journal of Epidemiology and Community Health*, 2008, 62:387-390.
88. *Guide to clinical preventive services, 2007*. Rockville MD, Agency for Healthcare Research and Quality, 2007 (AHRQ Publication No. 07-05100; http://www.ahrq.gov/clinic/pocketgd.htm).
89. Porignon D et al. *Comprehensive is effective: vaccination coverage and health system performance in Sub-Saharan Africa*, 2008 (de próxima publicación).
90. Shi L et al. The relationship between primary care, income inequality, and mortality in the United States, 1980-1995. *Journal of the American Board of Family Practice*, 2003, 16:412-422.
91. Franks P, Fiscella K. Primary care physicians and specialists as personal physicians. Health care expenditures and mortality experience. *Journal of Family Practice*, 1998,47:105-109.
92. Villalbi JR et al. An evaluation of the impact of primary care reform on health. *Atención Primaria*, 1999, 24:468-474.
93. *Regional core health data initiative*. Washington DC, Pan American Health Organization, 2005 (http://www.paho.org/English/SHA/coredata/tabulator/newTabulator.htm).
94. Weinick RM, Krauss NA. Racial/ethnic differences in children's access to care. *American Journal of Public Health*, 2000, 90:1771-1774.
95. Forrest CB, Starfield B. Entry into primary care and continuity: the effects of access. *American Journal of Public Health*, 1998, 88:1330-1336.
96. Weinberger M, Oddone EZ, Henderson WG. Does increased access to primary care reduce hospital readmissions? For The Veterans Affairs Cooperative Study Group on Primary Care and Hospital Readmission. *New England Journal of Medicine*, 1996, 334:1441-1447.
97. Woodward CA et al. What is important to continuity in home care? Perspectives of key stakeholders. *Social Science and Medicine*, 2004, 58:177-192.
98. Gill JM, Mainous AGI, Nsereko M. The effect of continuity of care on emergency department use. *Archives of Family Medicine*, 2000, 9:333-338.
99. Rothwell P. Subgroup analysis in randomised controlled trials: importance, indications, and interpretation, *Lancet*, 2005, 365:176-186.
100. Kravitz RL, Duan N, Braslow J. Evidence-based medicine, heterogeneity of treatment effects, and the trouble with averages. *The Milbank Quarterly*, 2004, 82:661-687.
101. Stiell A. et al. Prevalence of information gaps in the emergency department and the effect on patient outcomes. *Canadian Medical Association Journal*, 2003,169:1023-1028.
102. Smith PC et al. Missing clinical information during primary care visits. *JAMA*, 2005,293:565-571.
103. Elder NC, Vonder Meulen MB, Cassedy A. The identification of medical errors by family physicians during outpatient visits. *Annals of Family Medicine*, 2004, 2:125-129.
104. Elwyn G. Safety from numbers: identifying drug related morbidity using electronic records in primary care. *Quality and Safety in Health Care*, 2004, 13:170-171.
105. Open Medical Records System (OpenMRS) [online database]. Cape Town, South African Medical Research Council, 2008 (http://openmrs.org/wiki/OpenMRS, consultado el 29 de julio de 2008).
106. Hüsler J, Peters T. *Evaluation of the On Cue Compliance Service pilot: testing the use of SMS reminders in the treatment of tuberculosis in Cape Town, South Africa*. Prepared for the City of Cape Town Health Directorate and the International Development Research Council (IDRC). Cape Town, Bridges Organization, 2005.
107. Smith-Rohrberg Maru D et al. Poor follow-up rates at a self-pay northern Indian tertiary AIDS clinic. *International Journal for Equity in Health*, 2007, 6:14.
108. Busse R, Schlette S, eds. *Focus on prevention, health and aging, and health professions*. Gütersloh, Verlag Bertelsmann Stiftung, 2007 (Health policy developments 7/8).
109. James Pfeiffer International. NGOs and primary health care in Mozambique: the need for a new model of collaboration. *Social Science and Medicine*, 2003,56:725-738.
110. Jaffré Y, Olivier de Sardan J-P. *Une médecine inhospitalière. Les difficiles relations entre soignants et soignés dans cinq capitales d'Afrique de l'Ouest*. Paris, Karthala,2003.
111. Naithani S, Gulliford M, Morgan M. Patients' perceptions and experiences of «continuity of care» in diabetes. *Health Expectations*, 2006, 9:118-129.
112. Schoenbaum SC. The medical home: a practical way to improve care and cut costs. *Medscape Journal of Medicine*, 2007, 9:28.
113. Beach MC. Are physicians' attitudes of respect accurately perceived by patients and associated with more positive communication behaviors? *Patient Education and Counseling*, 2006, 62:347-354 (Epub 2006 Jul 21).
114. Farmer JE et al. Comprehensive primary care for children with special health care needs in rural areas. *Pediatrics*, 2005, 116:649-656.
115. Pongsupap Y, Van Lerberghe W. Patient experience with self-styled family practices and conventional primary care in Thailand. *Asia Pacific Family Medicine Journal*, 2006, Vol 5.
116. Weiss LJ, Blustein J. Faithful patients: the effect of long term physician-patient relationships on the costs and use of health care by older Americans. *American Journal of Public Health*, 1996, 86:1742-1747.
117. Rosenblatt RL et al. The generalist role of specialty physicians: is there a hidden system of primary care? *JAMA*, 1998, 279:1364-1370.
118. Kempe A et al. Quality of care and use of the medical home in a state-funded capitated primary care plan for low-income children. *Pediatrics*, 2000, 105:1020-1028.
119. Raddish MS et al. Continuity of care: is it cost effective? *American Journal of Managed Care*, 1999, 5:727-734.
120. De Maeseneer JM et al. Provider continuity in family medicine: does it make a difference for total health care costs? *Annals of Family Medicine*, 2003, 1:131-133.
121. Saver B. Financing and organization findings brief. *Academy for Research and Health Care Policy*, 2002, 5:1-2.

122. Tudiver F, Herbert C, Goel V. Why don't family physicians follow clinical practice guidelines for cancer screening? *Canadian Medical Association Journal*, 1998,159:797-798.
123. Oxman AD et al. No magic bullets: a systematic review of 102 trials of interventions to improve professional practice. *Canadian Medical Association Journal*, 1995,153:1423-1431.
124. Freeman G, Hjortdahl P. What future for continuity of care in general practice? *British Medical Journal*, 1997, 314: 1870-1873.
125. Miller MR et al. Parental preferences for primary and specialty care collaboration in the management of teenagers with congenital heart disease. *Pediatrics*, 2000,106:264-269.
126. Mainous AG III, Gill JM. The importance of continuity of care in the likelihood of future hospitalization: is site of care equivalent to a primary clinician? *American Journal of Public Health*, 1998, 88:1539-1541.
127. Parchman ML, Culler SD. Primary care physicians and avoidable hospitalizations. *Journal of Family Practice*, 1994, 39:123-128.
128. Hurley RE, Freund DA, Taylor DE. Emergency room use and primary care case management: evidence from four medicaid demonstration programs. *American Journal of Public Health*, 1989, 79: 834-836.
129. Martin DP et al. Effect of a gatekeeper plan on health services use and charges: a randomized trial. *American Journal of Public Health*, 1989, 79:1628-1632.
130. Gadomski A, Jenkins P, Nichols M. Impact of a Medicaid Primary Care Provider and Preventive Care on pediatric hospitalization. *Pediatrics*, 1998, 101:E1 (http://pediatrics.aappublications.org/cgi/reprint/101/3/e1, consultado el 29 de julio de 2008).
131. Hjortdahl P, Borchgrevink CF. Continuity of care: influence of general practitioners' knowledge about their patients on use of resources in consultations. *British Medical Journal*, 1991, 303:1181-1184.
132. Roos NP, Carriere KC, Friesen D. Factors influencing the frequency of visits by hypertensive patients to primary care physicians in Winnipeg. *Canadian Medical Association Journal*, 1998, 159:777-783.
133. Ryan S et al. The effects of regular source of care and health need on medical care use among rural adolescents. *Archives of Pediatric and Adolescent Medicine*, 2001, 155:184-190.
134. Schoen C et al. Towards higher-performance health systems: adults' health care experiences in seven countries, 2007. *Health Affairs*, 2007, 26: w717-w734.
135. Saltman R, Rico A, Boerma W, eds. *Primary care in the driver's seat? Organizational reform in European primary care*. Maidenhead, England, Open University Press, 2006 (European Observatory on Health Systems and Policies Series).
136. Nutting PA. Population-based family practice: the next challenge of primary care. *Journal of Family Practice*, 1987, 24:83-88.
137. *Strategies for population health: investing in the health of Canadians*. Ottawa, Health Canada, Advisory Committee on Population Health, 1994.
138. Lasker R. *Medicine and public health: the power of collaboration*. New York, New York Academy of Medicine, 1997.
139. Longlett SK, Kruse JE, Wesley RM. Community-oriented primary care: historical perspective. *Journal of the American Board of Family Practice*, 2001,14:54-563.
140. *Improving health for New Zealanders by investing in primary health care*. Wellington, National Health Committee, 2000.
141. Provenzale D et al. Gastroenterologist specialist care and care provided by generalists – an evaluation of effectiveness and efficiency. *American Journal of Gastroenterology*, 2003, 98:21-8.
142. Smetana GW et al. A comparison of outcomes resulting from generalist vs specialist care for a single discrete medical condition: a systematic review and methodologic critique. *Archives of Internal Medicine*, 2007, 167:10-20.
143. Beck CA et al. Discharge prescriptions following admission for acute myocardial infarction at tertiary care and community hospitals in Quebec. *Canadian Journal of Cardiology*, 2001, 17:33-40.
144. Fendrick AM, Hirth RA, Chernew ME. Differences between generalist and specialist physicians regarding Helicobacter pylori and peptic ulcer disease. *American Journal of Gastroenterology*, 1996, 91:1544-1548.
145. Zoorob RJ et al. Practice patterns for peptic ulcer disease: are family physicians testing for H. pylori? *Helicobacter*, 1999, 4:243-248.
146. Rose JH et al. Generalists and oncologists show similar care practices and out comes for hospitalized late-stage cancer patients. For SUPPORT Investigators (Study to Understand Prognoses and Preferences for Outcomes and Risks for Treatment). *Medical Care*, 2000, 38:1103-1118.
147. Krikke EH, Bell NR. Relation of family physician or specialist care to obstetric interventions and outcomes in patients at low risk: a western Canadian cohort study. *Canadian Medical Association Journal*, 1989, 140:637-643.
148. MacDonald SE, Voaklander K, Birtwhistle RV. A comparison of family physicians' and obstetricians' intrapartum management of low-risk pregnancies. *Journal of Family Practice*, 1993, 37:457-462.
149. Abyad A, Homsi R. A comparison of pregnancy care delivered by family physicians versus obstetricians in Lebanon. *Family Medicine*, 1993 25:465-470.
150. Grunfeld E et al. Comparison of breast cancer patient satisfaction with follow-up in primary care versus specialist care: results from a randomized controlled trial. *British Journal of General Practice*, 1999, 49:705-710.
151. Grunfeld E et al. Randomized trial of long-term follow-up for early-stage breast cancer: a comparison of family physician versus specialist care. *Journal of Clinical Oncology*, 2006, 24:848-855.
152. Scott IA et al. An Australian comparison of specialist care of acute myocardial infarction. *International Journal for Quality in Health Care*, 2003, 15:155-161.
153. Regueiro CR et al. A comparison of generalist and pulmonologist care for patients hospitalized with severe chronic obstructive pulmonary disease: resource intensity, hospital costs, and survival. For SUPPORT Investigators (Study to Understand Prognoses and Preferences for Outcomes and Risks of Treatment). *American Journal of Medicine*, 1998, 105:366-372.
154. McAlister FA et al. The effect of specialist care within the first year on subsequent out comes in 24,232 adults with new-onset diabetes mellitus: population-based cohort study. *Quality and Safety in Health Care*, 2007, 16:6-11.
155. Greenfield S et al. Outcomes of patients with hypertension and non-insulin dependent diabetes mellitus treated by different systems and specialties. Results from the medical outcomes study. *Journal of the American Medical Association*, 1995, 274:1436-1444.
156. Pongsupap Y, Boonyapaisarnchoaroen T, Van Lerberghe W. The perception of patients using primary care units in comparison with conventional public hospital outpatient departments and "prime mover family practices": an exit survey. *Journal of Health Science*, 2005, 14:3.
157. Baicker K, Chandra A. Medicare spending, the physician workforce, and beneficiaries' quality of care. *Health Affairs*, 2004 (Suppl. web exclusive: W4-184-197).
158. Shi L. Primary care, specialty care, and life chances. *International Journal of Health Services*, 1994, 24:431-458.
159. Baicker K et al. Who you are and where you live: how race and geography affect the treatment of Medicare beneficiaries. *Health Affairs*, 2004 (web exclusive: VAR33-V44).
160. Briggs CJ, Garner P. Strategies for integrating primary health services in middle and low-income countries at the point of delivery. *Cochrane Database of Systematic Reviews*, 2006, (3):CD003318.
161. Estudo regional sobre assistencia hospitalar e ambulatorial especializada na America Latina e Caribe. Washington DC, Pan American Health Organization, Unidad de Organización de Servicios de Salud, Área de Tecnología y Prestación de Servicios de Salud, 2004.
162. Pongsupap Y, Van Lerberghe W. Choosing between public and private or between hospital and primary care? Responsiveness, patient-centredness and prescribing patterns in outpatient consultations in Bangkok. *Tropical Medicine and International Health*, 2006, 11:81-89.
163. *Guide to clinical preventive services, 2007*. Rockville MD, Agency for Healthcare Research and Quality, 2007 (AHRQ Publication No. 07-05100; http://www.ahrq.gov/clinic/pocketgd.htm).
164. Margolis PA et al. From concept to application: the impact of a community-wide intervention to improve the delivery of preventive services to children. *Pediatrics*, 2001, 108:E42.
165. Donovan EF et al. Intensive home visiting is associated with decreased risk of infant death. Pediatrics, 2007, 119:1145-1151.
166. Manandhar D et al. Effect of a participatory intervention with women's groups on birth outcomes in Nepal: cluster-randomised controlled trial. *Lancet*, 364:970-979.
167. Rockenschaub G, Pukkila J, Profili MC, eds. *Towards health security. A discussion paper on recent health crises in the WHO European Region*. Copenhagen, World Health Organization Regional Office for Europe, 2007
168. *Primary care. America's health in a new era*. Washington DC, National Academy Press Institute of Medicine, 1996.
169. *Tableau d'honneur des 50 meilleurs hôpitaux de France*. Palmarès des Hôpitaux. Le Point, 2008 (http://hopitaux.lepoint.fr/tableau-honneur.php, consultado el 29 de julio de 2008).
170. Davidson BN, Sofaer S, Gertler P. Consumer information and biased selection in the demand for coverage supplementing Medicare. Social Science and Medicine, 1992, 34:1023-1034.
171. Davison KP, Pennebaker JW, Dickerson SS. Who talks? The social psychology of illness support groups. *American Psychology*, 2000, 55:205-217.
172. Segal SP, Redman D, Silverman C. Measuring clients' satisfaction with self-help agencies. *Psychiatric Services*, 51:1148-1152.
173. Adapted from Wollast E, Mercenier P. Pour une régionalisation des soins. In: Groupe d'Etude pour une Réforme de la Médecine. *Pour une politique de la santé*. Bruxelles, Editions Vie Ouvrière/La Revue Nouvelle, 1971.
174. Criel B, De Brouwere V, Dugas S. *Integration of vertical programmes in multi-function health services*. Antwerp, ITGPress, 1997 (Studies in Health Services Organization and Policy 3).

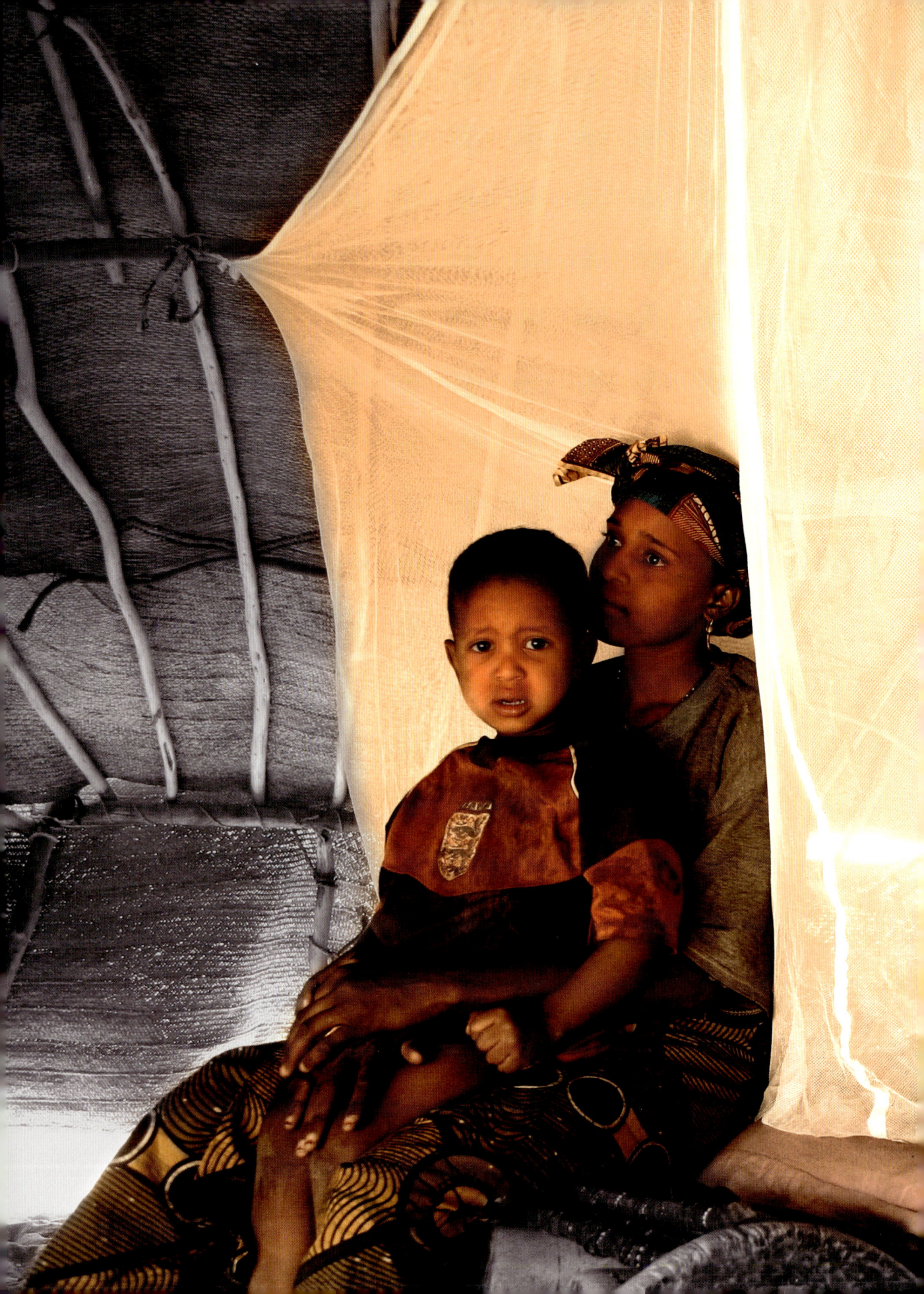

Políticas públicas para la salud pública

Las políticas públicas en el sector de la salud, junto con las de otros sectores, tienen un enorme potencial en lo que se refiere a garantizar la salud de las comunidades. Representan un complemento importante de las reformas de la cobertura universal y de la prestación de servicios, pero, lamentablemente, en la mayoría de las sociedades dicho potencial está en gran medida desaprovechado y es muy común que no se llegue a implicar eficazmente a otros sectores. Si miramos al futuro, a los diversos desafíos que plantea la creciente importancia del envejecimiento, el desarrollo urbano y los determinantes sociales de la salud, resulta evidente que hacen falta mayores capacidades para aprovechar este potencial. Ello explica que la promoción de unas políticas públicas mejores – tema de este capítulo – sea el tercer pilar de los progresos hacia la APS, junto con la cobertura universal y la atención primaria.

Capítulo 4

Importancia de unas políticas públicas eficaces para la salud	66
Políticas sistémicas ajustadas a los objetivos de la APS	68
Políticas de salud pública	69
Hacia la salud en todas las políticas	72
¿Por qué se invierte poco?	74
Oportunidades de mejora de las políticas públicas	75

Este capítulo examina las políticas que deben aplicarse, y que son las siguientes:
- políticas sistémicas: disposiciones que es preciso adoptar en los elementos constitutivos de los sistemas de salud para apoyar la cobertura universal y la prestación eficaz de servicios;
- políticas de salud pública: intervenciones específicas necesarias para hacer frente a los problemas sanitarios prioritarios mediante actividades transversales de prevención y promoción de la salud; y
- políticas en otros sectores: contribuciones a la salud que pueden llevarse a cabo mediante la colaboración intersectorial.

Se explica a continuación cómo estas políticas públicas de distinto tipo pueden fortalecerse y adaptarse a los objetivos de la APS.

Importancia de unas políticas públicas eficaces para la salud

Las personas desean vivir en comunidades y entornos que garanticen y promuevan su salud[1]. La atención primaria, el acceso universal y la protección social representan las principales respuestas a estas expectativas. Las personas esperan asimismo que sus gobiernos instauren una serie de políticas públicas cuyas disposiciones abarquen desde el nivel local hasta el supranacional y sin las cuales la atención primaria y la cobertura universal perderían gran parte de su impacto y su sentido. Comprenden las políticas necesarias para hacer que los sistemas sanitarios funcionen adecuadamente y emprender acciones de salud pública muy beneficiosas para todos. Ya fuera del sector sanitario, comprenden las políticas que puedan contribuir a la salud y a la sensación de seguridad y garanticen a la vez el correcto manejo de cuestiones como el desarrollo urbano, el cambio climático, la discriminación por razones de género o la estratificación social.

Un primer grupo de políticas públicas fundamentales es el constituido por las políticas de los sistemas sanitarios (relacionadas con los medicamentos esenciales, la tecnología, el control de la calidad, los recursos humanos, la acreditación, etc.) de las que dependen la atención primaria y las reformas en pro de la cobertura universal. Por ejemplo, sin unos sistemas de suministro y logística en buen estado de funcionamiento, una red de atención primaria no puede operar adecuadamente: cabe citar el caso de Kenya, donde los niños están ahora mucho mejor protegidos contra la malaria gracias a que los servicios locales les han proporcionado mosquiteros tratados con insecticida[2]. Esto ha sido posible únicamente porque las actividades de atención primaria recibieron el apoyo de una iniciativa nacional que contaba con un firme compromiso político, mercadotecnia social y respaldo nacional para el suministro y la logística.

Unas políticas de salud pública eficaces que aborden problemas de salud prioritarios constituyen un segundo grupo sin el cual la atención primaria y las reformas en pro de la cobertura universal se verán dificultadas. Comprenden las políticas y los programas técnicos que ofrecen a los equipos de atención primaria orientaciones para hacer frente a problemas de salud prioritarios. Abarcan, asimismo, las intervenciones de salud pública clásicas, desde la higiene pública y la prevención de enfermedades a la promoción de la salud. Algunas de estas intervenciones, como la yodación de la sal, sólo son viables a nivel regional, nacional o, cada vez más, supranacional. Esto puede deberse a que sólo en esos niveles existe la autoridad necesaria para decidir sobre tales políticas, o a que es más eficiente elaborar y aplicar éstas en una escala que trascienda el ámbito local de la acción de atención primaria. Por último, las políticas públicas contemplan también la capacidad de respuesta rápida, en régimen de mando y control, para hacer frente a las amenazas graves para la salud pública, en particular epidemias y catástrofes. Esto último es de suma importancia política porque cualquier fallo en ese sentido menoscaba profundamente la confianza de la población en las autoridades sanitarias. La falta de preparación y las respuestas descoordinadas de los sistemas sanitarios canadiense y chino ante el brote de SRAS en 2003 levantaron enérgicas protestas públicas y terminaron conduciendo a la creación de un organismo nacional de salud pública en el Canadá. En China, esa misma falta de preparación y transparencia acarreó una crisis de confianza: una lección aprendida a tiempo para futuros acontecimientos[3,4].

El tercer conjunto de políticas de primera importancia se conoce como «la salud en todas las políticas» y se basa en el reconocimiento de que es posible mejorar la salud de la población mediante políticas controladas principalmente

Capítulo 4. Políticas públicas para la salud pública

por sectores distintos del sanitario[5]. Los contenidos de salud de los planes de estudio escolares, las políticas industriales en pro de la igualdad de género, y la seguridad de los alimentos y los bienes de consumo son cuestiones que pueden influir profundamente en la salud de comunidades enteras o incluso determinarla, y trascender las fronteras nacionales. No cabe abordarlas sin una colaboración intersectorial intensiva que conceda la debida importancia a la salud en todas las políticas.

Unas políticas públicas mejores pueden operar cambios reales por cauces muy diversos. Permiten movilizar a toda la sociedad en torno a cuestiones relacionadas con la salud, como en el caso de Cuba (recuadro 4.1), y proporcionar un entorno jurídico y social más o menos favorable para los resultados sanitarios. El grado de acceso legal al aborto, por ejemplo, codetermina la frecuencia y la mortalidad de los abortos inseguros[6]. En Sudáfrica, un cambio en la legislación amplió el acceso de las mujeres a una nutrida gama de opciones para la prevención y el tratamiento de los embarazos no deseados, lo que supuso un descenso del 91% en las defunciones relacionadas con abortos[7]. Las políticas públicas pueden anticiparse a futuros problemas. En Bangladesh, por ejemplo, los ciclones de gran intensidad y las inundaciones se cobraron 240 000 vidas en 1970. Gracias a los programas de preparación para emergencias y a los programas multisectoriales de reducción del riesgo, el número de muertos tras tormentas de intensidad similar o mayor descendió a 138 000 personas en 1991 y a 4500 personas en 2007[8,9,10].

En los 23 países en desarrollo que soportan el 80% de la carga mundial de enfermedades crónicas, si los fabricantes decidieran reducir voluntariamente el contenido en sal de los alimentos preparados y se emprendiera una

> **Recuadro 4.1** Movilización de recursos sociales para la salud en Cuba[14,15,16]
>
> En Cuba, la esperanza media de vida al nacer es la segunda más alta de las Américas: en 2006 se cifró en 78 años, y sólo 7,1 de cada 1000 niños murieron antes de cumplir los cinco años. Los indicadores educativos de los niños pequeños se encuentran entre los mejores de América Latina. Cuba ha logrado estos resultados pese a sus importantes dificultades económicas – incluso hoy, el PIB per cápita es de apenas I$ 4500. El éxito de Cuba en lo relativo a garantizar el bienestar infantil refleja su compromiso con la acción nacional de salud pública y la acción intersectorial.
>
> El desarrollo de recursos humanos para la salud ha sido una prioridad nacional. En la población cubana, la proporción de médicos es superior a la de cualquier otro país. La formación del personal de atención primaria se interesa específicamente por los determinantes sociales de la salud. Los profesionales se incorporan a equipos multidisciplinarios de establecimientos de atención primaria integral en los que se responsabilizan de la salud de una población definida geográficamente y prestan asistencia curativa y preventiva. Trabajan en estrecho contacto con sus comunidades, servicios sociales y escuelas, y revisan la salud de todos los niños dos veces al año con los profesores. Además, colaboran con organizaciones como la Federación de Mujeres Cubanas (FMC) y con instancias políticas, contactos que les proporcionan los medios para actuar sobre los determinantes sociales de la salud en sus comunidades.
>
> La política nacional cubana también ha dado prioridad a la inversión en el desarrollo infantil temprano. Existen tres programas educativos preescolares opcionales que, en conjunto, son seguidos por casi el 100% de los menores de seis años. En ellos, el cribado de los trastornos del desarrollo facilita la intervención precoz. Cuando se identifican niños con necesidades especiales, ellos y sus familias reciben atención individual por parte de equipos multidisciplinarios que comprenden tanto especialistas sanitarios como educativos. En Cuba, la política nacional no ha sucumbido al falso dilema de invertir en la fuerza laboral médica o actuar sobre los determinantes sociales de la salud. En lugar de ello ha promovido la cooperación intersectorial para mejorar la salud por medio de una sólida estrategia preventiva. En apoyo de esta política, se ha adiestrado a una nutrida fuerza de trabajo para que sea competente en la atención clínica, trabajando como un elemento activo de la comunidad atendida.

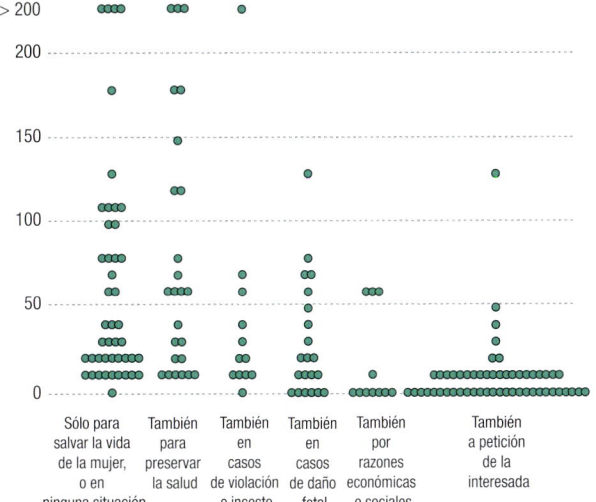

Figura 4.1 Defunciones atribuibles a abortos insuguros por 100 000 nacimientos, por supuestos legales del aborto[a,12,13]

[a] Cada punto representa un país.

campaña mediática sostenida animando a cambiar el régimen alimenticio, con una reducción del 15% de la sal de la dieta se podrían salvar 8,5 millones de vidas en un decenio. La aplicación de cuatro medidas del Convenio Marco para el Control del Tabaco (aumento de los impuestos sobre el tabaco; prohibición de fumar en el lugar de trabajo; envasado, etiquetado y campañas de sensibilización sobre los riesgos para la salud conformes al Convenio, y prohibición general de la publicidad, la promoción y el patrocinio) podría salvar otros 5,5 millones de vidas más en un decenio[11]. Como sucede a menudo cuando se tienen en cuenta los determinantes sociales, económicos y políticos de la enfermedad, las mejoras dependen de una colaboración fructífera entre el sector de la salud y otros sectores.

Políticas sistémicas ajustadas a los objetivos de la APS

Cada vez se tiene mayor conciencia de que, cuando hay componentes del sistema de salud que funcionan mal o están desajustados, el desempeño global se resiente. Denominados a veces «funciones básicas»[17] o «elementos constitutivos»[18], los componentes de los sistemas de salud comprenden las infraestructuras, los recursos humanos, la información, las tecnologías y la financiación, y todos ellos repercuten en la prestación de servicios. No se ajustan de manera espontánea o sencilla a la orientación prevista para las reformas de la APS que promueven la atención primaria y la cobertura universal: lograr ese ajuste exige adoptar medidas normativas explícitas e integrales.

La experiencia en la promoción de los medicamentos esenciales ha arrojado luz sobre las oportunidades y los obstáculos para instaurar unas políticas sistémicas eficaces en pro de la APS. Desde que la OMS estableció la *Lista Modelo de Medicamentos Esenciales* en 1977, ésta se ha convertido en un estímulo fundamental para la elaboración de políticas nacionales de medicamentos. Más del 75% de los 193 Estados Miembros de la OMS declaran disponer de una lista nacional de medicamentos esenciales, y más de cien países han elaborado una política nacional sobre medicamentos. Las encuestas revelan que estas políticas han logrado que se tenga acceso a medicamentos más baratos y seguros y que se haga un uso más racional de ellos[19,20]. Esta política en concreto se ha diseñado con éxito

para apoyar la APS y ofrece enseñanzas sobre la manera de afrontar los desafíos transversales planteados por las eficiencias de escala y la codependencia de los sistemas. Sin estas medidas, los costos en salud se disparan: cada día mueren casi 30 000 niños por enfermedades que podrían haberse tratado fácilmente si se hubiera tenido acceso a medicamentos esenciales[21].

Las políticas farmacéuticas muestran cómo pueden explotarse las eficiencias de escala de las organizaciones. La seguridad, la eficacia y la calidad de la atención tienen rasgos universales que permiten someterlas a normas internacionales acordadas a nivel mundial. La opción de que las autoridades nacionales adopten y adapten esas normas mundiales es mucho más eficiente que la de que cada país invente las suyas propias. Los mecanismos nacionales de toma de decisiones y de adquisición pueden así propiciar una selección de medicamentos racional y basada en la costoeficacia, y reducir los costes mediante la realización de compras a granel. La figura 4.2 muestra cómo, en Nueva Zelandia, la supervisión centralizada de la adquisición y subvención de los medicamentos mejoró significativamente el acceso a medicamentos esenciales al tiempo que redujo el precio medio de la receta. A una escala más amplia, mecanismos transnacionales como el empleado por el UNICEF para la adquisición internacional de vacunas, el Fondo Rotatorio de la OPS y el Servicio Farmacéutico Mundial para el tratamiento de la tuberculosis permiten ahorros considerables y garantías de calidad que los países difícilmente pueden negociar por sí solos[22,23,24,25].

Una segunda enseñanza fundamental de la experiencia con las políticas de medicamentos

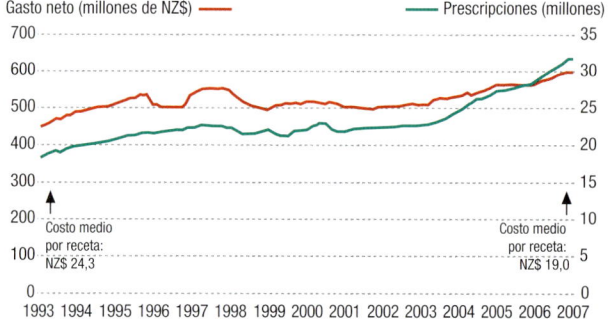

Figura 4.2 Gasto farmacéutico anual y número de recetas dispensadas en Nueva Zelandia desde la creación de la Agencia de Gestión Farmacéutica en 1993[26]

Capítulo 4. Políticas públicas para la salud pública

esenciales es que, si se mantiene aislada, una política no puede pretender ser aplicada de manera efectiva. En su formulación deben identificarse los otros elementos del sistema (financiación, información, infraestructuras o recursos humanos) de los que depende su aplicación. Los mecanismos de adquisición de productos farmacéuticos, por ejemplo, obligan a considerar factores importantes para las políticas de financiación de los sistemas: son interdependientes. Del mismo modo, las cuestiones de recursos humanos relacionadas con la educación de los consumidores y con la formación y las condiciones de trabajo de los proveedores tienden a ser determinantes clave de la utilización racional de los medicamentos.

Las políticas de recursos humanos de los sistemas han sido durante mucho tiempo un área desatendida y uno de los principales obstáculos para el desarrollo de los sistemas de salud[27]. La constatación de que para lograr los ODM relacionados con la salud es preciso corregir el masivo déficit de trabajadores sanitarios en los países de ingresos bajos ha dirigido por fin la atención a un área hasta ahora descuidada. Por otra parte, el dato de que cada vez se depende más de los trabajadores sanitarios migrantes para hacer frente a la escasez de estos profesionales en los países de la OCDE resalta el hecho de que las políticas de un país pueden repercutir considerablemente en las de otro. Las decisiones que toman – o no logran tomar – los países pueden tener importantes consecuencias a largo plazo. Los recursos humanos para la salud representan el insumo indispensable para la aplicación efectiva de las reformas en pro de la atención primaria y la cobertura universal, así como la personificación de los valores que definen la APS. Sin embargo, en ausencia de una decisión explícita de orientar las políticas relativas a la fuerza laboral sanitaria según los objetivos de la APS, las fuerzas del mercado que operan en el sistema de atención de salud impulsarán a los trabajadores sanitarios hacia una mayor subespecialización en instituciones de atención terciaria, cuando no hacia la migración a las grandes ciudades o a otros países. Por otra parte, las decisiones de políticas basadas en la APS se centran en el personal disponible para ampliar la cobertura a zonas insuficientemente atendidas y grupos de población desfavorecidos, de lo que son ejemplo la expansión de 11 grupos profesionales prioritarios en Malasia, la formación de 30 000 extensionistas sanitarios en Etiopía, los incentivos a los trabajadores sanitarios en Zambia para que prestaran servicio en zonas rurales, las 80 000 trabajadoras sanitarias (*Lady Health Workers*) en el Pakistán, o la delegación de funciones en el caso de la atención a los pacientes con VIH. Estas políticas dirigen las inversiones hacia la creación de equipos de atención primaria destinados a ser los centros neurálgicos del sistema sanitario basado en la APS: los 80 000 trabajadores sanitarios de los 30 000 equipos de salud familiar del Brasil o el reciclaje de más de 10 000 enfermeras y médicos en Turquía. Además, estas políticas requieren incentivos económicos y de otro tipo para competir eficazmente por los escasos recursos humanos, como ocurre en el Reino Unido, donde se han adoptado medidas para que el ejercicio profesional en atención primaria sea económicamente competitivo respecto a la especialización.

La actividad principal de los ministerios de salud y otras autoridades públicas consiste en aplicar en los diversos elementos constitutivos del sistema sanitario el conjunto de medidas y mecanismos necesarios para alcanzar sus metas en materia de salud. Cuando un país opta por basar su sistema sanitario en la APS, es decir, cuando empieza a poner en marcha reformas de la atención primaria y la cobertura universal, todas sus políticas sistémicas han de ajustarse a esas reformas, no sólo las relativas a los modelos de prestación de servicios o de financiación. Es posible elaborar políticas sistémicas que no tengan en cuenta la agenda de la APS, como también es posible ajustar las políticas en vigor a la APS, pero si se opta por ésta la aplicación efectiva no admite medias tintas: ninguno de los elementos constitutivos del sistema sanitario quedará intacto.

Políticas de salud pública

Adecuación de los programas sanitarios prioritarios a la APS

En el sector de la salud, gran parte de las intervenciones se centran en enfermedades concretas con una alta carga de morbilidad, como el VIH/SIDA, o en etapas del ciclo vital, como la infancia; son los denominados problemas de salud prioritarios. Los programas sanitarios diseñados para abordar estas prioridades son a menudo integrales en la medida en que fijan normas, ofrecen visibilidad y garantía de la calidad, y comprenden toda una gama de puntos de acceso para hacer frente a aquéllas a nivel local, nacional o regional. Según se formulen, las respuestas a esos problemas de salud prioritarios pueden reforzar o debilitar la APS[28].

En 1999, por ejemplo, el Departamento de Atención Primaria de la Sociedad Brasileña de Pediatría (SBP) preparó un plan para capacitar a sus miembros en la atención integrada a las enfermedades prevalentes en la infancia (AIEPI) y adaptar esa estrategia a las características epidemiológicas regionales[29]. Pese a haber impartido un curso de formación inicial, la SBP advirtió luego a los pediatras que la AIEPI no suplía la atención pediátrica tradicional y podría violar los derechos básicos de los niños y adolescentes. Más tarde, se opuso a la delegación de tareas al personal de enfermería, que forma parte de los equipos multidisciplinarios de Salud Familiar, columna vertebral de la política de APS del Brasil. Finalmente, la SBP intentó recuperar la atención a los niños y adolescentes como responsabilidad exclusiva de los pediatras argumentando que con ello se garantizaba una atención de óptima calidad.

La experiencia adquirida con los programas de salud prioritarios muestra que la forma en que están diseñados marca la diferencia: tratar de poner en pie todo un conjunto de reformas de la APS en torno a los requisitos particulares de una sola enfermedad genera grandes ineficiencias. Ahora bien, lo contrario es igualmente cierto. En efecto, se ha dicho que el SIDA es una metáfora de todo lo que aqueja a los sistemas de salud y a la sociedad en general[30], y la respuesta mundial a la pandemia de VIH puede considerarse también en muchos aspectos una guía para la APS. Desde sus inicios se ha fundado firmemente en los derechos y la justicia social[31]. Sus vínculos con grupos de alto riesgo a menudo marginados y desfavorecidos y su preocupación por la estigmatización han dado origen a actividades concertadas dirigidas a garantizar los derechos de dichos grupos al empleo, los servicios sociales y la atención sanitaria. Los esfuerzos por expandir los servicios para ajustarse a las metas del acceso universal han contribuido a poner de manifiesto las graves limitaciones que acarrea la crisis de la fuerza de trabajo. El reto de proporcionar tratamiento durante toda la vida en entornos con recursos limitados ha inspirado innovaciones, como un despliegue más eficaz del escaso personal disponible por medio de la «delegación de funciones», el uso de «defensores de los pacientes»[32] y la inesperada instauración de las historias clínicas electrónicas. Lo más importante es que la adopción de fórmulas basadas en la continuidad asistencial aplicada al VIH/SIDA, que se extiende desde la prevención hasta el tratamiento y los cuidados paliativos, ha contribuido a reactivar y reforzar aspectos fundamentales de la atención primaria, como la integralidad, la continuidad y la centralidad de la persona[32].

Iniciativas de salud pública de ámbito nacional

Aunque es esencial que los equipos de atención primaria aspiren a mejorar la salud de las poblaciones en el ámbito local, esta labor puede ser de escasa utilidad si, a nivel nacional y mundial, los responsables de las políticas no impulsan medidas de política pública más generales, fundamentales para modificar los hábitos alimentarios e influir en los determinantes sociales de la salud. Dichas medidas rara vez son aplicables únicamente en el contexto de las políticas locales. Las áreas clásicas en las que pueden resultar beneficiosas unas medidas de salud pública que trasciendan la escala local comprenden: la modificación de los comportamientos y los estilos de vida individuales; el control y la prevención de enfermedades; la higiene y los determinantes de la salud más generales, y la prevención secundaria, incluido el cribado de enfermedades[33]. Ello supone medidas como enriquecer el pan con ácido fólico, gravar el alcohol y el tabaco, y garantizar la inocuidad de los alimentos y la seguridad de los bienes de consumo y las sustancias tóxicas. Estas intervenciones de salud pública a escala nacional y transnacional pueden salvar millones de vidas. Se estima que la eliminación de los principales factores de riesgo de enfermedad, cosa técnicamente posible, reduciría las muertes prematuras en un 47% y alargaría en 9,3 años la esperanza de vida sana mundial[34]. Sin embargo, como ocurre con los programas prioritarios comentados anteriormente, las correspondientes políticas de salud pública deben diseñarse de manera que refuercen las reformas de la APS.

Capítulo 4. Políticas públicas para la salud pública

No todas estas intervenciones de salud pública mejorarán, por ejemplo, la equidad. Las actividades de promoción de la salud dirigidas a comportamientos de riesgo individuales, como las campañas de educación sanitaria para combatir el tabaquismo, la mala alimentación o el sedentarismo, a menudo han agravado involuntariamente las desigualdades. En ocasiones, las diferencias de origen socioeconómico en la aplicación de intervenciones de salud pública generales no sólo acarrearon un aumento de las inequidades en salud, sino también la culpabilización de las víctimas para explicar el fenómeno[35]. Sin embargo, unas políticas de salud pública bien diseñadas pueden reducir las inequidades tanto mejorando la salud de toda la población como dando prioridad explícitamente a grupos con problemas de salud[36]. La evidencia a favor de dar prioridad a las políticas públicas que reduzcan las inequidades es cada vez más abundante, gracias sobre todo al trabajo de la Comisión sobre Determinantes Sociales de la Salud (recuadro 4.2)[37].

Capacidad de respuesta rápida

Aunque las reformas de la APS hacen hincapié en la importancia de la implicación participativa y deliberativa de diversos interesados, las catástrofes humanitarias y los brotes epidémicos exigen una capacidad de respuesta rápida que es crucial para afrontar eficazmente el problema y un imperativo absoluto para mantener la confianza de la población en su sistema de salud. Puede ser vital declarar cuarentenas o prohibiciones de viajes, secuenciar rápidamente el genoma de un nuevo agente patógeno para mejor diseñar vacunas o tratamientos, o movilizar sin demora a trabajadores y centros sanitarios. Aunque ante una «emergencia» se suele contar con la necesaria buena voluntad y flexibilidad de esos diversos actores para darle respuesta, es más probable que ésta sea eficaz si se ha invertido seriamente en la preparación[38].

Las actividades mundiales relacionadas con la amenaza de una pandemia de gripe aviar (H5N1) ofrecen elementos interesantes para comprender cómo podrían los valores de la APS relacionados con las reformas en pro de la equidad, la cobertura universal y la atención primaria orientar las políticas que fundamenten la preparación y la respuesta. En el caso de la respuesta a la gripe estacional y la gripe pandémica, 116 laboratorios nacionales de gripe y cinco laboratorios de centros colaboradores internacionales se intercambian virus de la gripe en el marco de un sistema iniciado por la OMS hace más de 50 años. El sistema se aplicó para identificar nuevas amenazas de virus pandémicos y optimizar la preparación anual de una vacuna contra la gripe estacional que se utiliza fundamentalmente en los países industrializados. El hecho de que las zoonosis

> **Recuadro 4.2** Recomendaciones de la Comisión sobre Determinantes Sociales de la Salud[37]
>
> La Comisión sobre Determinantes Sociales de la Salud (CDSS), iniciativa de tres años de duración emprendida en 2005, estaba encargada de elaborar recomendaciones con base científica para actuar sobre los determinantes sociales con el propósito de reducir las inequidades en salud. La Comisión reunió una colección de materiales sin precedentes para orientar este proceso, obtenida a partir de redes de conocimiento temáticas, experiencias de la sociedad civil, asociados de los países y departamentos de la OMS. El informe final de la CDSS contiene unas recomendaciones muy detalladas, organizadas en torno a las tres recomendaciones generales siguientes.
>
> *1. Mejorar las condiciones de vida*
>
> Es fundamental mejorar el bienestar de las niñas y las mujeres, las condiciones en las que nacen los niños, el desarrollo de la primera infancia y la educación para las niñas y los niños, las condiciones de vida y trabajo, las políticas de protección social y las condiciones para una ancianidad próspera.
>
> *2. Luchar contra la distribución desigual del poder, el dinero y los recursos*
>
> Para combatir la inequidad sanitaria hay que atajar las inequidades asociadas al modo en que está organizada la sociedad. Ello requiere un sólido sector público comprometido, capaz y dotado de suficiente financiación, para lo que hay que fortalecer la gobernanza, incluidos una sociedad civil más fuerte y un sector privado responsable. En todos los niveles se impone aplicar un estilo de gobernanza que promueva la equidad.
>
> *3. Medir la magnitud del problema, analizarlo y evaluar los efectos de las intervenciones*
>
> Es fundamental reconocer el problema de la inequidad sanitaria y conseguir que se determine su magnitud a nivel nacional y mundial. Se necesitan sistemas nacionales e internacionales de vigilancia de la equidad sanitaria que permitan hacer un seguimiento sistemático de las inequidades sanitarias y los determinantes sociales de la salud, y evaluar los efectos de las políticas e intervenciones en la equidad sanitaria. Es preciso, asimismo, formar a los responsables de formular las políticas y los profesionales sanitarios, mejorar el conocimiento público de los determinantes sociales de la salud, y dar mayor cabida a éstos en las investigaciones.

humanas se concentren sobre todo en el mundo en desarrollo, unido al espectro de una pandemia mundial asociada a las cepas H5N1 del virus de la gripe, ha determinado que el interés por la gripe se extienda ahora a los países en desarrollo, y el tradicional sistema publicoprivado de producción de la vacuna de la gripe e intercambio de virus se está reconsiderando muy detenidamente. La esperanza de los países en desarrollo de lograr un acceso equitativo a la protección, incluido el acceso a antivirales y vacunas asequibles en caso de pandemia, está incidiendo en el fortalecimiento de la capacidad nacional y mundial: desde la vigilancia y los laboratorios hasta la transferencia de capacidad para la formulación y producción de vacunas, y la capacidad de almacenar reservas. En definitiva, la respuesta más equitativa es la más eficaz, y sólo de la participación de múltiples interesados en este proceso mundial de negociación puede surgir una capacidad de respuesta rápida de la máxima eficacia.

Hacia la salud en todas las políticas

La salud de las poblaciones no es un mero producto de las actividades del sector sanitario, ya se trate de intervenciones de atención primaria o de medidas de salud pública de ámbito nacional. Está determinada en gran medida por factores sociales y económicos y, consiguientemente, por políticas y acciones ajenas al sector sanitario. Los cambios en el lugar de trabajo, por ejemplo, pueden tener diversas consecuencias para la salud (cuadro 4.1).

Confrontadas a estos fenómenos, es probable que las autoridades sanitarias perciban al sector como impotente para hacer nada que no sea tratar de mitigar las consecuencias. No puede, por sí solo, redefinir relaciones laborales o acuerdos sobre desempleo. Tampoco tiene potestad para aumentar los impuestos sobre el alcohol, imponer normas técnicas para los vehículos de motor o regular la migración rural y el desarrollo de los barrios de tugurios, aunque todas estas medidas podrían reportar beneficios sanitarios. Por ejemplo, una buena gobernanza urbana es capaz de elevar a 75 años o más la esperanza de vida, que con una mala gobernanza apenas alcanza los 35 años[39]. Por lo tanto, es importante que el sector sanitario se asocie a otros sectores, no sólo con objeto de obtener su colaboración para hacer frente a los problemas de salud prioritarios ya identificados, como es el caso de las intervenciones de salud pública bien diseñadas, sino también para garantizar que se reconozca a la salud como uno de los resultados socialmente valorados de todas las políticas.

Esa acción intersectorial era un principio fundamental de la Declaración de Alma-Ata. Sin embargo, los ministerios de salud de muchos países han tenido que luchar para coordinarse con otros sectores o ejercer su influencia más allá del sistema sanitario del que son oficialmente responsables. Un obstáculo importante para cosechar los frutos de la acción intersectorial ha sido que en el sector sanitario se tiende a considerar esa colaboración como «un intento fundamentalmente simbólico de conseguir que otros sectores ayuden a los servicios [de salud]»[40]. Con frecuencia la acción intersectorial no se centra en mejorar las políticas de otros sectores, sino en instrumentalizar sus recursos: por ejemplo, movilizando a los maestros para que ayuden a distribuir mosquiteros o a los agentes de policía para que localicen a incumplidores del tratamiento antituberculoso, o utilizando los medios de transporte del ministerio de agricultura para la evacuación urgente de enfermos.

Un «enfoque pangubernamental» dirigido a incluir la «salud en todas las políticas» se rige por una lógica diferente[41,42]. No parte de un problema de salud específico y estudia cómo pueden contribuir otros sectores a resolverlo, como sería el caso, por ejemplo, de las enfermedades relacionadas con el tabaco, sino que empieza por estudiar los efectos de las políticas agrarias, educativas, medioambientales, fiscales, de vivienda, de transporte y de otro tipo sobre la salud, y seguidamente intenta trabajar con esos sectores para que, al tiempo que contribuyen al bienestar y la riqueza, sus políticas contribuyan también a la salud[5].

Otras políticas, tanto del sector público como del privado, pueden tener importancia para la salud desde dos perspectivas.

- Algunas pueden tener consecuencias adversas para la salud (cuadro 4.1). A menudo, dichas consecuencias se identifican a posteriori, como ocurre con los efectos perjudiciales de la contaminación atmosférica o industrial. Sin embargo, en muchos casos, también es posible preverlas o detectarlas en fases tempranas. Los responsables de la toma de decisiones en

Capítulo 4. Políticas públicas para la salud pública

Cuadro 4.1 Efectos adversos de los cambios de situación laboral en la salud[5]

Efectos adversos del desempleo en la salud	Efectos adversos de las reestructuraciones en la salud	Efectos adversos de las situaciones laborales atípicas en la salud
Tensión arterial alta	Menor satisfacción laboral, menor compromiso con la organización y más estrés	Mayores tasas de lesiones y enfermedades profesionales que entre los trabajadores con empleos estables a tiempo completo
Aumento de la depresión y la ansiedad	Percepción de injusticia en los procesos de reducción de plantilla	Alto grado de estrés, baja satisfacción laboral y otros factores negativos para la salud y el bienestar
Aumento de las visitas a médicos generales	Los sobrevivientes se enfrentan a nuevas tecnologías y métodos de trabajo, a nuevas condiciones físicas y psicológicas (menos autonomía, mayor intensidad de trabajo, cambios en las relaciones sociales, cambios en los contratos de trabajo y cambios del comportamiento personal)	Más frecuentes en los subsectores de servicios de distribución y personales, en los que las personas suelen tener menores niveles de instrucción y cualificación
Aumento de los síntomas de enfermedad coronaria		Baja proporción de trabajadores con derecho a indemnizaciones laborales y baja tasa de reclamaciones por parte de los que están cubiertos
Peor salud mental y más estrés		Aumento de los riesgos para la salud ocupacional debido a la intensificación del trabajo motivada por presiones económicas
Aumento de la morbilidad psíquica y de las consultas médicas		Deficiencias en la formación y la comunicación debido a la desorganización institucional y a la falta de regulación
Peor estado de salud autonotificado y aumento del número de problemas de salud	Cambios de las relaciones psicológicas y pérdida del sentimiento de confianza	Incapacidad de los trabajadores para organizar su propia protección
Aumento de los problemas familiares, en particular de las dificultades económicas	Estrés prolongado con signos fisiológicos y psicológicos	Las reclamaciones por dolencias traumáticas acumulativas son difíciles de demostrar, debido a la movilidad de los trabajadores
		Disminución de la capacidad para mejorar las condiciones de vida debido a la imposibilidad de obtener créditos, encontrar alojamiento, negociar prestaciones por jubilación o recibir formación
		Menor interés por las cuestiones ambientales y por la salud y seguridad en el trabajo

otros sectores pueden desconocer las consecuencias de dichas decisiones, en cuyo caso la colaboración con ellos, teniendo debidamente en cuenta las metas y los objetivos de los demás sectores, puede ser el primer paso para reducir al mínimo los efectos perjudiciales sobre la salud.

- Las políticas públicas formuladas por otros sectores (sobre educación, igualdad de género e inclusión social) pueden contribuir positivamente a la salud por cauces también insospechados para dichos sectores. Es posible potenciar sus efectos persiguiendo con mayor determinación esos resultados sanitarios positivos como parte integrante de la política. Por ejemplo, una política de igualdad de género sin más objetivo que ése puede redundar sin embargo en beneficios sanitarios, a menudo más importantes de lo previsto por sus proponentes. Al colaborar para aportar un mayor reconocimiento formal a estos resultados, la propia política de igualdad de género se ve reforzada, y las sinergias mejoran los resultados sanitarios. En ese caso el objetivo de la colaboración intersectorial es fortalecer las sinergias.

El hecho de no colaborar con otros sectores no está exento de consecuencias. Afecta al desempeño de los sistemas de salud y, en particular, a la atención primaria. Por ejemplo, el programa marroquí de lucha contra el tracoma se basó tanto en unos altos niveles de movilización comunitaria como en una colaboración eficaz con los ministerios de educación, de interior y de asuntos locales que resultó ser la clave para lograr la eliminación del tracoma[43]. Por el contrario, también en Marruecos, el programa de lucha antituberculosa no logró establecer lazos con las actividades de desarrollo urbano y reducción de la pobreza y, en consecuencia, su desempeño ha sido decepcionante[44]. Ambos fueron administrados por el mismo Ministerio de Salud y aplicados por personal con medios similares que trabajó sujeto a limitaciones de recursos análogas, pero con estrategias diferentes.

No lograr la colaboración con otros sectores tiene otra consecuencia, a saber, que las enfermedades evitables no se evitan. En el barrio de NGagne Diaw de Thiaroye-sur-Mer (Dakar, Senegal), la población se gana la vida reciclando informalmente baterías de plomo. Las autoridades no parecían muy preocupadas por la situación hasta que un grupo de muertes infantiles inexplicadas impulsaron una investigación. Se descubrió que la zona estaba contaminada con plomo, y que los hermanos y las madres de los niños muertos tenían concentraciones sumamente altas de plomo en la sangre. Ahora se necesitan importantes inversiones para hacer frente a las consecuencias sanitarias y sociales y para descontaminar la zona afectada, incluidos los hogares. Lamentablemente, antes de que se produjera este grupo de fallecimientos el sector de la salud no había considerado prioritario trabajar con otros sectores para intentar evitar esta situación[45].

Cuando la colaboración intersectorial tiene éxito, los beneficios para la salud pueden ser considerables, aunque las muertes evitadas destacan menos que las vidas perdidas. Por ejemplo, en Francia, la presión de la sociedad civil y los profesionales condujo a formular una estrategia multifacética de gran resonancia para mejorar la seguridad vial, que pasó a ser considerada un problema social y político que era preciso afrontar (y no un tema que incumbiera principalmente al sector sanitario). Varios sectores colaboraron en un esfuerzo sostenido cuyo objetivo fue reducir los accidentes de tránsito y que contó con un respaldo político de alto nivel; se hizo un seguimiento de los progresos al que se dio mucha publicidad y se logró reducir las víctimas mortales hasta en un 21% anual[46]. Los beneficios que para la salud y la equidad sanitaria tiene el hecho de trabajar para incluir la salud en todas las políticas se han puesto de manifiesto en programas como «Ciudades y Municipios Saludables», «Ciudades Sostenibles» y «Ciudades sin Tugurios», con enfoques integrados que van desde la participación en las sesiones presupuestarias y los mecanismos de responsabilización social a la recogida de datos y la intervención ambiental[47].

En las sociedades contemporáneas se tiende a fragmentar los problemas sanitarios entre diversas subinstancias que se ocupan de aspectos concretos de la salud o los sistemas sanitarios, y la capacidad de reunir los diversos elementos de las políticas públicas que inciden en la salud está subdesarrollada. Incluso en un contexto con abundantes recursos, como es la Unión Europea, el desarrollo de la base institucional necesaria para ello sigue siendo insuficiente[48]. A los ministerios de salud les corresponde un papel primordial en la creación de esa base, que es una de las estrategias fundamentales para progresar en la tarea de abordar los determinantes socioeconómicos de las enfermedades[49].

¿Por qué se invierte poco?

Pese a los beneficios y al relativo bajo costo de unas políticas públicas mejores, su potencial sigue estando en gran medida infrautilizado en todo el mundo. Un ejemplo muy llamativo es que sólo el 5% de la población mundial vive en países con una prohibición general de la publicidad, la promoción y el patrocinio del tabaco, pese a la probada eficacia de la medida en la reducción de los riesgos para la salud, riesgos que se cobrarán mil millones de vidas en este siglo[50].

El sector sanitario ha procedido de manera muy poco sistemática para mejorar las políticas públicas, basándose en datos fragmentarios y tomando decisiones erráticas, y ello se debe en gran medida a que la comunidad sanitaria apenas se ha esforzado en reunir y difundir esos datos. Pese a los progresos logrados en los últimos años, sigue siendo difícil encontrar información sobre la eficacia de intervenciones dirigidas, por ejemplo, a corregir inequidades sanitarias; y, cuando existe, sólo un círculo privilegiado de expertos tiene acceso a ella. Por consiguiente, la falta de información y pruebas científicas es una de las explicaciones de la escasa inversión.

Capítulo 4. Políticas públicas para la salud pública

Sin embargo, lo cierto es que, incluso para decisores políticos bien informados, muchas medidas de política pública están prácticamente destinadas a resultar impopulares: ya se trate de reducir el número de camas hospitalarias, de imponer el uso del cinturón de seguridad, de sacrificar aves de corral o de gravar el alcohol, es previsible que haya opositores y que a diario surjan controversias. Otras decisiones tienen tan poca visibilidad (por ejemplo, las medidas que garantizan la seguridad de la cadena de producción de alimentos) que su rédito político es escaso. Puede ser fácil llegar a un consenso sobre medidas severas en un momento de crisis, pero es bien sabido que la atención de la opinión pública se disipa rápidamente. Los políticos suelen dar preferencia a políticas que cosechan resultados en el plazo de ciclos electorales de entre dos y cuatro años y, por consiguiente, infravaloran las actividades cuyos beneficios, como los relacionados con la protección del medio ambiente o el desarrollo infantil temprano, se acumulan a lo largo de periodos de entre 20 y 40 años. Si la impopularidad desincentiva obstinadamente el compromiso político, similar efecto tiene la oposición activa de grupos de defensa de intereses que cuentan con abundantes recursos. Un claro ejemplo son los esfuerzos de la industria tabacalera por limitar el control del tabaco. Un rechazo parecido se observa ante la regulación de los residuos industriales y de la comercialización de alimentos para niños. Esos obstáculos a la orientación de las políticas públicas son reales y deben encararse de manera sistemática (véase el recuadro 4.3).

Estos desincentivos del compromiso político se ven agravados por la dificultad de coordinar las actividades en múltiples instituciones y sectores. Muchos países tienen una capacidad institucional limitada para hacerlo y, muy a menudo, no disponen de suficientes profesionales capaces de afrontar el trabajo que supone. La gestión de crisis, los horizontes de planificación a corto plazo, la falta de pruebas científicas comprensibles, los acuerdos intersectoriales confusos, los intereses creados y los errores de dirección del sector de la salud subrayan la necesidad de unas reformas integrales de las políticas para hacer realidad el potencial de la acción de salud pública. Afortunadamente, existen oportunidades prometedoras que es posible aprovechar.

Oportunidades de mejora de las políticas públicas

Información y evidencia de mejor calidad

Aunque hay sólidos indicios de que unas políticas públicas mejores pueden reportar enormes beneficios, la evidencia disponible sobre sus resultados y su costoeficacia es llamativamente escasa[52]. Conocemos bien la relación entre ciertos comportamientos – el tabaquismo, la alimentación, el ejercicio físico, etc. – y los resultados sanitarios, pero conocemos mucho menos la manera de lograr cambios de comportamiento de forma sistemática y sostenible a nivel poblacional. Incluso en contextos con abundancia de recursos los obstáculos son muchos: la escala temporal para el logro de resultados, la complejidad de la causalidad multifactorial de las enfermedades y de los efectos de las intervenciones, la falta de datos, los problemas metodológicos (entre ellos las dificultades para aplicar los criterios ampliamente aceptados que se emplean en la evaluación de métodos clínicos) y las diferentes perspectivas de los múltiples interesados participantes. La vigilancia de las enfermedades infecciosas está mejorando, pero la información sobre las enfermedades crónicas y sus determinantes o sobre las inequidades sanitarias es fragmentaria y, a menudo, poco sistemática. En muchos países, incluso los elementos básicos para estudiar la salud de la población y la recopilación de estadísticas sobre nacimientos y defunciones o sobre enfermedades son deficientes (recuadro 4.4)[53].

Sin embargo, en los últimos 30 años se ha producido un salto cualitativo en la producción de pruebas para la medicina clínica gracias a iniciativas colectivas como la Colaboración Cochrane y la Red Internacional de Epidemiología Clínica[56,57]. Es posible lograr avances similares en la generación de evidencia sobre las políticas públicas, si bien esas actividades son todavía muy preliminares en comparación con los enormes recursos de que disponen las investigaciones en otras áreas de la salud, por ejemplo en tecnologías médicas de diagnóstico y tratamiento. Con todo, un indicio de progreso es que los responsables de políticas utilizan cada vez más las revisiones sistemáticas[58,59].

75

Hay dos opciones para fortalecer considerablemente el acervo de conocimientos.

- Acelerar la organización de revisiones sistemáticas de las intervenciones fundamentales y su evaluación económica. Una forma de hacerlo es ampliar las competencias de los organismos de evaluación de la tecnología sanitaria para que incluyan la evaluación de las intervenciones de salud pública y la manera de aplicarlas, ya que con ello se haría uso de las capacidades institucionales existentes con recursos segregados del resto (*ring-fenced*). Las nuevas redes de colaboración, como la Campbell Collaboration[60], pueden actuar como catalizadores y sacar provecho de la ventaja

---

Recuadro 4.3 Cómo tomar decisiones de política pública impopulares[51]

En el Séptimo Foro del Futuro de altos directivos sanitarios, organizado en 2004 por la Oficina Regional para Europa de la OMS, se debatieron las dificultades con que pueden tropezar los decisores a la hora de tomar decisiones de políticas impopulares. Una decisión popular suele ser consecuencia de una amplia demanda de la población; una decisión impopular a menudo no responde a expectativas de la población claramente expresadas, pero se toma porque el ministro sabe que es la medida correcta para lograr beneficios sanitarios y mejorar la calidad. Por lo tanto, en el caso de una decisión potencialmente impopular no se debe intentar hacerla popular, sino comprensible y, por ende, aceptable. Aumentar la popularidad de las decisiones no es un ejercicio teórico: requiere un respaldo real. En el caso de medidas que probablemente vayan a resultar impopulares, los participantes en el foro convinieron en que es aconsejable que los directivos sanitarios apliquen algunas de las recomendaciones siguientes.

Hablar de salud y mejora de la calidad: la salud es el área básica de conocimientos y competencias, por lo que se debe empezar por explicar de qué forma la decisión mejorará la calidad de la salud y la atención sanitaria. Puede resultar útil evitar los argumentos no sanitarios de difícil promoción; por ejemplo, si hay que cerrar hospitales, es mucho mejor hablar de mejora de la calidad de la atención que de contención de costos.

Ofrecer compensaciones: explicar qué recibirán las personas para compensar lo que tendrán que ceder. Ofrecer algunos beneficios en otros sectores o en otros servicios; equilibrar las noticias buenas y las malas para elaborar una interpretación de la decisión en la que todos ganen.

Ser firmes en la aplicación: las autoridades sanitarias deben abstenerse de presentar una medida mientras no estén resueltas a aplicarla.

Ser transparentes: explicar quién toma la decisión y lo que está en juego tanto para los implicados como para los afectados. Enumerar a todos los interesados e indicar si su implicación tiene carácter negativo.

Evitar las decisiones aisladas: diseñar y proponer las decisiones como parte de un plan o estrategia general.

Elegir el momento oportuno: antes de adoptar una decisión es esencial dedicar tiempo suficiente a preparar y elaborar un buen plan; una vez listo, probablemente la mejor opción sea actuar con rapidez para aplicarlo.

Implicar a todos los grupos: incorporar al debate tanto a los grupos desfavorecidos como a los que se beneficiarán de la decisión. Diversificar el enfoque.

No esperar el apoyo de los medios de comunicación por el mero hecho de que la decisión sea la correcta desde el punto de vista de los beneficios sanitarios. No se puede esperar que los medios sean siempre neutrales o favorables; con frecuencia se suman al debate arrastrados por los opositores a la medida. Hay que prever que se tendrán roces con la prensa.

Ser modestos: hay más probabilidades de que la decisión resulte aceptable si los decisores reconocen públicamente que existe incertidumbre respecto al resultado y se comprometen con franqueza a supervisar y evaluar los resultados. Esto deja la puerta abierta a ajustes durante el proceso de aplicación.

Prepararse para los cambios rápidos: a veces los sentimientos del público cambian rápidamente y lo que se percibía como oposición puede convertirse en aceptación.

Prepararse para las crisis y los efectos secundarios imprevistos: algunos grupos de población pueden verse especialmente afectados por la decisión (como es el caso de los médicos generales cuando se cierran hospitales). Los decisores en materia de salud pública han de afrontar reacciones que no estaban previstas.

Atenerse a pruebas fiables: la aceptación pública puede ser baja aunque no haya razones objetivas para ello. Disponer de datos de calidad es una buena manera de orientar el debate y evitar la oposición.

Utilizar ejemplos de otros países: los decisores pueden estudiar lo que se está haciendo en otros lugares y explicar por qué otros países abordan un determinado problema de distinta manera; pueden utilizar estos argumentos para mejorar la aceptabilidad de las decisiones en su propio país.

Implicar a los profesionales de la salud y, sobre todo, *ser valientes.*

comparativa de la eficiencia de escala y las comparaciones internacionales.

- Acelerar la documentación y evaluación de las medidas pangubernamentales mediante técnicas basadas en la experiencia inicial con instrumentos de «evaluación del impacto sanitario» o «evaluación del impacto en la equidad sanitaria»[61,62,63]. Aunque estos instrumentos se encuentran todavía en fase de desarrollo, los responsables de políticas los demandan cada vez más para este tipo de análisis, desde el nivel local hasta el supranacional (véase el recuadro 4.5). Las pruebas científicas de su utilidad siguen aumentando[64,65,66], y constituyen una forma estratégica de organizar debates intersectoriales más reflexivos. Esto, en sí mismo, supone una incursión en uno de los aspectos más difíciles de resolver de la utilización de la base de pruebas científicas disponibles: la patente necesidad de una comunicación más sistemática acerca de los posibles beneficios sanitarios que se derivarían de unas políticas públicas mejores. Los decisores, en particular los de otros sectores, no conocen suficientemente las consecuencias sanitarias de sus políticas ni los beneficios que podrían derivarse de ellas. Establecer una comunicación que trascienda el ámbito del especialista es tan importante como obtener evidencia y exige fórmulas mucho más eficaces para difundir esa evidencia entre los responsables de políticas[67]. Formular las pruebas científicas sobre la salud de la población en función del impacto sanitario de las políticas, no siguiendo los modos tradicionales de comunicación entre especialistas en salud, puede modificar radicalmente la naturaleza y la calidad del diálogo sobre las políticas.

Recuadro 4.4 El escándalo de la invisibilidad: cuando los nacimientos y las defunciones no se contabilizan

El registro civil (registro oficial de nacimientos y defunciones) es tanto un producto del desarrollo económico y social como una condición para la modernización. Su cobertura no ha mejorado mucho en las últimas décadas (véase la figura 4.3). Casi el 40% (48 millones) de los 128 millones de nacimientos que se producen anualmente en el mundo quedan sin contabilizar debido a la ausencia de sistemas de registro civil[53]. La situación es aún peor en el caso del registro de defunciones. A nivel mundial, las dos terceras partes (38 millones) de los 57 millones de fallecimientos anuales no se registran. La OMS sólo recibe estadísticas fiables sobre causas de muerte de 31 de sus 193 Estados Miembros.

Los esfuerzos internacionales por mejorar la infraestructura de las estadísticas vitales en los países en desarrollo han sido demasiado limitados en magnitud y alcance[54]. Ni la comunidad sanitaria mundial ni los países han concedido a la elaboración de las estadísticas sanitarias y los sistemas de registro civil la misma prioridad que a las intervenciones de salud. Dentro del sistema de las Naciones Unidas, el desarrollo de los sistemas de registro civil no está asignado a una instancia identificable. No existen mecanismos de coordinación para hacer frente al problema y atender las solicitudes de asistencia técnica para movilizar los recursos técnicos y financieros necesarios. Crear la infraestructura de los sistemas de registro civil para conseguir que se contabilicen todos los nacimientos y las defunciones requiere la colaboración entre múltiples asociados de diversos sectores. Hacen falta una promoción sostenida, el fomento de la confianza pública, marcos jurídicos propicios, incentivos, apoyo financiero, recursos humanos y sistemas modernizados de gestión de datos[55]. Cuando funcionan bien, las estadísticas vitales proporcionan información básica para el establecimiento de prioridades. La ausencia de avances en el registro de los nacimientos y las defunciones es un obstáculo importante para el diseño y la aplicación de las reformas de la APS.

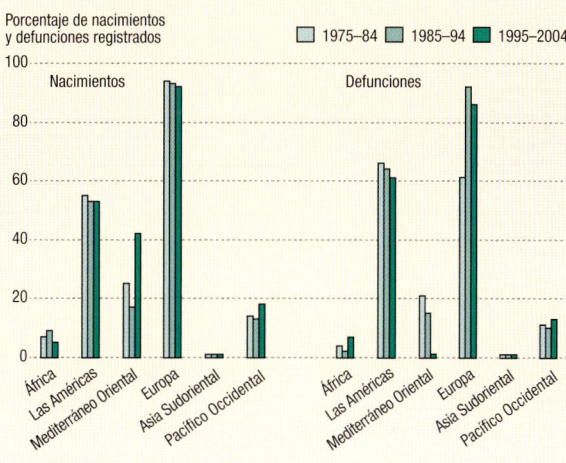

Figura 4.3 Porcentaje de nacimientos y defunciones registrados en los países con sistemas completos de registro civil, por regiones de la OMS, 1975-2004[a]

[a] Fuente: adaptado de [54].

Cambios en el panorama institucional

Junto con la falta de evidencia, el ámbito en el que están apareciendo nuevas oportunidades es el de la capacidad institucional para elaborar políticas públicas ajustadas a los objetivos de la APS. Pese a la resistencia, por parte entre otros de los donantes, a asignar una cantidad considerable de fondos a los institutos nacionales de salud pública (INSP)[69], los responsables de políticas dependen mucho de ellos o de sus equivalentes funcionales. En muchos países, los INSP han sido los principales proveedores de competencias técnicas independientes para la salud pública, pero también, de manera más general, para las políticas públicas. Algunos tienen un historial prestigioso: la Fiocruz en el Brasil, el Instituto de Medicina Tropical «Pedro Kourí» en Cuba, Kansanterveyslaitos en Finlandia, los Centros para el Control y la Prevención de Enfermedades en los Estados Unidos, o el Instituto Nacional de Higiene y Epidemiología en Viet Nam. Ellos dan testimonio de la importancia que los países conceden al hecho de poder contar con estos medios[69]. Sin embargo, esas entidades son cada vez menos capaces de afrontar las numerosas demandas nuevas de políticas públicas para proteger o promover la salud. Esta tendencia está dejando a los clásicos institutos de salud pública nacionales e internacionales con un mandato sobredimensionado e insuficientemente financiado, lo que plantea problemas de dispersión y dificultades para reunir una masa crítica de competencias diversificadas y especializadas (figura 4.4).

Entretanto, el panorama institucional está cambiando a medida que los recursos de apoyo a las políticas públicas se reparten por una multitud de instituciones nacionales y supranacionales. El número de lugares que albergan competencia técnica, a menudo especializados en algún aspecto de las políticas públicas, ha aumentado considerablemente, generando una amplia gama de formas institucionales que abarca centros de investigación especializados, fundaciones, departamentos universitarios, consorcios

---

Recuadro 4.5 Directrices de la Unión Europea para el análisis del impacto[68]

Las directrices de la Unión Europea indican que las respuestas a las siguientes preguntas pueden constituir la base de un análisis del impacto de las intervenciones de salud pública propuestas.

Salud pública y seguridad

La opción propuesta:

- ¿Repercutirá en la salud y la seguridad de los individuos o las poblaciones, incluidas la esperanza de vida, la mortalidad y la morbilidad, debido a su impacto en el entorno socioeconómico (por ejemplo, en el entorno de trabajo, los ingresos, la educación, el empleo o la alimentación)?
- ¿Aumentará o reducirá el riesgo de bioterrorismo?
- ¿Aumentará o reducirá los riesgos sanitarios atribuibles a sustancias nocivas para el medio natural?
- ¿Repercutirá en la salud por influir en los niveles de ruido o en la calidad del aire, el agua o el suelo en zonas pobladas?
- ¿Repercutirá en la salud por incidir en el uso de los recursos energéticos o la eliminación de residuos?
- ¿Repercutirá en los determinantes de la salud relacionados con el modo de vida, como el consumo de tabaco o alcohol, o la actividad física?
- ¿Tendrá efectos específicos en determinados grupos de riesgo (definidos por la edad, el sexo, una discapacidad, la pertenencia a un grupo social, la movilidad, la región, etc.)?

Acceso a la protección social, la salud y la educación, y efectos sobre los sistemas correspondientes

La opción propuesta:

- ¿Repercutirá en la calidad de los servicios y en el acceso a ellos?
- ¿Tendrá efectos sobre la formación y la movilidad de los trabajadores (salud, formación, etc.)?
- ¿Repercutirá en el acceso de las personas a la enseñanza pública o privada o a la formación profesional y continua?
- ¿Repercutirá en la prestación transfronteriza de servicios, la derivación de pacientes a médicos/centros de otros Estados miembros y la cooperación en las regiones fronterizas?
- ¿Repercutirá en la financiación, la organización y la accesibilidad de los sistemas sociales, sanitarios y educativos (incluida la formación profesional)?
- ¿Repercutirá en la libertad o la autogestión de los centros universitarios o educativos superiores?

Capítulo 4. Políticas públicas para la salud pública

independientes y grupos de estudio, proyectos, organismos técnicos e iniciativas diversas. El Consejo de la Fundación para la Promoción de la Salud de Malasia, el Consejo Asesor sobre el Alcohol de Nueva Zelandia y la Comisión de Promoción de la Salud de Estonia muestran que los canales de financiación se han diversificado y pueden incluir becas y contratos de investigación, subsidios gubernamentales, donaciones, o impuestos especiales sobre las ventas de tabaco y alcohol. Esto da lugar a una red de competencias técnicas más compleja y difusa, pero también mucho más rica.

La colaboración transfronteriza permite obtener importantes eficiencias de escala en diversas cuestiones de política pública. Por ejemplo, la Asociación Internacional de Institutos Nacionales de Salud Pública (IANPHI) ayuda a los países a elaborar estrategias orientadas a desarrollar la capacidad institucional[70]. En este contexto, como parte del desarrollo institucional se deberán establecer unas estrategias meditadas para la especialización y la complementariedad, prestando atención al reto que plantean el liderazgo y la coordinación.

Al mismo tiempo, esto ofrece perspectivas para producir una fuerza de trabajo muy diversa y especializada, esencial para conseguir unas políticas públicas mejores. Las escuelas de salud pública, la medicina comunitaria y la enfermería comunitaria han sido tradicionalmente los principales proveedores institucionales de esa fuerza de trabajo. Sin embargo, producen un número demasiado escaso de profesionales que con demasiada frecuencia están centrados en la lucha contra enfermedades y en la epidemiología clásica, y que generalmente no han recibido la preparación adecuada para un ejercicio profesional basado en la flexibilidad, el aprendizaje continuo y un liderazgo coordinado.

El desarrollo institucional multicéntrico brinda ocasiones para una reconsideración fundamental de los planes de estudio y de los contextos institucionales de la formación previa al empleo, con un adiestramiento en el puesto de trabajo en estrecho contacto con las instituciones en las que se ubica y desarrolla la competencia técnica[71]. En este sentido, hay indicios prometedores de renovación en la Región de Asia Sudoriental de la OMS (SEARO) que deben aprovecharse para impulsar ideas y medidas similares en otros lugares[27]. El creciente intercambio transfronterizo de conocimientos teóricos y prácticos, unido al interés mundial por mejorar la capacidad de formulación de políticas públicas, está creando nuevas oportunidades orientadas a preparar no sólo a profesionales en número más acorde con las necesidades, sino, sobre todo, a profesionales con una visión más amplia y mejor preparados para abordar problemas complejos de salud pública en el futuro.

Una acción sanitaria mundial equitativa y eficiente

En muchos países se están delegando las responsabilidades de los servicios de salud y sociales en instancias locales, al tiempo que las políticas financieras, comerciales, industriales y agrícolas van trasladándose al plano internacional: los resultados sanitarios han de obtenerse a nivel local, mientras que los determinantes de la salud están bajo influencias internacionales. Los países ajustan cada vez más sus políticas públicas a las de un mundo globalizado, lo cual presenta tanto oportunidades como riesgos.

En este proceso de adaptación a la globalización, las fragmentadas competencias normativas de los sistemas de gobernanza nacionales están convergiendo. Varios ministerios, como los de salud, agricultura, finanzas, comercio y asuntos exteriores, estudian ahora juntos la mejor manera de fundamentar las posiciones comerciales antes

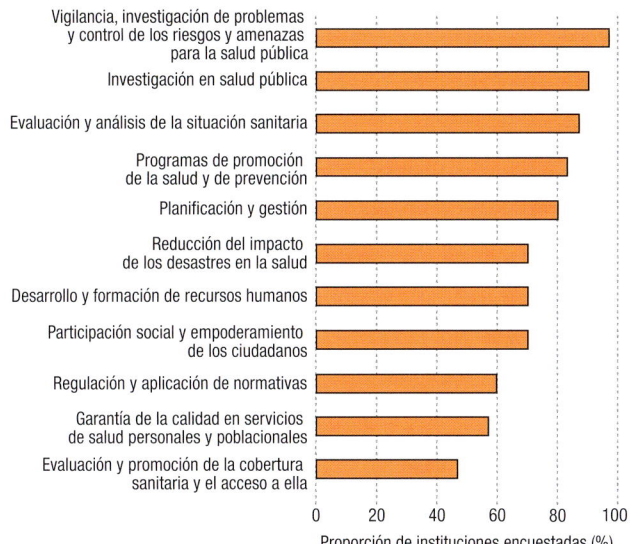

Figura 4.4 Funciones esenciales de salud pública que 30 instituciones nacionales de salud pública consideran parte de su cartera[69]

de las negociaciones, hacer aportaciones durante éstas, y sopesar los costes y beneficios de otras opciones de políticas relacionadas con la salud, la economía y el futuro de los ciudadanos. Esta creciente «interdependencia» de la salud mundial se acompaña de una proliferación de actividades que se manifiesta a escala internacional. Así pues, el reto consiste en garantizar que las nuevas redes de gobernanza sean suficientemente integradoras de todos los actores y sectores, atentas a las necesidades y demandas locales, responsables y orientadas hacia la justicia social[72]. La reciente aparición de una crisis alimentaria mundial confiere aún mayor legitimidad a la contribución del sector sanitario a una respuesta mundial en evolución. Se está abriendo gradualmente un espacio para tener en cuenta la salud en los acuerdos comerciales negociados a través de la OMC (Organización Mundial del Comercio). Aunque su aplicación ha resultado problemática, las flexibilidades convenidas en Doha para que el Acuerdo sobre los Aspectos de los Derechos de Propiedad Intelectual relacionados con el Comercio (ADPIC)[73] contemplara la concesión obligatoria de licencias para los productos farmacéuticos son un ejemplo de las nuevas políticas mundiales orientadas a proteger la salud.

La demanda de normas y criterios mundiales crece a medida que las amenazas para la salud van desplazándose de zonas en las que las medidas de seguridad se están reforzando a lugares en los que apenas existen. Reunir las competencias y los procedimientos necesarios es complejo y costoso. Los países recurren cada vez más a mecanismos mundiales y a la colaboración[74], tendencia que se inició hace más de 40 años, en 1963, con la creación de la Comisión del Codex Alimentarius por la Organización de las Naciones Unidas para la Agricultura y la Alimentación (FAO) y la OMS, con objeto de coordinar las normas alimentarias internacionales y la protección de los consumidores. Otro ejemplo de larga data es el Programa Internacional de Seguridad de las Sustancias Químicas, creado en 1980 como programa conjunto de la OMS, la Organización Internacional del Trabajo (OIT) y el Programa de las Naciones Unidas para el Medio Ambiente (PNUMA). En la Unión Europea, las normas de protección de la salud son elaboradas por diversos organismos y se aplican en todo el territorio. Dados el coste y la complejidad de la farmacovigilancia, muchos países adaptan y utilizan las normas de la Administración de Alimentos y Medicamentos de los Estados Unidos (FDA). La OMS establece normas mundiales para las concentraciones tolerables de muchos contaminantes. Al mismo tiempo, los países deben ya sea emprender estos procesos por sí mismos, o garantizar el acceso a normas de otros países o de organismos internacionales, adaptadas a su propio contexto.

Así pues, el imperativo de emprender una acción de salud pública mundial impone más exigencias a la capacidad y la fortaleza del liderazgo sanitario para responder a la necesidad de proteger la salud de sus comunidades. La acción local debe ir acompañada de la coordinación de los diversos interesados y sectores dentro de los países. Requiere, asimismo, que los retos sanitarios mundiales se gestionen por medio de la colaboración y la negociación internacional. Como se muestra en el siguiente capítulo, ésa es una responsabilidad fundamental del Estado.

Referencias

1. Sen A. *Development as freedom*. Oxford, Oxford University Press, 1999.
2. Fegan GW et al. Effect of expanded insecticide-treated bednet coverage on child survival in rural Kenya: a longitudinal study. *Lancet*, 2007, 370:1035-1039.
3. Liu Y. China's public health-care system: facing the challenges. *Bulletin of the World Health Organization*, 2004, 82:532-538.
4. Kaufman JA. China's heath care system and avian influenza preparedness. *Journal of Infectious Diseases*, 2008, 197(Suppl. 1):S7-S13.
5. Ståhl T et al, eds. *Health in all policies: prospects and potentials*. Helsinki, Ministry of Social Affairs and Health, 2006.
6. Berer M. National laws and unsafe abortion: the parameters of change. Reproductive Health Matters, 2004, 12:1-8.
7. Grimes DA et al. Unsafe abortion: the preventable pandemic. *Lancet*, 2006, 368:1908-1919.
8. Sommer A, Mosley WH. East Bengal cyclone of November 1970: epidemiological approach to disaster assessment. *Lancet*, 1972, 1:1029-1036.
9. Bern C et al. Risk factors for mortality in the Bangladesh cyclone of 1991. *Bulletin of the World Health Organization*, 1993, 71:73-78.
10. Chowdhury AM. Comunicación personal, 2008.
11. Asaria P et al. Chronic disease prevention: health effects and financial costs of strategies to reduce salt intake and control tobacco use. *Lancet*, 2007, 370:2044-2053.
12. *World abortion policies 2007*. New York NY, United Nations, Department of Economic and Social Affairs, Population Division, 2007 (ST/ESA/SER.A/264, Wallchart).
13. *Unsafe abortion. Global and regional estimates of the incidence of unsafe abortion and associated mortality in 2003*, 5th ed. Geneva, World Health Organization, 2007.
14. *Maternal health and early childhood development in Cuba*. Ottawa, Committee on Social Affairs, Science and Technology, 2007 (Second Report of the Subcommittee on Population Health of the Standing Senate).
15. Evans RG. Thomas McKeown, meet Fidel Castro: physicians, population health and the Cuban paradox. *Healthcare Policy*, 2008, 3:21-32.

Capítulo 4. Políticas públicas para la salud pública

16. Spiegel JM, Yassi A. Lessons from the margins of globalization: appreciating the Cuban health paradox. *Journal of Public Health Policy*, 2004, 25:85-110.
17. *Informe sobre la salud en el mundo 2000 – Mejorar el desempeño de los sistemas de salud*. Ginebra, Organización Mundial de la Salud, 2000.
18. Everybody's business – strengthening health systems to improve health outcomes. Geneva, World Health Organization, Health Systems Services, 2007.
19. Hogerzeil HV. The concept of essential medicines: lessons for rich countries. *BMJ*, 2004, 329:1169-1172.
20. *Measuring medicine prices, availability, affordability and price components*, 2nd ed. Geneva, Health Action International and World Health Organization, 2008 (http://www.haiweb.org/medicineprices/, consultado el 20 de agosto de 2008).
21. Black RE, Morris SS, Bryce J. Where and why are 10 million children dying every year? *Lancet*, 2003, 361:2226-2234.
22. *Supply annual report 2007*. Copenhagen, United Nations Children's Fund Supply Division, 2008.
23. Tambini G et al. Regional immunization programs as a model for strengthening cooperation among nations. *Revista panamericana de salud pública*, 2006, 20:54-59.
24. EPI Revolving Fund: quality vaccines at low cost. *EPI Newsletter*, 1997, 19:6-7.
25. Matiru R, Ryan T. The global drug facility: a unique, holistic and pioneering approach to drug procurement and management. *Bulletin of the World Health Organization*, 2007, 85:348-353.
26. *Annual Report*. Wellington, Pharmaceutical Management Agency, 2007.
27. *Informe sobre la salud en el mundo 2006 – Colaboremos por la salud*. Ginebra, Organización Mundial de la Salud, 2006.
28. Victora CG et al. Achieving universal coverage with health interventions. *Lancet*, 2004, 364:1555-1556.
29. Freitas do Amaral JJ et al. Multi-country evaluation of IMCI, Brazil study. Ceará, Federal University of Ceará, ND.
30. Sontag S. *AIDS and its metaphors*. New York NY, Farrar, Straus & Giroux, 1988.
31. Mann JM et al, eds. *Health and human rights: a reader*. New York NY, Routledge, 1999.
32. Friedman S, Mottiar S. A rewarding engagement? The treatment action campaign and the politics of HIV/AIDS. *Politics and Society*, 2005, 33:511-565.
33. Ottawa Charter for Health Promotion. In: *First International Conference on Health Promotion, Ottawa, 21 November 1986*. Geneva, World Health Organization, Department of Human Resources for Health, 1986 (WHO/HPR/HEP/95.1; http://www.who.int/hpr/NPH/docs/ottawa_charter_hp.pdf, consultado el 2 de julio de 2008).
34. Ezzati M et al. Comparative risk assessment collaborating group. Estimates of global and regional potential health gains from reducing multiple major risk factors. *Lancet*, 2003, 362:271-280.
35. Friel S, Chopra M, Satcher D. Unequal weight: equity oriented policy responses to the global obesity epidemic. *BMJ*, 2007, 335:1241-1243.
36. Satcher D, Higginbotham EJ. The public health approach to eliminating disparities in health. *American Journal of Public Health*, 2008, 98:400-403.
37. Commission on Social Determinants of Health. *Closing the gap in a generation: health equity through action on the social determinants of health. Final report*. Geneva, World Health Organization, 2008 (en prensa).
38. *Informe sobre la salud en el mundo 2007: Un porvenir más seguro – Protección de la salud pública mundial en el siglo XXI*. Ginebra, Organización Mundial de la Salud, 2007.
39. Satterthwaite D. In pursuit of a healthy urban environment. In: Marcotullkio PJ, McGranahan G, eds. *Scaling urban environmental challenges: from local to global and back*. London, Earthscan, 2007.
40. Taylor CE, Taylor HG. Scaling up community-based primary health care. In: Rohde J, Wyon J, eds. *Community-based health care: lessons from Bangladesh to Boston*. Boston, Management Sciences for Health, 2002.
41. WHO/Public Health Agency Canada Collaborative Project. *Improving health equity through intersectoral action*. Geneva, World Health Organization, 2008 (en prensa).
42. Puska P. Health in all policies. *European Journal of Public Health*, 2007, 17:328.
43. Chami Y, Hammou J, Mahjour J. Lessons from the Moroccan national trachoma control programme. *Community Eye Health*, 2004, 17:59.
44. Dye C et al. The decline of tuberculosis epidemics under chemotherapy: a case study in Morocco. *International Journal of Tuberculosis and Lung Disease*, 2007, 11:1225-1231.
45. *Senegal: outbreak of lead intoxication in Thiaroye sur Mer 20 June 2008*. Geneva, World Health Organization, 2008 (http://www.who.int/environmental_health_emergencies/events/Senegal2008/en/index.html, consultado el 21 de julio de 2008).
46. Muhlrad N. *Road safety management in France: political leadership as a path to sustainable progress*. Paper presented at: Gambit 2004 Road Safety Conference, Gdansk, April 2004.
47. *Our cities, our health, our future: acting on social determinants for health equity in urban settings*. Geneva, World Health Organization, 2007.
48. Koivusalo M. Moving health higher up the European agenda. In: Ståhl T et al, eds. *Health in all policies: prospects and potentials*. Helsinki, Ministry of Social Affairs and Health, 2006:21-40.
49. Gilson L et al. *Challenging health inequity through health systems*. Geneva, World Health Organization, 2007.
50. *WHO report on the global tobacco epidemic, 2008: the MPOWER package*. Geneva, World Health Organization, 2008.
51. Anaudova A. *Seventh Futures Forum on Unpopular Decisions in Public Health*. Copenhagen, World Health Organization Regional Office for Europe, 2005.
52. Allin S et al. *Making decisions on public health: a review of eight countries*. Geneva, World Health Organization, European Observatory on Health Systems and Policies, 2004.
53. Setel PW et al. on behalf of the Monitoring of Vital Events (MoVE) writing group. A scandal of invisibility: making everyone count by counting everyone. *Lancet*, 2007 (publicado en línea: DOI: 10.1016/S0140-6736(07)61307-5).
54. Mahapatra P et al. on behalf of the Monitoring of Vital Events (MoVE) writing group. Civil registration systems and vital statistics: successes and missed opportunities. *Lancet*, 2007 (publicado en línea: DOI: 10.1016/S0140-6736(07)61308-7).
55. AbouZahr C et al. on behalf of the Monitoring of Vital Events (MoVE) writing group. The way forward. *Lancet*, 2007 (publicado en línea: DOI: 10.1016/S0140-6736(07)61310-5).
56. Volmink J et al. AM. Research synthesis and dissemination as a bridge to knowledge management: the Cochrane Collaboration. *Bulletin of the World Health Organization*, 2004, 82:778-783.
57. Halstead SB, Tugwell P, Bennett K. The International Clinical Epidemiology Network (INCLEN): a progress report. *Journal of Clinical Epidemiology*, 1991, 44:579-589.
58. Waters E et al. Cochrane Collaboration. Evaluating the effectiveness of public health interventions: the role and activities of the Cochrane Collaboration. *Journal of Epidemiology and Community Health*, 2006, 60:285-289.
59. Sweet M, Moynihan R. *Improving population health: the uses of systematic reviews*. New York NY, Milbank Memorial Fund, 2007.
60. Davies P, Boruch R. The Campbell Collaboration does for public policy what Cochrane does for health. *BMJ*, 2001, 323:294-295.
61. *An idea whose time has come: New opportunities for HIA in New Zealand public policy and planning*. Wellington, Public Health Advisory Committee, 2007.
62. Harris P et al. *Health impact assessment: a practical guide*. Sydney, University of New South Wales, 2007.
63. Wismar M et al. Implementing and institutionalizing health impact assessment in Europe. In: Ståhl T et al, eds. *Health in all policies: prospects and potentials*. Helsinki, Ministry of Social Affairs and Health, 2006.
64. Blau J et al. The use of health impact assessment across Europe. In: Ståhl T et al, eds. *Health in all policies: prospects and potentials*. Helsinki, Ministry of Social Affairs and Health, 2006.
65. Dannenberg AL et al. Use of health impact assessment in the US: 27 case studies, 1999-2007. *American Journal of Preventive Medicine*, 2008, 34:241-256.
66. Wismar M et al, eds. *The effectiveness of health impact assessment: scope and limitations of supporting decision-making in Europe*. Geneva, World Health Organization, 2007.
67. Jewell CJ, Bero LA. Developing good taste in evidence: facilitators of and hindrances to evidence-informed health policymaking in state government. *The Milbank Quarterly*, 2008, 86:177-208.
68. *Communication from the Commission on Better Regulation for Growth and Jobs in the European Union*. Brussels, European Commission, 2005 (COM (2005) 97 final).
69. Binder S et al. National public health institutes: contributing to the public good. *Journal of Public Health Policy*, 2008, 29:3-21.
70. *Framework for the creation and development of national public health institutes*. Helsinki, International Association of National Public Health Institutes, 2007.
71. Khaleghian P, Das Gupta M. *Public management and the essential public health functions*. Washington DC, The World Bank, 2004 (World Bank Policy Research Working Paper 3220).
72. Kickbusch I. A new agenda for health. *Perspectives in Health*, 2004, 9:8-13.
73. *Declaración de la Organización Mundial del Comercio relativa al acuerdo sobre los ADPIC y la salud pública*. Conferencia ministerial, Cuarto período de sesiones, Doha, 9-14 de noviembre de 2001. 2001 (WT/MIN(01)/DEC/2).
74. Wilk EA van der et al. *Learning from our neighbours – cross-national inspiration for Dutch public health polices: smoking, alcohol, overweight, depression, health inequalities, youth screening*. Bilthoven, National Institute for Public Health and the Environment, 2008 (RIVM Rapport 270626001; http://www.rivm.nl/bibliotheek/rapporten/270626001.pdf, consultado el 30 de julio de 2008).

81

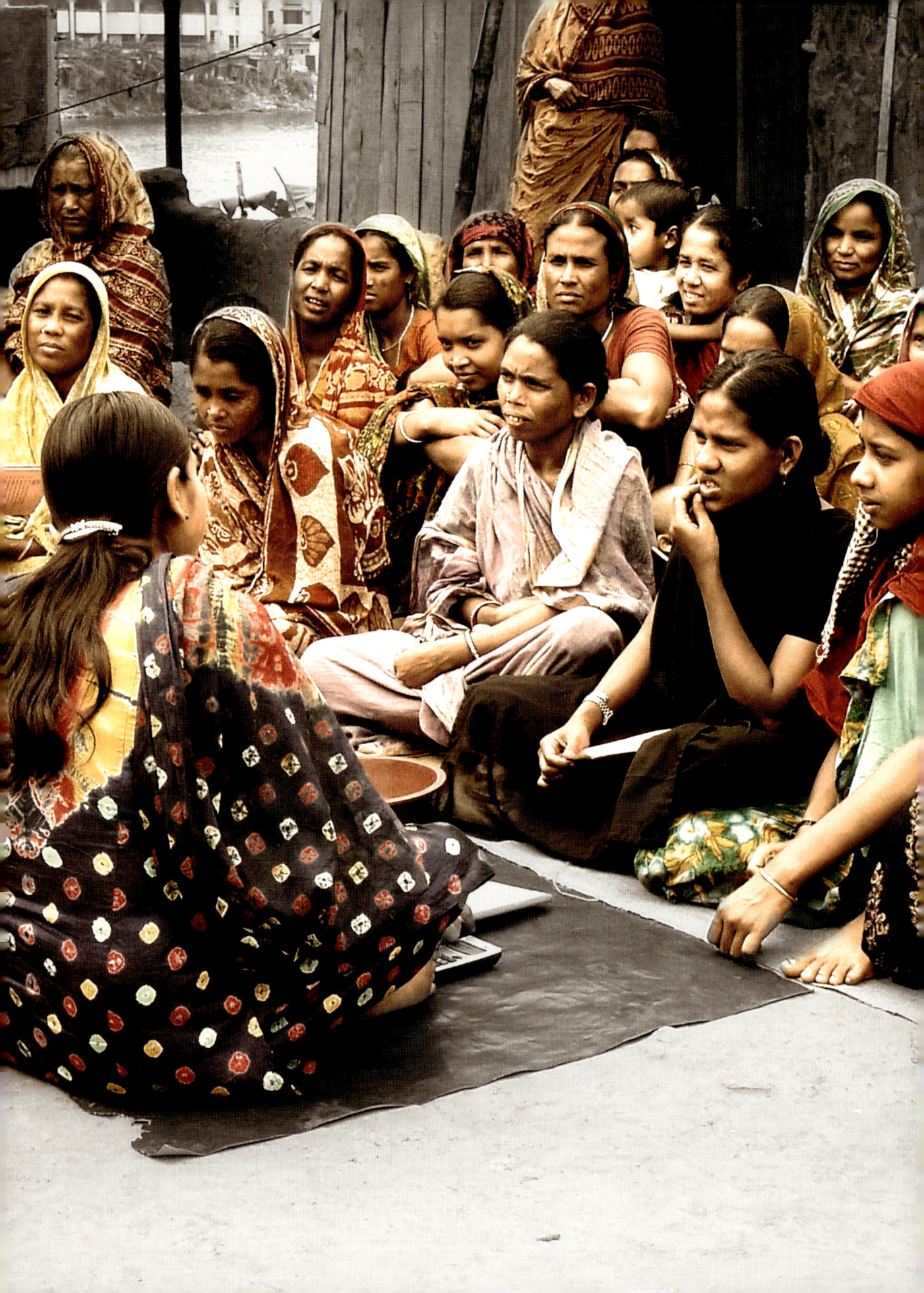

Liderazgo y gobierno eficaz

En los capítulos anteriores se ha descrito cómo pueden transformarse los sistemas sanitarios para que presten una mejor atención de salud aplicando criterios valorados por las personas: equidad, centralidad de la persona y certeza de que las autoridades sanitarias gestionan las funciones de salud pública para garantizar el bienestar de todas las comunidades. Estas reformas de la APS exigen nuevas formas de liderazgo para la salud. El presente capítulo comienza explicando por qué el sector público ha de desempeñar un papel de peso en la dirección y orientación de las reformas de la atención sanitaria pública, y hace hincapié en que esta función debe ejercerse por medio de modelos colaborativos de diálogo sobre políticas con múltiples interesados, porque eso es lo que las personas esperan y porque es la opción más eficaz. Seguidamente se estudian estrategias dirigidas a mejorar la eficacia de las labores de reforma y la gestión de los procesos políticos que las condicionan.

Capítulo 5

Los gobiernos como mediadores de las reformas en pro de la APS	84
Diálogo eficaz sobre políticas	88
Gestión del proceso político: del inicio de las reformas a su aplicación	95

Los gobiernos como mediadores de las reformas en pro de la APS

Mediación en el contrato social para la salud

En último término, la responsabilidad de configurar los sistemas nacionales de salud incumbe a los gobiernos. Por configurar no debe entenderse que éstos deberían – o siquiera podrían – reformar todo el sector sanitario por sí solos. Muchos otros grupos tienen un papel que desempeñar: los políticos nacionales y los gobiernos locales, los profesionales sanitarios, la comunidad científica y las organizaciones de la sociedad civil, así como la comunidad sanitaria mundial. Sin embargo, la responsabilidad encomendada a los organismos públicos en materia de salud es singular y se fundamenta en una política de principios y en expectativas muy extendidas[1].

Desde el punto de vista político, la legitimidad de los gobiernos y su apoyo popular dependen de su capacidad de proteger a los ciudadanos y de desempeñar una función redistributiva. La gobernanza sanitaria es uno de los principales instrumentos de política pública para la protección y la redistribución institucionalizadas. En los Estados modernos se espera de los gobiernos que protejan la salud, garanticen el acceso a la atención sanitaria y salvaguarden a las personas del empobrecimiento que pueden acarrear las enfermedades. Estas responsabilidades fueron ampliándose y a ellas se sumó la corrección de los fallos del mercado que caracterizan al sector sanitario[2]. Desde principios del siglo XX se han añadido progresivamente la protección de la salud y la atención sanitaria como bienes que están garantizados por los gobiernos y son fundamentales para el contrato social entre el Estado y los ciudadanos. La importancia de los sistemas de salud como elemento clave del contrato social en la modernización de las sociedades se hace muy patente durante las reconstrucciones posteriores a guerras o catástrofes: la restauración de los servicios de salud es uno de los primeros signos tangibles de que la sociedad está retornando a la normalidad[3].

La legitimidad de la intervención estatal no se funda únicamente en consideraciones sociales y políticas. Hay también actores económicos clave (los fabricantes de equipos médicos, la industria farmacéutica y los profesionales) interesados en que los gobiernos asuman la responsabilidad de la salud para garantizar un mercado viable en este ámbito: la costosa economía sanitaria moderna no puede sostenerse sin compartir riesgos y mancomunar recursos. De hecho, los países que más gastan en salud son también aquellos con mayor financiación pública del sector sanitario (figura 5.1).

Incluso en los Estados Unidos de América, su excepcionalidad no se debe a un gasto público más bajo – con un 6,9% del PIB, no es inferior a la media del 6,7% de los países de ingresos altos –, sino al gasto privado adicional, singularmente elevado. El desempeño del sector sanitario estadounidense, crónicamente deficiente en cuanto a resultados sanitarios, calidad, acceso, eficiencia y equidad[5], explica los sondeos de opinión que muestran un creciente consenso en torno a la idea de que el Estado intervenga para garantizar un acceso más equitativo a la atención sanitaria básica[6,7].

Así pues, se justifica que el sector público ejerza una rectoría más efectiva del sector sanitario en aras de una mayor eficiencia y equidad. Esta función crucial de rectoría se interpreta a menudo erróneamente como un mandato para la planificación centralizada y el control administrativo completo del sector sanitario. Aunque algunas situaciones sanitarias complejas, como las emergencias de salud pública o la erradicación de enfermedades, pueden exigir una gestión enérgica en régimen de mando y control, la eficacia de la rectoría depende cada vez más de una labor de «mediación» ante los complejos

Figura 5.1 Porcentaje del PIB destinado a la salud, 2005[4]

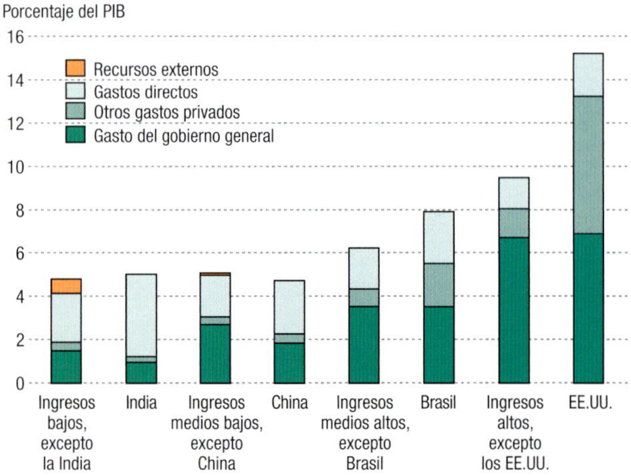

Porcentaje del PIB

- Recursos externos
- Gastos directos
- Otros gastos privados
- Gasto del gobierno general

Ingresos bajos, excepto la India · India · Ingresos medios bajos, excepto China · China · Ingresos medios altos, excepto Brasil · Brasil · Ingresos altos, excepto los EE.UU. · EE.UU.

desafíos sanitarios del presente y del futuro. Los intereses de los poderes públicos, del sector de la salud y de la población están estrechamente ligados. Con los años, esto ha convertido todos los pilares de la atención médica, como la formación, la acreditación, el pago, los hospitales, los derechos, etc., en objeto de negociaciones intensivas en torno a la amplitud que deba darse a la definición de Estado del bienestar y de los bienes colectivos asociados[8,9]. Esto significa que las instituciones públicas y semipúblicas han de mediar en el contrato social establecido entre las instituciones de la medicina, la salud y la sociedad[10]. Hoy día, en los países de ingresos altos, el sistema de atención de salud y el Estado están indisolublemente unidos. En los de ingresos bajos y medios el Estado ha tenido con frecuencia un papel más visible, pero, paradójicamente, menos eficaz en la orientación del sector sanitario, sobre todo durante los años ochenta y noventa, cuando los conflictos y la recesión económica pusieron duramente a prueba a algunos de ellos. Aquellas circunstancias determinaron que sus sistemas de salud tomaran rumbos bastante alejados de los objetivos y valores que persigue el movimiento en pro de la APS.

La desvinculación del Estado y sus consecuencias

En muchos países socialistas y postsocialistas que se hallan en plena reestructuración económica, el Estado ha abandonado bruscamente su hasta ahora preponderante papel en la atención de salud. La desregulación del sector sanitario chino en los años ochenta y el fuerte aumento ulterior de la dependencia de los gastos directos son buen ejemplo de ello y una advertencia para el resto del mundo[11]. Se produjo un deterioro espectacular de la prestación de atención sanitaria y de la protección social, sobre todo en las zonas rurales, lo que frenó considerablemente el aumento de la esperanza de vida[11,12]. China tuvo que reconsiderar sus políticas y reafirmar la función de liderazgo del Gobierno, proceso que está lejos de haber terminado (recuadro 5.1)[13].

Una situación similar de desintervención se dio en muchos de los países de Europa central y oriental y la Comunidad de Estados Independientes (ECO-CEI). A principios de los años noventa, el gasto público en salud se redujo a niveles que hacían prácticamente imposible administrar un sistema básico. Ello contribuyó a un importante retroceso de la esperanza de vida[17]. Los gastos catastróficos en atención de salud se convirtieron en una de las principales causas de pobreza[18]. En los últimos tiempos los niveles de financiación se han estabilizado o incluso han crecido, pero ello no ha ido seguido de una mejora significativa de los resultados sanitarios, y las desigualdades socioeconómicas en salud y en acceso a la atención sanitaria están aumentando. Los datos y tendencias relacionados con estos aumentos, así como el incremento de los mecanismos informales de pago por la atención sanitaria, indican que la reintervención del Estado es todavía insuficiente.

En otros lugares, pero más espectacularmente en los países de ingresos bajos y los Estados frágiles, la ausencia o la retirada del Estado de las responsabilidades en materia de salud es reflejo de un contexto más general de estancamiento económico, crisis política y social, y mala gobernanza[19]. En tales condiciones el liderazgo público se ha vuelto a menudo disfuncional y desinstitucionalizado[20], debilidad que se ve agravada por la falta de cobertura financiera para marcar el rumbo del sector sanitario. Con frecuencia, las políticas mundiales de desarrollo han aumentado las dificultades a las que se enfrentan los gobiernos a la hora de asumir sus responsabilidades, y ello por al menos dos razones:

- La agenda mundial de desarrollo de los años ochenta y noventa estuvo dominada por la preocupación por los problemas que generaba una excesiva intervención del Estado[21]. Todavía hoy, las fórmulas de ajuste estructural y reducción de costos de esas décadas limitan la reconstrucción de la capacidad de liderazgo. En los países más pobres la financiación pública se volvió imprevisible, lo que dificultó o impidió los compromisos de inversión a medio plazo en el crecimiento del sector sanitario. La planificación sanitaria basada en las necesidades dejó de ser la regla para convertirse en la excepción, ya que se adoptaron decisiones fiscales clave cuyas posibles consecuencias para el sector de la salud se conocían mal, y los ministerios de salud no pudieron defender argumentadamente que se concediera prioridad a los incrementos presupuestarios[22].

■ Durante decenios, la agenda de salud de la comunidad internacional – incluida la de la OMS – se ha configurado en función de enfermedades e intervenciones en lugar de hacerlo en función de los desafíos a los que se enfrentan los sistemas de salud. No cabe duda de que ha contribuido a determinar con más exactitud la carga de morbilidad que soportan los países pobres, pero el programa también ha influido profundamente en la estructura

Recuadro 5.1 Evolución de la intervención estatal en China

Durante los años ochenta y noventa, la retirada parcial del Estado del sector sanitario expuso a un número creciente de hogares chinos a gastos catastróficos para costear la atención de salud. Como consecuencia de ello, millones de familias, tanto de zonas rurales como urbanas, se vieron incapaces de sufragar los gastos y quedaron excluidas de dicha atención. En las ciudades, el Plan de Seguro Público (PSP) y el Plan de Seguro Laboral (PSL) habían cubierto anteriormente a más de la mitad de la población con un seguro médico total o parcial, pero las debilidades estructurales de ambos alcanzaron niveles críticos con el impacto del cambio económico acelerado de los años noventa. El porcentaje de la población urbana china no cubierta por ningún seguro médico o plan de salud aumentó del 27,3% en 1993 al 44,1% en 1998[14]. Al final del siglo, los pagos directos representaban más del 60% del gasto en salud. Esta crisis urgió a trabajar por invertir la tendencia: en 1998 se reforzaron los planes de mancomunación del riesgo y de prepago con la introducción del Seguro Médico Básico (SMB) para los trabajadores urbanos.

El SMB, que se financia mediante contribuciones obligatorias de los trabajadores y los empleadores, aspira a sustituir a los antiguos PSP y PSL. En él se ha optado por una cobertura amplia con prestaciones relativamente modestas en calidad y variedad y por una flexibilidad que permite elaborar diversos tipos de paquetes de acuerdo con las necesidades locales de los municipios participantes. Desde el punto de vista estructural, el fondo del SMB se divide en dos partes: las cuentas de ahorro individuales y el fondo social común. En términos generales, la contribución económica correspondiente al salario de un empleado va a parar a su cuenta de ahorro individual, mientras que la cuota del empleador se reparte entre dicha cuenta y el fondo social común, con aplicación de porcentajes diferentes según la edad de los empleados.

En el marco del nuevo SMB, los recursos financieros se mancomunan a nivel de los municipios o las ciudades, no de las empresas, lo cual refuerza considerablemente la capacidad de participación en el riesgo. Cada gobierno municipal ha elaborado sus propias normas sobre el uso de los recursos de las cuentas de ahorro individuales y del fondo social común (los dos componentes estructurales del sistema). Las cuentas de ahorro individuales cubren los servicios ambulatorios, mientras que el fondo social común está destinado a cubrir los gastos de hospitalización[14].

Quedan por subsanar algunos problemas importantes del modelo del SMB, en particular los concernientes a la equidad. Por ejemplo, los estudios indican que, en las zonas urbanas, las poblaciones más acomodadas se han beneficiado más rápidamente de las prestaciones del SMB que los hogares con ingresos muy bajos, mientras que los trabajadores del sector informal permanecen al margen del plan. Aun así, el SMB ha logrado avances en la ampliación de la cobertura del seguro médico y el acceso a los servicios entre la población urbana de China, y está sirviendo para invertir las perniciosas tendencias de los años ochenta y noventa y, al mismo tiempo, asignar a las instituciones públicas un nuevo papel de mediador.

Figura 5.2 Gasto sanitario en China: retirada del Estado en los años ochenta y noventa, y reintervención reciente

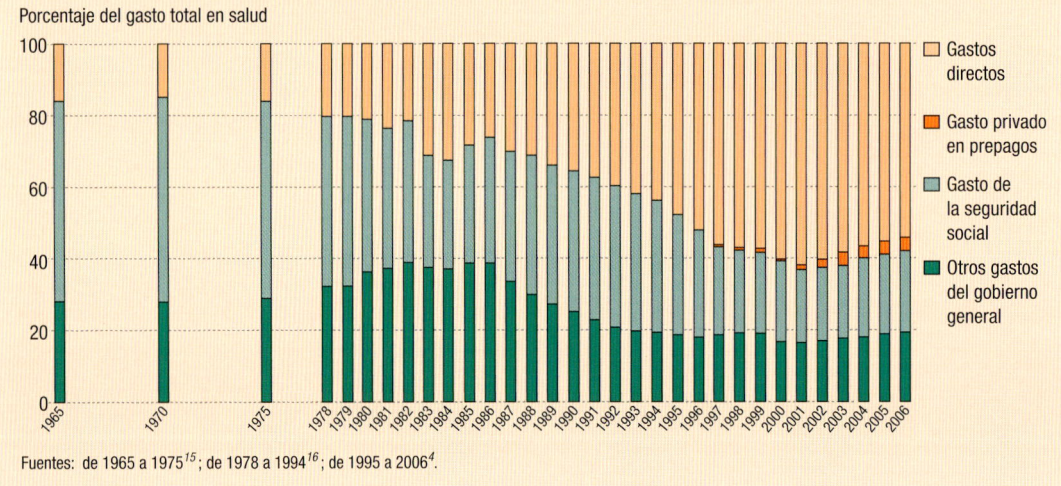

Fuentes: de 1965 a 1975[15]; de 1978 a 1994[16]; de 1995 a 2006[4].

de las instituciones estatales y paraestatales de los países de ingresos bajos y medios. La consiguiente fragmentación de la gobernanza del sector sanitario ha desviado la atención de cuestiones importantes tales como la organización de la atención primaria, el control de la mercantilización del sector, y los recursos humanos para las crisis sanitarias.

Las consecuencias desfavorables de esta tendencia son más acentuadas en los países dependientes de la ayuda porque dicha tendencia ha determinado cómo se canalizan los fondos[23]. En esos países, la inversión desproporcionada en un número limitado de programas dirigidos a determinadas enfermedades y considerados prioridades mundiales ha detraído las limitadas energías de los ministerios de salud de su función primordial de mediadores en la planificación integral de la atención primaria y la salud pública. A consecuencia de ello, se han fragmentado y multiplicado las fuentes de financiación y se ha segmentado la dispensación de servicios, lo que está acarreando duplicaciones, ineficiencias y una competencia contraproducente entre programas por los recursos. La movilización masiva de la solidaridad mundial no ha sido capaz de compensar el creciente distanciamiento entre las necesidades de los países y la ayuda mundial, y entre las expectativas de la población respecto al acceso a una atención digna y las prioridades establecidas por los gestores del sector sanitario. A ello se añade que la proliferación de mecanismos de flujo de la ayuda y de nuevas instituciones ejecutoras ha complicado aún más la situación afrontada por las débiles burocracias gubernamentales en los países dependientes de los donantes, con la consiguiente alza de los costos de transacción para los países que menos pueden permitírselo[24]. Responder a las agendas a corto plazo de los asociados internacionales supone tanto esfuerzo que quedan pocas energías para tratar con los múltiples actores nacionales – profesionales, organizaciones de la sociedad civil, políticos, etc. – aunque es aquí donde, a la larga, el liderazgo cobra mayor importancia. Como han sostenido acertadamente los defensores de esta causa en los últimos años, por sí sola, una mejor coordinación entre los donantes no va a resolver este problema: hay también una necesidad urgente de reinvertir en capacidad de gobernanza.

Participación y negociación

La necesaria reinversión en instituciones estatales y paraestatales no puede suponer el retorno a una gobernanza sanitaria de mando y control. Los sistemas de salud son demasiado complejos: los ámbitos del Estado moderno y de la sociedad civil están interconectados y sus fronteras se desplazan constantemente[25]. Los profesionales desempeñan un papel decisivo en la gestión de la salud[26], mientras que, como se ha mencionado en el capítulo 2, los movimientos sociales y las instituciones autónomas paraestatales se han convertido en actores políticos complejos e influyentes[27]. Grupos de pacientes, de profesionales, de defensores de intereses comerciales y otros se están organizando a fin de mejorar su posición negociadora y proteger sus intereses. También los ministerios de salud están lejos de ser homogéneos: personas y programas compiten por la influencia y los recursos, lo que complica aún más la promoción del cambio. Se impone sustituir los modelos de gestión excesivamente simplistas del pasado por una mediación eficaz en salud que adopte nuevos mecanismos para el diálogo multilateral sobre políticas a fin de formular las orientaciones estratégicas de las reformas de la APS[28].

La participación de los interesados clave es esencial en el diálogo sobre políticas. A medida que los países se modernizan, sus ciudadanos valoran más la responsabilización y la participación de la sociedad. En todo el mundo, cuando aumentan la prosperidad, las habilidades intelectuales y la conectividad social, también lo hacen las aspiraciones de las personas a ejercer mayor influencia[29] tanto en lo que ocurre en sus lugares de trabajo y sus comunidades – de ahí la importancia de la centralidad de la persona y la participación comunitaria –, como en decisiones gubernamentales importantes que afectan a sus vidas – de ahí la importancia de que la sociedad civil participe en el debate social sobre las políticas de salud[30].

Si el diálogo sobre políticas es tan importante, se debe también a que las reformas de la APS exigen un amplio diálogo de esa naturaleza para relativizar las expectativas de los diversos interesados, sopesar las necesidades, la demanda y los desafíos futuros, y resolver las inevitables confrontaciones que tales reformas conllevan[31]. Las autoridades sanitarias y los ministerios de salud, que desempeñan un papel primordial, han de aunar el poder de decisión de las autoridades políticas, la racionalidad de la comunidad científica, el compromiso de los profesionales, y los valores y recursos de la sociedad civil[32]. Es un proceso que requiere tiempo y esfuerzo (recuadro 5.2). Es iluso esperar que la formulación de políticas de APS sea fruto de un consenso pleno, ya que hay demasiados intereses contrapuestos. Sin embargo, la experiencia demuestra que la legitimidad de las decisiones en materia de políticas depende menos de dicho consenso pleno que de la equidad y la transparencia del procedimiento[33,34,35].

Sin un diálogo sobre políticas estructurado y participativo se corre el riesgo de que las decisiones en esta materia queden a merced de grupos de intereses, de cambios en el personal político o de la volubilidad de los donantes. Sin un consenso social es también mucho más difícil colaborar eficazmente con los actores cuyos objetivos no estén en la misma línea que las medidas adoptadas por las reformas de la APS, incluidos otros sectores que compiten por los recursos de la sociedad; para el «complejo médico-industrial»[36] la reforma de la APS puede suponer un reajuste de su estrategia industrial, y para intereses creados como los de la industria del tabaco o del alcohol una reforma eficaz constituye una amenaza directa.

Diálogo eficaz sobre políticas

La capacidad institucional para hacer posible un diálogo sobre políticas productivo no debe darse por sentada. Suele ser insuficiente en los países en los que, por elección o por omisión, la formulación de políticas en materia de salud está dominada por el *laissez-faire*. Incluso en los países con sistemas sanitarios maduros y dotados de abundantes recursos hay margen para fórmulas más sistemáticas e institucionalizadas, y necesidad de ellas: en muchos casos la negociación entre autoridades sanitarias e instituciones profesionales está firmemente instaurada, pero con otros interesados dista mucho de estarlo y

---

Recuadro 5.2 El diálogo sobre políticas ayuda a marcar el rumbo de las orientaciones nacionales: la experiencia de tres países

En el Canadá, una Comisión encargada de analizar el futuro de la atención sanitaria recurrió a las aportaciones de grupos de discusión y audiencias públicas. Diversos interesados y grupos del público dejaron claro el valor que los canadienses conceden al acceso equitativo a una atención de alta calidad, basado en la necesidad e independiente de la capacidad de pagarlo. Al mismo tiempo, la Comisión hubo de velar por que el debate se fundara en datos sobre las realidades del sistema sanitario del país aportados por los principales expertos en políticas. Fueron decisivas las pruebas de que la financiación pública de la atención de salud no sólo alcanza las metas de equidad, sino también las de eficiencia, puesto que los costos administrativos de la financiación privada eran más elevados. En 2002, el debate sobre valores y los datos conexos se reunieron en un informe sobre políticas que trazó el rumbo de un sistema de APS financiado públicamente, sostenible y con capacidad de respuesta, considerado como «la más alta expresión del cuidado mutuo entre canadienses»[37]. La masiva adopción de las recomendaciones de la Comisión por parte de los responsables de políticas refleja la solidez del análisis basado en pruebas científicas y del compromiso público.

En el Brasil, las siete primeras *Conferências Nacionais de Saúde*, que constituyeron la plataforma para el diálogo nacional sobre políticas en el sector sanitario entre 1941 y 1977, se caracterizaron por la participación exclusiva del sector público y una clara impronta verticalista, con una progresión clásica de planes nacionales a programas y a la ampliación de la red de servicios básicos de salud. El punto de inflexión se sitúa en la 8ª conferencia, celebrada en 1980: el número de participantes aumentó de unos pocos cientos a cuatro mil, procedentes de muy diversos grupos de interesados. Esta conferencia y las posteriores llevaron adelante programas regidos mucho más que en el pasado por los valores de la democracia sanitaria, el acceso, la calidad, la humanización de la atención y el control social. La 12ª conferencia nacional, en 2003, marcó el inicio de una tercera fase de consolidación: tres mil delegados, el 80% de ellos elegidos, y una conferencia centrada en la salud como derecho de todos y deber del Estado[38].

Tailandia atravesó fases similares. La ampliación de la cobertura de la atención sanitaria básica por parte de un Ministerio de Salud proactivo, alentada por el grupo de presión de la Asociación de Médicos Rurales, condujo a la puesta en marcha en 1992 del Decenio del Desarrollo de los Centros de Salud. Tras la crisis económica de 1994, funcionarios ministeriales comenzaron a movilizar a la sociedad civil y al mundo universitario en torno al programa de cobertura universal y convocaron a unos miles de delegados al Primer Foro sobre la Reforma de la Atención de Salud en 1997. Pronto llegó la conexión con el mundo político en forma de una audaz iniciativa en pos del acceso universal y la protección social conocida como «plan de los 30 baht»[39]. Con la Ley Nacional de Salud de 2007 se ha institucionalizado la participación de los interesados a través de una Comisión Nacional de Salud compuesta por profesionales sanitarios, miembros de la sociedad civil y políticos.

Capítulo 5. Liderazgo y gobierno eficaz

suele limitarse a debates en torno a la asignación de recursos para la prestación de servicios. Se impone construir un diálogo sobre políticas. Cómo hacerlo depende en gran medida del contexto y los antecedentes. La experiencia de los países que han podido acelerar las reformas de la APS apunta a tres elementos comunes del diálogo eficaz sobre políticas:

- la importancia de que los sistemas de información sean útiles para la reforma de la APS;
- el aprovechamiento sistemático de las innovaciones, y
- el intercambio de las enseñanzas sobre lo que resulta eficaz.

Sistemas de información para fortalecer el diálogo sobre políticas

El diálogo sobre las políticas de reforma de la APS ha de guiarse no sólo por datos de mejor calidad, sino también por información obtenida alejándose de los puntos de vista tradicionales sobre los usuarios, el alcance y la arquitectura de los sistemas nacionales de información sanitaria (figura 5.3).

Muchos sistemas nacionales de información sanitaria que se utilizan para orientar las políticas pueden describirse como estructuras administrativas cerradas a través de las cuales se produce un flujo limitado de datos sobre el uso de los recursos, los servicios y la situación sanitaria. Es frecuente que los funcionarios hagan un uso limitado de ellos a la hora de formular reformas de políticas, tanto a nivel nacional como mundial, y se aprovecha poco la información crucial que podría extraerse de otros instrumentos y fuentes (datos censales, encuestas de opinión o de gastos de los hogares, instituciones académicas, organizaciones no gubernamentales, entidades de seguro médico, etc.), muchos de los cuales se encuentran fuera del sistema público o incluso fuera del sector sanitario.

Los datos sistemáticos de los sistemas de información sanitaria tradicionales no responden a la creciente demanda de información relacionada con la salud por parte de interesados muy diversos. Los ciudadanos necesitan un acceso más fácil a sus propias historias clínicas, las cuales deberían informarles sobre los progresos en sus planes de tratamiento y permitirles participar en la toma de decisiones relacionadas con su propia salud y la de sus familias y comunidades. Éstas y las organizaciones de la sociedad civil necesitan una información mejor para proteger la salud de sus miembros, reducir la exclusión y promover la equidad. Los profesionales sanitarios también la necesitan para elevar la calidad de su trabajo y perfeccionar la coordinación e integración de los servicios. Y los políticos, para saber en qué medida el sistema sanitario está cumpliendo los objetivos de la sociedad y cómo se está utilizando el dinero público.

La información que puede utilizarse para dirigir el cambio en materia de políticas es muy diferente de los datos que generan actualmente la mayoría de los sistemas de información sanitaria convencionales. Se necesita hacer un seguimiento de lo que están logrando las reformas en todo el conjunto de valores sociales y resultados conexos que son básicos para la APS: la equidad, la centralidad de la persona, la protección de la salud de las comunidades y la participación. Esto supone hacer preguntas como las siguientes:

- ¿la atención es integral, integrada, continua y eficaz?
- ¿está garantizado el acceso y las personas saben a qué tienen derecho?
- ¿están protegidas las personas frente a las consecuencias económicas de la enfermedad?

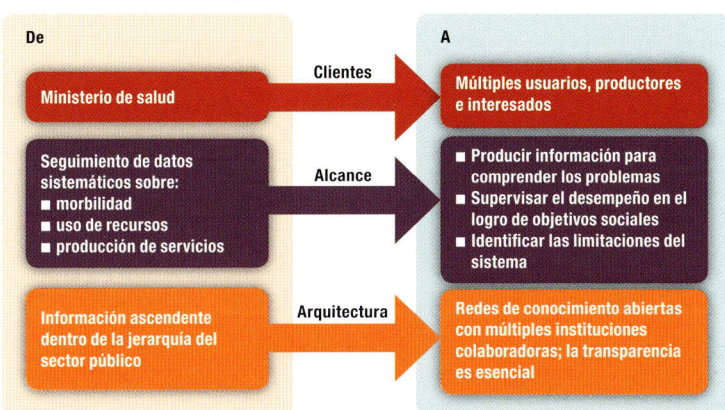

Figura 5.3 Transformación de los sistemas de información en instrumentos de reforma de la APS

- ¿garantizan las autoridades una protección eficaz frente a la exclusión de la atención de salud?
- ¿y frente a la explotación por parte de los proveedores comerciales?

Estas preguntas van mucho más allá de lo que puede responderse haciendo un seguimiento de los indicadores de resultados sanitarios, del uso de los recursos y de la producción de servicios, que es en lo que se centran los sistemas de información sanitaria convencionales. El cambio de paradigma necesario para transformar los sistemas de información en elementos útiles para la reforma de la APS consiste en centrarse en lo que está obstaculizando la reorientación del sistema sanitario. Es importante (y vital para prever futuros desafíos) identificar mejor los problemas prioritarios y las tendencias en materia de salud, pero, desde el punto de vista de las políticas, la información crucial es la que permite identificar las limitaciones operacionales y sistémicas. A los países de bajos ingresos en particular, que durante mucho tiempo han estructurado la planificación en torno a consideraciones epidemiológicas, esto puede proporcionarles una base nueva y dinámica para orientar el desarrollo de los sistemas[40]. Por ejemplo, el informe de Bangladesh Health Watch sobre la situación de la fuerza de trabajo sanitaria del país identificó

Recuadro 5.3 Equity Gauges (grupos de trabajo en equidad): colaboración entre los interesados para hacer frente a las desigualdades sanitarias[43]

Los denominados Equity Gauges (grupos de trabajo en equidad) son alianzas de múltiples interesados que organizan un seguimiento activo y acciones correctivas en el ámbito de la inequidad en salud y atención sanitaria. Hasta la fecha se han creado en 12 países de tres continentes. Algunos operan a escala nacional, otros supervisan un conjunto de distritos o provincias de un país, unos pocos trabajan a nivel regional, y otros se centran específicamente en la equidad dentro de una ciudad o un municipio; nueve son de ámbito nacional y tres de ámbito municipal (en Ciudad del Cabo (Sudáfrica), El Tambo (Ecuador) y Nairobi (Kenya)). Estos grupos de trabajo en equidad reúnen a interesados que representan muy diversos contextos locales y comprenden parlamentarios y concejales, medios de comunicación, ministerios y departamentos de salud, instituciones académicas, iglesias, dirigentes tradicionales, asociaciones de mujeres, organizaciones comunitarias y gubernamentales, entidades administrativas locales y grupos cívicos. Tan amplia gama de interesados no sólo alienta una amplia inversión social y política, sino que apoya el desarrollo de la capacidad en los países.

Los grupos de trabajo en equidad vigilan y abordan la inequidad en salud y atención sanitaria desde un punto de vista activo. Dejan atrás la mera descripción o el seguimiento pasivo de indicadores de equidad y aplican un conjunto de medidas específicas ideadas para lograr una reducción real y sostenida de las disparidades injustas en salud y atención sanitaria. Esta labor exige una serie ininterrumpida de intervenciones estratégicamente planeadas y coordinadas en las que participan diversos actores pertenecientes a diferentes sectores y disciplinas.

Su estrategia se basa explícitamente en tres «pilares». Todos ellos se consideran igualmente importantes y esenciales para el éxito, y se desarrollan en paralelo:
- investigación y seguimiento para medir y describir las inequidades;
- promoción y participación pública a fin de impulsar el uso de la información para lograr el cambio, con la colaboración de muy diversos interesados de la sociedad civil en un movimiento en pro de la equidad;
- participación de la comunidad para incorporar a las personas pobres y marginadas a la toma de decisiones en calidad de participantes activos, no de receptores pasivos de medidas adoptadas en su beneficio.

La estrategia de los grupos de trabajo en equidad consiste, por tanto, en una serie de medidas interconectadas que se solapan; no se reduce, como el nombre en inglés podría llevar a pensar, a un mero conjunto de mediciones. Por ejemplo, al seleccionar los indicadores de equidad para la medición y el seguimiento habría que tener en cuenta las opiniones de los grupos de la comunidad y lo que resultaría útil desde el punto de vista de la promoción. A su vez, el pilar de la promoción se basa en indicadores fiables elaborados por el pilar de la medición, y en él pueden participar miembros de la comunidad o personalidades públicas.

Los grupos de trabajo en equidad seleccionan los indicadores de acuerdo con las necesidades particulares del país y de los interesados. Se hace hincapié, no obstante, en la generación de datos sobre tendencias en todos los grupos, a fin de poder conocer la progresión a lo largo del tiempo. Se miden indicadores en muy diversas dimensiones de la salud, como la situación sanitaria, la financiación y la asignación de recursos en atención sanitaria, el acceso a ésta, y su calidad (por ejemplo, en el caso de la salud maternoinfantil, las enfermedades transmisibles y los traumatismos). Todos los indicadores se desglosan con arreglo al acrónimo «PROGRESS», cuyas siglas designan en inglés un amplio conjunto de factores socioeconómicos que suelen asociarse a inequidades en materia de determinantes de la salud: lugar de residencia, religión, ocupación, género, raza/origen étnico, educación, nivel socioeconómico y redes sociales o capital social.

Capítulo 5. Liderazgo y gobierno eficaz

dichas limitaciones sistémicas y las recomendaciones correspondientes para que fueran examinadas por las autoridades sanitarias[41].

La multiplicación de las necesidades de información y de los usuarios de ésta implica que también la forma en que se genera, se intercambia y se utiliza la información sanitaria debe evolucionar. Para ello es indispensable hacerla accesible y transparente; por ejemplo, facilitando el acceso a toda la información relacionada con la salud a través de Internet – como se hizo en Chile, país en el que se consideró la comunicación eficaz tanto un resultado como un motor de su régimen de «Garantías Explícitas de Salud». La reforma de la APS reclama modelos abiertos y en colaboración para tener la seguridad de que se exploten todas las fuentes óptimas de datos y de que la información fluya con rapidez hacia quienes puedan transformarla en las medidas adecuadas.

Las estructuras abiertas y en colaboración, como los «observatorios» o los Equity Gauges (grupos de trabajo en equidad), ofrecen modelos específicos que complementan los sistemas de información sistemática porque vinculan directamente la producción y difusión de información sobre asistencia sanitaria y social a la formulación de políticas y el intercambio de prácticas idóneas[42]. Reflejan la importancia cada vez mayor concedida al trabajo interinstitucional, las desigualdades en salud y la formulación de políticas basadas en pruebas. Estas estructuras agrupan a interesados diversos, como instituciones académicas, organizaciones no gubernamentales, asociaciones profesionales, proveedores empresariales, sindicatos, representantes de los usuarios, instituciones públicas y otros, en torno a un programa común de seguimiento de tendencias, estudios, intercambio de información, elaboración de políticas y diálogo sobre políticas (véase el recuadro 5.3).

Paradójicamente, estas configuraciones abiertas y flexibles ofrecen continuidad en entornos en los que la continuidad administrativa y normativa puede verse afectada por la rápida rotación de los responsables de la toma de decisiones. En la Región de las Américas, 22 países cuentan con observatorios centrados específicamente en cuestiones relacionadas con los recursos humanos. En el Brasil, por ejemplo, el observatorio consiste en una red de más de una docena de instituciones participantes (conocidas como «estaciones de trabajo»): institutos universitarios, centros

Cuadro 5.1 Responsabilidades y actividades de los observatorios de salud pública en Inglaterra[42]

Responsabilidades	Actividades[a]
Vigilar las tendencias de la salud y la enfermedad e identificar ámbitos en los que es preciso intervenir	Estudio sobre las desigualdades en las coronariopatías y recomendaciones para la acción[47]
Identificar lagunas en la información sanitaria	Estudio de las actuales fuentes y lagunas de información sobre salud perinatal y de menores de un año[48]
Asesorar sobre métodos para evaluar el impacto en la salud y las desigualdades sanitarias	Panorámica general de la evaluación del impacto en la salud[49]
Aplicar nuevas formas de reunir datos de diversas fuentes para mejorar la salud	Perfil sanitario utilizando datos sobre vivienda y empleo junto con datos sobre salud[50]
Llevar a cabo proyectos para identificar problemas de salud concretos	Estudio de la salud dental de los niños de cinco años en la Región[51]
Evaluar los progresos realizados por los organismos locales en lo relativo a mejorar la salud y suprimir la desigualdad	Datos iniciales de referencia y datos de tendencias
Mirar al futuro para alertar tempranamente de futuros problemas de salud pública	Foro de asociados para afrontar cuestiones de salud pública que probablemente se plantearán en el futuro, como el envejecimiento de la población y los perfiles genéticos

[a] Ejemplo: Observatorio de Salud Pública del Norte y Yorkshire.

de investigación y una oficina federal, todos ellos coordinados a través de una secretaría con sede en el Ministerio de Salud y la oficina de la OPS en Brasilia[44]. Estas redes desempeñaron un papel clave en la puesta en marcha de las actuales iniciativas de APS del Brasil. Estructuras nacionales y subnacionales de este mismo tipo existen también en diversos países europeos, como Francia, Italia y Portugal[45]. Estas redes, integradas por múltiples interesados estatales y no estatales, y relativamente autónomas, pueden abordar cuestiones muy diversas y tener en cuenta los programas locales. En el Reino Unido, cada observatorio regional toma la iniciativa en determinados ámbitos, como las desigualdades, la atención primaria, la violencia y la salud, o la salud de las personas de edad avanzada[46]. Todos abarcan un amplio abanico de asuntos de importancia para la región (cuadro 5.1): de este modo institucionalizan los vínculos entre las iniciativas locales y la formulación de políticas a escala nacional.

Fortalecimiento del diálogo sobre políticas con innovaciones originadas sobre el terreno

Estos vínculos entre la realidad local y la formulación de políticas condicionan el diseño y la aplicación de reformas de la APS. El proceso que llevó a la puesta en marcha del plan tailandés de cobertura universal «de los 30 baht» ejemplifica un intento deliberado de que lo aprendido sobre el terreno influya en las deliberaciones sobre políticas. Sus responsables organizaron una interacción entre la elaboración de políticas a nivel central y la «elaboración de modelos de campo» en las provincias del país, procesos que se reforzaban mutuamente. A los trabajadores sanitarios de organizaciones periféricas y de la sociedad civil se les concedió espacio para elaborar y probar fórmulas innovadoras de prestación de asistencia a fin de averiguar en qué medida cumplían los criterios profesionales y las expectativas de la comunidad (figura 5.4). Las actividades de elaboración de modelos de campo, que estaban respaldadas por el Ministerio de Salud, se organizaron y gestionaron a nivel provincial, y se debatieron y negociaron exhaustivamente mediante contratos provinciales. Cada provincia formuló sus propias estrategias para hacer frente a sus problemas específicos. La gran flexibilidad de que dispusieron para preparar los respectivos programas de trabajo tuvo la ventaja de fomentar la identificación de las provincias con el proyecto, impulsar la creatividad y permitir que las ideas originales se abrieran paso; además, desarrolló las capacidades locales. La contrapartida de este alto nivel de autonomía de las provincias fue la tendencia de las iniciativas a multiplicarse, que dificultó la evaluación sistemática de los resultados en los que debía basarse la elaboración de políticas. Aun así, en conjunto, los inconvenientes debidos a la impronta local de las iniciativas se compensaron con los efectos positivos de la dinámica de la reforma y la creación de capacidad. Para 2001, casi la mitad de las 76 provincias tailandesas estaban poniendo a prueba innovaciones organizativas, la mayoría de ellas referidas a cuestiones de acceso equitativo, sistemas locales de atención de salud, y salud comunitaria[52].

La reforma tailandesa de la cobertura universal «de los 30 baht» constituyó una audaz iniciativa política dirigida a mejorar la equidad en salud. Su transformación en una realidad concreta fue posible gracias a la experiencia acumulada sobre el terreno y a las alianzas que el trabajo de campo había establecido entre los trabajadores sanitarios, las organizaciones de la sociedad civil y la población. Cuando se puso en marcha el plan en 2001, estas provincias estaban listas para probarlo y aplicarlo. Los modelos de organización que habían elaborado orientaron, asimismo, el proceso de materialización del compromiso político con la cobertura universal en medidas y normas concretas[53].

Este proceso en el que se vinculan, y se refuerzan mutuamente, la elaboración de políticas y el aprendizaje sobre el terreno es importante por varias razones:

Figura 5.4 Refuerzo mutuo entre las innovaciones sobre el terreno y la elaboración de políticas en el proceso de reforma sanitaria

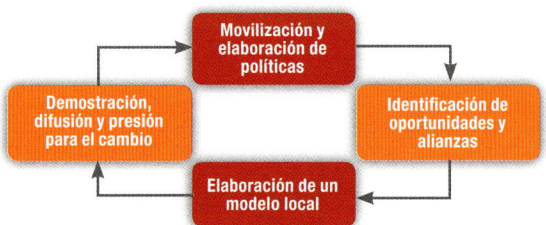

- saca provecho del caudal inédito de conocimientos e innovación que encierra el sector de la salud;
- los experimentos audaces sobre el terreno ofrecen a los trabajadores de primera línea, a los dirigentes del sistema y a la población una perspectiva estimulante de lo que podría ser un futuro sistema de salud basado en los valores de la APS. Con ello se supera uno de los mayores obstáculos para los cambios audaces en los sistemas, a saber, la incapacidad de las personas de imaginar que las cosas podrían ser diferentes y representar una oportunidad en lugar de una amenaza;
- el hecho de vincular la elaboración de políticas a las intervenciones de primera línea propicia las alianzas y el apoyo desde dentro del sector, indispensables para sostener reformas de largo alcance;
- este tipo de procesos implican a la sociedad a nivel tanto local como nacional, lo que genera la demanda de cambio necesaria para fortalecer el compromiso político y mantener el impulso para la reforma.

Establecimiento de una masa crítica de recursos para el cambio

Para impulsar unas estructuras abiertas y de colaboración que aporten información estratégica a las reformas y saquen provecho de las innovaciones en todo el sistema sanitario se necesita una masa crítica de personas e instituciones comprometidas y experimentadas, las cuales no sólo deben llevar adelante tareas técnicas y organizativas, sino que han de ser capaces de encontrar el equilibrio entre flexibilidad y coherencia, adaptarse a nuevas formas de trabajar, y generar credibilidad y legitimidad[54].

Sin embargo, a menudo no se dispone de esa masa crítica de personas e instituciones[31]. Las más preocupantes son las instituciones de los países de ingresos bajos que han sufrido decenios de abandono y desinversión. Es frecuente que carezcan de credibilidad y de recursos, y que su personal más importante haya encontrado entornos laborales más gratificantes en organismos asociados. La mala gobernanza complica la situación y se ve agravada por la presión internacional en pro del minimalismo estatal y por la influencia desproporcionada de la comunidad de donantes. En estos entornos, que se caracterizan por una importante dependencia de la ayuda técnica externa, de los conjuntos de instrumentos (*toolkits*) y de la formación, las respuestas convencionales a las deficiencias de la capacidad de liderazgo han resultado decepcionantes (véase el recuadro 5.4). Es preciso sustituirlas por fórmulas más sistemáticas y sostenibles a fin de institucionalizar unas competencias que aprendan de las experiencias y las compartan[55].

Es difícil documentar cómo se desarrollan el diálogo individual e institucional sobre políticas y las capacidades de liderazgo a lo largo del tiempo, pero un conjunto de extensas entrevistas a líderes del sector de la salud en seis países muestra que las trayectorias profesionales individuales vienen determinadas por una combinación de tres experiencias decisivas[56]:

- En algún momento de su ejercicio profesional, todos ellos habían participado en un programa o proyecto sectorial importante, en particular en la esfera de los servicios básicos de salud. Muchos se refieren a ello como una experiencia formativa: fue allí donde aprendieron sobre la APS, pero también donde se forjó su compromiso y empezaron a establecer alianzas y asociaciones decisivas.
- Muchos se incorporaron a ejercicios de planificación nacional que fortalecieron su capacidad de generar y utilizar información y, también en este caso, de establecer alianzas y asociaciones. Pocos habían participado personalmente en grandes estudios o encuestas, pero los que lo habían hecho los consideraron una oportunidad de perfeccionar sus competencias en materia de generación y análisis de la información.
- Todos señalaron la importancia de ser acogido y ayudado por los veteranos: «*Hay que empezar como médico de salud pública y que se fijen en ti en una de las redes que influyen en la toma de decisiones en el Ministerio de Salud. Después, tus cualidades personales y el aprendizaje práctico [determinarán si vas a alcanzar una posición de liderazgo].*»[56]

Estos testimonios personales de fortalecimiento de la capacidad individual se han visto corroborados por un análisis más detenido de los factores que han contribuido a las capacidades

Recuadro 5.4 Limitaciones del fomento convencional de la capacidad en países de ingresos bajos y medios[55]

Los organismos de desarrollo han tendido siempre a responder a las consecuencias de la desinversión institucional en los países de ingresos bajos y medios con su arsenal tradicional de ayuda técnica y apoyo de expertos, conjuntos de instrumentos (*toolkits*) y formación (figura 5.5). Sin embargo, desde los años ochenta quedó claro que esa «asistencia técnica» ya no era pertinente[58], por lo que la respuesta se reinventó a sí misma en forma de «unidades de gestión de proyectos» que se concentraron en la planificación, la gestión financiera y el seguimiento.

Los sistemas sanitarios más sólidos pudieron beneficiarse de los recursos y la innovación que acompañaron a los proyectos, pero en otros el panorama era mucho menos homogéneo. En muchos casos, y para reiterado enojo de las autoridades nacionales, la responsabilización ante los organismos de financiación era más firme que el compromiso con el desarrollo nacional: mostrar los resultados de los proyectos cobró precedencia sobre la creación de capacidad y el desarrollo a largo plazo[59], lo que confirió una importancia desproporcionada a los gestores de proyectos en detrimento de la coherencia de las políticas y el liderazgo nacional. En los últimos años, el deseo de reforzar la implicación de los países – y los cambios en la forma en que los donantes adquieren servicios de asistencia técnica – ha allanado el camino para pasar de la gestión de proyectos a la provisión de competencias técnicas a corto plazo por medio de consultores externos. En los años ochenta y principios de los noventa, las competencias las proporcionaban fundamentalmente las instituciones académicas y los expertos que trabajaban en organismos bilaterales de cooperación o de las Naciones Unidas. El aumento de la financiación para el apoyo técnico ha contribuido a que el mercado de las competencias se traslade a consultores independientes y empresas de consultoría, por lo que cada vez es más frecuente que aquéllas se provean en forma de servicio único y mediante expertos técnicos cuyo conocimiento del contexto sistémico y político local es, por fuerza, limitado[60].

En 2006, la cooperación técnica representó el 41% del total de la ayuda exterior al desarrollo para la salud. Ajustado en función de la inflación, su volumen se triplicó entre 1999 y 2006, en particular por la ampliación de la cooperación técnica en materia de VIH/SIDA. Expertos y consultores se están adaptando también a las complejidades de la «arquitectura» de la ayuda y están actuando cada vez más como intermediarios entre los países y la comunidad de donantes: la armonización se ha convertido en un negocio en auge, y la falta de capacidad de los países alimenta la progresiva pérdida de autonomía y capacidad de acción.

El segundo pilar de la respuesta al problema de capacidad ha sido la multiplicación de los conjuntos de instrumentos (*toolkits*) para la planificación, la gestión y los programas. Prometen resolver los problemas técnicos a los que se enfrentan los países al tiempo que aspiran a la autosuficiencia. Sin embargo, pese a su potencial, su rigor y datos científicos en los que se fundan, con frecuencia en la práctica no han resultado tan útiles como se esperaba, y ello por cuatro razones principales:

- A menudo subestiman la complejidad de los problemas que se supone que han de abordar[62].
- Es frecuente que, para su aplicación, se funden en competencias técnicas internacionales, lo que echa por tierra uno de sus principales propósitos, que es dotar a los países de los modos y medios para hacer frente a los problemas por sí mismos.
- Algunos no han logrado los resultados técnicos prometidos[63] o han tenido efectos secundarios adversos e imprevistos[64].
- La introducción de los conjuntos de instrumentos está regida en gran medida por la oferta y vinculada a intereses institucionales, por lo que a los países se les hace más difícil elegir entre los numerosos instrumentos rivales que se les proponen.

El último pilar del desarrollo de la capacidad es la formación. En ocasiones forma parte de una estrategia coherente: el Ministerio de Salud de Marruecos, por ejemplo, ha aplicado un método formativo «por saturación» similar al del Ministerio de Finanzas de Indonesia[65] y consistente en enviar a un gran número de profesionales jóvenes para que reciban formación con miras a crear una base de contratación de personal calificado y, en último término, una masa crítica de dirigentes. Sin embargo, estas fórmulas meditadas son poco frecuentes. Mucho más comunes son los cursos cortos de formación «de hotel» que combinan los objetivos técnicos y el intercambio con el doble propósito implícito de suplementar los salarios y comprar la voluntad política. El escepticismo general respecto a la utilidad de este tipo de programas (cuya evaluación sistemática es poco frecuente) contrasta marcadamente con los recursos que movilizan, a un costo de oportunidad considerable.

Entretanto, se están desarrollando nuevos mercados en educación, formación y aprendizaje virtual, y los actores de los países de ingresos bajos y medios pueden acceder a sitios de Internet que abordan la mayoría de las cuestiones relativas a los sistemas de salud, y crear comunidades electrónicas de profesionales. Con la actual tecnología de la información y la globalización, las fórmulas tradicionales para el desarrollo de la capacidad en los países pobres están quedando obsoletas rápidamente[54].

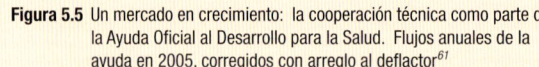

Figura 5.5 Un mercado en crecimiento: la cooperación técnica como parte de la Ayuda Oficial al Desarrollo para la Salud. Flujos anuales de la ayuda en 2005, corregidos con arreglo al deflactor[61]

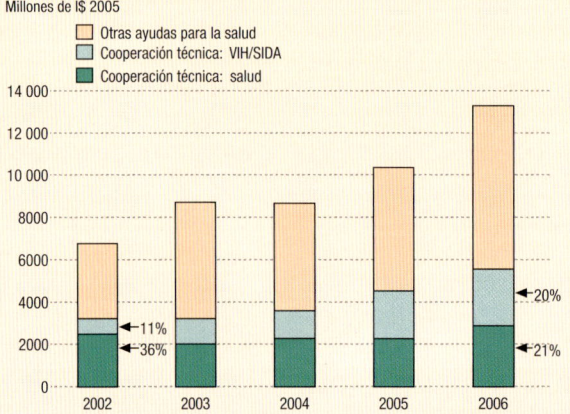

Capítulo 5. **Liderazgo y gobierno eficaz**

institucionales para dirigir el sector de la salud en esos mismos países. El cuadro 5.2 muestra que la mayor contribución corresponde a las oportunidades de aprender de los programas de desarrollo de sistemas de salud a gran escala, lo que confirma la importancia de la participación práctica en la resolución de problemas del sector de la salud en un entorno de colaboración. Es especialmente digno de mención que la introducción de instrumentos rara vez se identificara como una aportación fundamental, y los encuestados no destacaron ni las aportaciones de expertos ni la formación.

De ello se infiere que, en el desarrollo de la capacidad necesaria para la reforma de la APS, la inversión fundamental es crear oportunidades de aprendizaje mediante la vinculación de personas e instituciones a procesos de reforma en curso. Otro elemento a tener en cuenta es la importancia de hacerlo en un entorno en el que se facilite el intercambio dentro de los países y entre ellos. A diferencia de los métodos convencionales de creación de capacidad, el intercambio y la exposición a la experiencia de los demás promueven la autosuficiencia. Y la fórmula no sirve sólo para países con pocos recursos y un mal desempeño. Portugal, por ejemplo, ha organizado un amplio debate social sobre su Plan Nacional de Salud 2004-2010 en el que intervienen una pirámide de plataformas de participación que van desde el nivel local y regional hasta el nacional, además de 108 contribuciones sustanciales al plan, procedentes de fuentes que van desde organizaciones profesionales y de la sociedad civil hasta gobiernos locales y la universidad. En tres momentos cruciales del proceso se invitó también a grupos de expertos de otros países como orientadores de los debates sobre políticas: una colaboración que fue un ejercicio de aprendizaje para todos los participantes[57].

Cuadro 5.2 Factores importantes en la mejora de la capacidad institucional para la gobernanza del sector sanitario en seis países[a,56]

Factores[b]	Número de países en los que el factor contribuía en grado importante	Puntuación media de la importancia de la contribución
Programas sectoriales/ proyectos de gran escala	4	7,25
Creación de instituciones	3	6,7
Debates nacionales sobre políticas	3	5,6
Investigaciones, estudios y análisis de situación	4	5,1
Nuevos instrumentos de planificación y gestión	1	5

[a] Burkina Faso, Haití, Malí, Marruecos, República Democrática del Congo y Túnez.
[b] Identificados mediante análisis de documentos y entrevistas a 136 informantes clave.

Gestión del proceso político: del inicio de las reformas a su aplicación

Las reformas de la APS modifican el equilibrio de poder dentro del sector sanitario y la relación entre salud y sociedad. Su éxito depende no sólo de una visión técnica creíble, sino también de la capacidad de obtener un respaldo político de alto nivel y un compromiso más amplio, necesarios ambos para movilizar las maquinarias institucionales, ya sean gubernamentales, financieras o de otro tipo.

Por tratarse de un sector técnico, la salud rara vez destaca en la jerarquía de la escena política. A menudo, los ministerios de salud tienen bastante con intentar resolver los propios problemas técnicos del sector. Lo habitual es que se encuentren en una posición incómoda, faltos de cobertura económica y mal equipados para defender su posición en el escenario político general, sobre todo en el caso de los países de ingresos bajos y medianos bajos.

La ausencia general de influencia política limita la capacidad de las autoridades sanitarias y de otros interesados del movimiento en pro de la APS para impulsar el programa de reforma, especialmente cuando éste se opone a los intereses de otros grupos. Ello explica por qué las reacciones a los efectos de las condiciones de trabajo y del deterioro ambiental sobre la salud son tan a menudo nulas o excesivamente prudentes, y la lentitud con la que se aplican los reglamentos que podrían interferir con los intereses comerciales de la industria alimentaria o la tabaquera. Del mismo modo, las reformas ambiciosas a menudo se debilitan bajo la influencia de la comunidad de donantes, la industria farmacéutica y de tecnología sanitaria, o los grupos de presión profesionales[26,66].

La falta de influencia política también tiene consecuencias en las esferas gubernamentales. Los ministerios de salud se encuentran en una posición particularmente débil en los países de ingresos bajos y medianos bajos, como lo demuestra el que sólo representen el 4,5% y el 1,7% del gasto público total, respectivamente (frente al 10% y el 17,7% en los países de ingresos medianos altos y altos, respectivamente)[67]. El hecho de que no se conceda importancia a las prioridades sanitarias en las estrategias de desarrollo más generales, como los documentos de estrategia de lucha contra la pobreza (DELP), es otra prueba de esa debilidad[68]. Los ministerios de salud están a menudo ausentes de las discusiones sobre los límites superiores del gasto social (y sanitario), dominadas por debates en torno a la estabilidad macroeconómica, las metas de inflación o la deuda sostenible. Es revelador que, en los países muy endeudados, los esfuerzos del sector sanitario por obtener una parte de los fondos de alivio de la deuda hayan sido en general lentos, poco enérgicos y nada convincentes en comparación con los del sector educativo, perdiendo con ello posibilidades de ampliar rápidamente su base de recursos[69].

Pese a estos problemas, cada vez hay más indicios de que está instaurándose la voluntad política de llevar a cabo reformas ambiciosas basadas en la APS. Las misiones sanitarias de la India – «rurales» y posteriormente «urbanas» – se acompañan de una duplicación del gasto público en salud. China está preparando una reforma sumamente ambiciosa de la APS rural que también prevé una importante inversión de recursos públicos. La magnitud e integralidad de las reformas orientadas hacia la APS en el Brasil, Chile, Etiopía, Nueva Zelandia, la República Islámica del Irán, Tailandia y muchos otros países muestra muy claramente que movilizar la voluntad política no es una aspiración poco realista. Incluso en circunstancias extremadamente desfavorables, se ha demostrado que es posible conseguir credibilidad y peso político por medio de un compromiso pragmático con las fuerzas políticas y económicas (recuadro 5.5).

La experiencia en estos países prueba que el respaldo político a las reformas de la APS depende fundamentalmente de un programa de reformas formulado en términos que pongan de relieve sus posibles dividendos políticos. Para ello debe:

- responder explícitamente a la demanda creciente, así como a los problemas sanitarios y las limitaciones del sistema de salud a los que el país se enfrenta, dejando patente que no es un mero programa técnico, sino que se funda en lo que preocupa a la sociedad;
- especificar los beneficios sanitarios, sociales y políticos previstos, así como los costos correspondientes, a fin de dejar claros tanto el rédito político previsto como su asequibilidad;
- estar claramente basado en el consenso de los principales interesados para hacer frente a los obstáculos a la reforma de la APS, lo que infunde confianza acerca de la viabilidad política de ésta.

Sin embargo, lograr la alineación y el compromiso políticos con la reforma es sólo el primer paso. A menudo, el punto débil radica en la insuficiente preparación de su aplicación. Es especialmente importante comprender la resistencia al cambio, sobre todo entre los trabajadores sanitarios[70,71,72,73]. Aunque la intuición del liderazgo tiene sus virtudes, también es posible organizar ejercicios más sistemáticos para prever las posibles reacciones de los interesados y el público y darles respuesta: ejercicios de cartografía política, como en el Líbano[34]; estudios de mercado y sondeos de opinión, como en los Estados Unidos[74]; audiencias públicas, como en el Canadá; o reuniones de interesados de todo el sector, como los *Etats Généraux de la Santé* del África francófona. Hacer realidad las reformas de la APS exige una capacidad de gestión sostenida en todos los niveles del sistema, e integrada en instituciones aptas para este fin. En Chile, por ejemplo, se están redefiniendo las estructuras administrativas y las competencias en todo el

Capítulo 5. *Liderazgo y gobierno eficaz*

Recuadro 5.5 Reconstrucción del liderazgo sanitario después de guerras o colapsos económicos

Los recientes acontecimientos en la República Democrática del Congo demuestran que incluso en condiciones extremadamente difíciles puede surgir un liderazgo renovado. El comienzo de la reconstrucción del sistema sanitario del país, devastado por el colapso económico, la desintegración del Estado y, finalmente, una guerra brutal, es, ante todo, la historia de una hábil gestión política.

Durante los años setenta y principios de los ochenta, la República Democrática del Congo fue escenario de varias experiencias de éxito en el terreno del desarrollo de la APS a nivel de distrito. A partir de mediados de los ochenta, con la inestabilidad económica y política llegaron la desintegración de la autoridad del Gobierno central en materia de salud y la pauperización extrema del sistema sanitario y sus trabajadores. Éstos idearon múltiples estrategias de supervivencia, como cobrar a los pacientes y sacar provecho de los numerosos proyectos financiados con la ayuda exterior, sin tener en cuenta las consecuencias para el sistema sanitario. Los donantes y los asociados internacionales perdieron confianza en el modelo distrital de prestación integrada de servicios en el país y en su lugar optaron por respaldar programas aislados de lucha contra enfermedades y de ayuda humanitaria. Aunque entre 1999 y 2002 el Ministerio de Salud gestionaba menos del 0,5% del gasto público total, su administración central y su Departamento de Planificación y Estudios – 15 funcionarios en total – se enfrentaron a la abrumadora tarea de ofrecer orientación a unos 25 organismos bilaterales y multilaterales, más de 60 ONG internacionales y 200 nacionales, 53 programas de lucha contra enfermedades (con 13 comités gubernamentales de coordinación de donantes) y 13 ministerios provinciales de salud – sin olvidar las estructuras de atención sanitaria organizadas por universidades y empresas privadas.

A medida que la intensidad de las contiendas civiles fue disminuyendo, varios miembros importantes del personal del Ministerio de Salud se propusieron revitalizar y actualizar el modelo distrital de APS. Conscientes de la situación marginal del Ministerio en el sector de la salud, invitaron a la «diáspora interior» (antiguos funcionarios públicos que habían pasado a trabajar para los numerosos organismos internacionales de desarrollo presentes en el país) a integrarse en una estructura abierta en torno al Ministerio. Este grupo de orientación elaboró una estrategia de fortalecimiento del sistema sanitario nacional. Comprendía *i*) un despliegue progresivo de servicios integrados, distrito por distrito, coordinado a través de planes regionales y respaldado por un cambio fundamental en la financiación, que pasó de los flujos para programas concretos a una financiación sistémica; *ii*) un conjunto de medidas protectoras de «limitación de daños» dirigidas a frenar la inflación institucional y a evitar una mayor distorsión del sistema; y *iii*) un plan explícito para hacer frente al problema de la fragmentación de los donantes, que había alcanzado proporciones críticas. A la hora de diseñar la estrategia, el grupo de orientación trabajó concienzudamente en la creación de redes dentro del propio sector sanitario y de alianzas con otros actores gubernamentales e interesados sociales.

La aprobación formal del plan nacional por parte de los donantes y la sociedad civil constituyó una sólida prueba política del éxito de esta nueva forma de trabajar. La estrategia de fortalecimiento del sistema nacional de salud pasó a ser el componente sanitario de la estrategia nacional de reducción de la pobreza. Los donantes y los asociados internacionales adaptaron los proyectos existentes, aunque en grado variable, mientras que otros reconfiguraron nuevas iniciativas para adaptarse a la estrategia nacional.

Tal vez el testimonio más firme de la gestión eficaz de este proceso es el cambio en la composición de la financiación de los donantes para la salud (figura 5.6). La proporción de los fondos destinados al fortalecimiento de los sistemas generales en el marco de programas provinciales y de distrito ha aumentado sensiblemente respecto a la de los asignados a programas de lucha contra enfermedades o de socorro humanitario. Los avances siguen siendo frágiles en un contexto en el que hay que reconstruir gran parte del sector sanitario, incluida su gobernanza.

Aun así, la estrategia nacional se funda muy sustancialmente en el trabajo sobre el terreno y el Ministerio de Salud, en un giro notable contra todo pronóstico, ha ganado en credibilidad ante los otros interesados y ha mejorado su posición en la renegociación de las finanzas del sector sanitario.

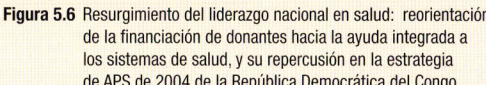

Figura 5.6 Resurgimiento del liderazgo nacional en salud: reorientación de la financiación de donantes hacia la ayuda integrada a los sistemas de salud, y su repercusión en la estrategia de APS de 2004 de la República Democrática del Congo

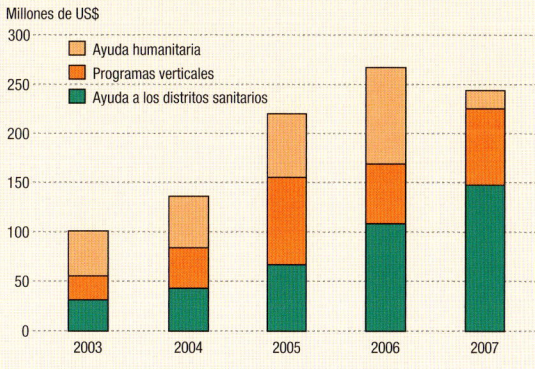

Ministerio de Salud en consonancia con las reformas de la APS. Estos cambios estructurales no son suficientes: han de impulsarse junto a modificaciones de la cultura organizacional, desde la promulgación de decretos para el cambio hasta una colaboración más integradora con interesados diversos en todos los niveles del sistema de salud. Esto, a su vez, exige institucionalizar mecanismos de diálogo sobre políticas que logren que el conocimiento basado en la práctica llegue a orientar la gobernanza general de los sistemas y fortalezca al mismo tiempo los vínculos sociales y las acciones de colaboración entre los grupos a nivel comunitario[75]. Esta capacidad de gestión no debe darse por sentada: requiere una inversión activa.

Incluso con un diálogo político eficaz para lograr el consenso sobre reformas específicas de la APS y la gestión adecuada para su aplicación en todos los niveles del sistema, muchas de esas reformas no tienen el impacto deseado. Las mejor planificadas y ejecutadas topan a menudo con dificultades imprevistas o contextos que cambian rápidamente. La amplia experiencia en el comportamiento de sistemas complejos indica que es previsible que se produzcan deficiencias o desviaciones significativas respecto a los objetivos. En los procesos de reforma es importante incorporar mecanismos capaces de detectar consecuencias imprevistas de envergadura o desviaciones respecto a las referencias de desempeño, lo que permite efectuar correcciones durante la ejecución.

Las abundantes pruebas de la existencia de inequidades en salud y atención sanitaria en casi todos los países constituyen un severo recordatorio de las dificultades que entrañan las reformas de la APS. En este capítulo se ha hecho hincapié en que el liderazgo orientado a lograr una mayor equidad en salud debe ser una labor asumida por el conjunto de la sociedad y en la que han de participar todos los interesados pertinentes. La mediación en el diálogo multilateral sobre reformas ambiciosas, ya sean éstas en pro de la cobertura universal o de la atención primaria, concede gran importancia a una administración eficaz. Ello exige reorientar los sistemas de información de la mejor manera posible para guiar y evaluar las reformas, introducir innovaciones formuladas sobre el terreno en la concepción y el rediseño de aquéllas, y recurrir a personas experimentadas y comprometidas para que gestionen la orientación y aplicación de las reformas. El liderazgo y la administración eficaz no son los únicos ingredientes de la fórmula, pero constituyen, en sí mismos, objetivos primordiales de la reforma de la APS. Sin reformas en estos dos ámbitos es muy improbable que otras reformas de la APS tengan éxito. Así pues, aun siendo necesarios, esos factores no son suficientes para lograr el éxito. En el siguiente capítulo se explica cómo deben adaptarse los cuatro conjuntos de reformas de la APS a contextos nacionales muy diversos, movilizando un conjunto común de factores que promueven la equidad en salud.

Capítulo 5. *Liderazgo y gobierno eficaz*

Referencias

1. Porter D. *Health, civilization and the state. A history of public health from ancient to modern times*. London and New York, Routledge, 1999.
2. *Informe sobre la salud en el mundo 2000 - Mejorar el desempeño de los sistemas de salud*. Ginebra, Organización Mundial de la Salud, 2000.
3. Waldman R. *Health programming for rebuilding states: a briefing paper*. Arlington VA, Partnership for Child Health Care, Basic Support for Institutionalizing Child Survival (BASICS), 2007.
4. *National health accounts*. Geneva, World Health Organization (http//www.who.int/nha/country/en/index.html, consultado en mayo de 2008).
5. Schoen C et al. US health system performance: a national scorecard. *Health Affairs*, 2006, 25(Web Exclusive):w457-w475.
6. Jacobs LR, Shapiro RY. Public opinion's tilt against private enterprise. *Health Affairs*, 1994, 13:285-289.
7. Blendon RJ, Menson JM. Americans' views on health policy: a fifty year historical perspective. *Health Affairs*, 2001, 20:33-46.
8. Fox DM. The medical institutions and the state. In: Bynum WF, Porter R, eds. *Companion encyclopedia of the history of medicine*. London and New York, Routledge, 1993, 50:1204-1230.
9. Blank RH. *The price of life: the future of American health care*. New York NY, Colombia University Press, 1997.
10. Frenk J, Donabedian A. State intervention in health care: type, trends and determinants. *Health Policy and Planning*, 1987, 2:17-31.
11. Blumenthal D, Hsiao W. Privatization and its discontents - the evolving Chinese health care system. *New England Journal of Medicine*, 2005, 353:1165-1170.
12. Liu Y, Hsiao WC, Eggleston K. Equity in health and health care: the Chinese experience. *Social Science and Medicine*, 1999, 49:1349-1356.
13. Bloom G, Xingyuan G. Health sector reform: lessons from China. *Social Science and Medicine*, 1997, 45:351-360.
14. Tang S, Cheng X, Xu L. *Urban social health insurance in China*. Eschborn, Gesellschaftfür Technische Zusammenarbeit and International Labour Organization, 2007.
15. China: long-term issues and options in the health transition. Washington DC, The World Bank, 1992.
16. China statistics 2007. Beijing, Ministry of Health, 2007 (http://moh.gov.cn/open/statistics/year2007/p83.htm, consultado el 31 de mayo de 2008).
17. *WHO mortality database*. Geneva, World Health Organization, 2007 (Tables; http://www.who.int/healthinfo/morttables/en/index.html, consultado el 1 de julio de 2008).
18. Suhrcke M, Rocco L, McKee M. *Health: a vital investment for economic development in eastern Europe and central Asia*. Copenhagen, World Health Organization Regional Office for Europe, European Observatory on Health Systems and Policies (http://www.euro.who.int/observatory/Publications/20070618_1, consultado en mayo de 2008).
19. Collier P. *The bottom billion: why the poorest countries are failing and what can be done about it*. Oxford and New York NY, Oxford University Press, 2007.
20. Grindle MS. The good government imperative: human resources, organizations, and institutions. In: Grindle MS, ed. *Getting good government: capacity building in the public sectors of developing countries*. Boston MA, Harvard University Press, 1997 (Harvard Studies in International Development:3-28).
21. Hilderbrand ME, Grindle MS. Building sustainable capacity in the public sector: what can be done? In: Grindle MS, ed. *Getting good government: capacity building in the public sectors of developing countries*. Boston MA, Harvard University Press, 1997 (Harvard Studies in International Development:31-61).
22. Goldsbrough D. *Does the IMF constrain health spending in poor countries? Evidence and an agenda for action*. Washington DC, Center for Global Development, 2007.
23. Shiffman J. Has donor prioritization of HIV/AIDS displaced aid for other health issues? *Health Policy and Planning*, 2008, 23:95-100.
24. Bill and Melinda Gates Foundation and McKinsey and Company. *Global health partnerships: assessing country consequences*. Paper presented at: Third High-Level Forum on the Health MDGs, Paris, 14-15 November 2005 (http://www.hlfhealthmdgs.org/documents/GatesGHPNov2005.pdf).
25. Stein E et al, eds. *The politics of policies: economic and social progress in Latin America*. Inter-American Development Bank, David Rockefeller Center for Latin American Studies and Harvard University. Washington DC, Inter-American Development Bank, 2006.
26. Moran M. *Governing the health care state: a comparative study of the United Kingdom, the United States and Germany*. Manchester, Manchester University Press, 1999.
27. Saltman RB, Busse R. Balancing regulation and entrepreneurialism in Europe's health sector: theory and practice. In: Saltman RB, Busse R, Mossialos E, eds. *Regulating entrepreneurial behaviour in European health care systems*. Milton Keynes, Open University Press for European Observatory on Health Systems and Policies, 2002:3-52.
28. McDaniel A. Managing health care organizations: where professionalism meets complexity science. *Health Care Management Review*, 2000, 25:1.
29. World values surveys database. World Values Surveys, 2007 (V120, V121; http://www.worldvaluessurvey.com, consultado el 15 de octubre de 2007).
30. Inglehart R, Welzel C. *Modernization, cultural change and democracy: the human development sequence*. Cambridge, Cambridge University Press, 2005.
31. Lopes C, Theisohn T. *Ownership, leadership, and transformation: can we do better for capacity development?* London, Earthscan, 2003.
32. Wasi P. *The triangle that moves the mountain*. Bangkok, Health Systems Research Institute, 2000.
33. McKee M, Figueras J. Setting priorities: can Britain learn from Sweden? *British Medical Journal*, 1996, 312:691-694.
34. Ammar W. *Health system and reform in Lebanon*. World Health Organization Regional Office for the Eastern Mediterranean and Ministry of Health of Lebanon. Beirut, Entreprise universitaire d'Etudes et de Publications, 2003.
35. Stewart J, Kringas P. *Change management - strategy and values. Six case studies from the Australian Public Sector*. Canberra, University of Canberra, Centre for Research in Public Sector Management (http://www.dmt.canberra.edu.au/crpsm/research/pdf/stewartkringas.pdf).
36. Chalmers I. From optimism to disillusion about commitment to transparency in the medico-industrial complex. *Journal of the Royal Society of Medicine*, 2006, 99:337-341.
37. Romanow RJ. *Building on values. The future of health care in Canada - final report*. Saskatoon, Commission on the Future of Health Care in Canada, 2002.
38. Escorel S, Arruda de Bloch R. As conferências Nacionais de Saúde na Cobnstrução do SUS. In: Trinidade Lima N et al, eds. *Saúde e democracia: história e perspectivas do SUS*. Rio de Janeiro, Editora Fiocruz, 2005:83-120.
39. Jongudomsuk P. *Achieving universal coverage of health care in Thailand through the 30 Baht scheme*. Paper presented at: SEAMIC Conference 2001 FY, Chiang Mai, Thailand, 14-17 January 2002.
40. Galichet B et al. *Country initiatives to lift health system constraints: lessons from 49 GAVI-HSS proposals*. Geneva, World Health Organization, Department for Health System Governance and Service Delivery, 2008.
41. *The state of health in Bangladesh 2007. Health workforce in Bangladesh: who constitutes the healthcare system?* Bangladesh Health Watch (http://sph.bracu.ac.bd/bhw/, consultado en junio de 2008).
42. Hemmings J, Wilkinson J. What is a public health observatory? *Journal of Epidemiology and Community Health*, 2003, 57:324-326.
43. Equity gauge profiles. Global Equity Gauge Alliance, 2008 (http://www.gega.org.za, consultado el 24 de abril de 2008).
44. De Campos FE, Hauck V. Networking collaboratively: the experience of the observatories of human resources in Brazil. *Cahiers de sociologie et de démographie médicales*, 2005, 45:173-208.
45. Ashton J. Public health observatories: the key to timely public health intelligence in the new century. *Journal of Epidemiology and Community Health*, 2000, 54:724-725.
46. *Intelligent health partnerships*. York, Association of Public Health Observatories, 2008 (http://www.apho.org.uk/resource/item.aspx?RID=39353, consultado el 10 de junio de 2008).
47. Robinson M, Baxter H, Wilkinson J. *Working together on coronary heart disease in Northern and Yorkshire*. Stockton-on-Tees, Northern and Yorkshire Public Health Observatory, 2001.
48. Bell R et al. *Perinatal and infant health: a scoping study*. Stockton-on-Tees, Northern and Yorkshire Public Health Observatory, 2001.
49. Grant S, Wilkinson J, Learmonth A. *An overview of health impact assessment*. Stockton-on-Tees, Northern and Yorkshire Public Health Observatory, 2001 (Occasional Paper No. 1).
50. Bailey K et al. *Towards a healthier north-east*. Stockton-on-Tees, Northern and Yorkshire Public Health Observatory, 2001.
51. Beal J, Pepper L. *The dental health of five-year-olds in the Northern and Yorkshire Region*. Stockton-on-Tees, Northern and Yorkshire Public Health Observatory, 2002.
52. *Thailand's health care reform project, 1996-2001: final report*. Bangkok, Ministry of Health, Thailand Office of Health Care Reform, 2001.
53. Tangcharoensathien V, Jongudomsuk P, eds. *From policy to implementation: historical events during 2001-2004 of UC in Thailand*. Bangkok, National Health Security Office, 2005.

54. Baser H, Morgan P. *Capacity, change and performance.* Maastricht, European Centre for Development Policy Management, 2008.
55. Macq J et al. *Quality attributes and organizational options for technical support to health services system strengthening.* Background paper commissioned for the GAVI-HSS Task Team, Nairobi, August 2007.
56. Boffin N, De Brouwere V. *Capacity building strategies for strengthening the stewardship function in health systems of developing countries.* Results of an international comparative study carried out in six countries. Antwerp, Institute of Tropical Medicine, Department of Public Health, 2003 (DGOS - AIDS Impulse Programme 97203 BVO "Human resources in developing health systems").
57. Carrolo M, Ferrinho P, Perreira Miguel J (rapporteurs). *Consultation on Strategic Health Planning in Portugal.* World Health Organization/Portugal Round Table, Lisbon, July 2003. Lisbon, Direcção Geral da Saúde, 2004.
58. Forss K et al. *Evaluation of the effectiveness of technical assistance personnel.* Report to DANIDA, FINNIDA, NORAD and SIDA, 1988.
59. Fukuda-Parr S. *Capacity for development: new solutions to old problems.* New York NY, United Nations Development Programme, 2002.
60. Messian L. *Renforcement des capacités et processus de changement. Réflexions à partir de la réforme de l'administration publique en République Démocratique du Congo.* BTC Seminar on Implementing the Paris Declaration on Aid Effectiveness, Brussels, 2006.
61. OECD. StatExtracts [base de datos en línea]. Paris, Organization for Economic Co-operation and Development, 2008 (http://stats.oecd.org/WBOS/Index.aspx, consultado en junio de 2008).
62. Irwin A. Beyond the toolkits: bringing engagement into practice. In: *Engaging science: thoughts, deeds, analysis and action.* London, Wellcome Trust, 2007:50-55.
63. Rowe AK et al. How can we achieve and maintain high-quality performance of health workers in low-resource settings? *Lancet*, 2005, 366:1026-1035.
64. Blaise P, Kegels G. A realistic approach to the evaluation of the quality management movement in health care systems: a comparison between European and African contexts based on Mintzberg's organizational models. *International Journal of Health Planning and Management*, 2004, 19:337-364.
65. Lippingcott DF. Saturation training: bolstering capacity in the Indonesian Ministry of Finance. In: Grindle MS, ed. *Getting good government: capacity building in the public sectors of developing countries.* Boston MA, Harvard University Press, 1997 (Harvard Studies in International Development:98-123).
66. Krause E. *Death of the guilds: professions, states and the advance of capitalism, 1930 to the present.* New Haven and London, Yale University Press, 1996.
67. *Estadísticas sanitarias mundiales 2008.* Ginebra, Organización Mundial de la Salud, 2008.
68. *Poverty Reduction Strategy Papers, their significance for health: second synthesis report.* Geneva, World Health Organization, 2004 (WHO/HDP/PRSP/04.1 2004).
69. World Bank Independent Evaluation Group. *Debt relief for the poorest: an evaluation update of the HIPC Initiative.* Washington DC, The World Bank, 2006 (http://www.worldbank.org/ieg/hipc/report.html, consultado en junio de 2008).
70. Pangu KA. Health workers' motivation in decentralized settings: waiting for better times? In: Ferrinho P, Van Lerberghe W, eds. *Providing health care under adverse conditions. Health personnel performance and individual coping strategies.* Antwerp, ITG Press, 2000:19-30.
71. Mutizwa-Mangiza D. *The impact of health sector reform on public sector health worker motivation in Zimbabwe.* Bethesda MD, Abt Associates, 1998 (Partnerships for Health Reform, Major Applied Research 5, Working Paper No. 4).
72. Wiscow C. *The effects of reforms on the health workforce.* Geneva, World Health Organization, 2005 (documento de trabajo para el *Informe sobre la salud en el mundo 2006*).
73. Rigoli F, Dussault G. The interface between health sector reform and human resources in health. *Human Resources for Health*, 2003, 1:9.
74. *Road map for a health justice majority.* Oakland, CA, American Environics, 2006 (http://www.americanenvironics.com/PDF/Road_Map_for_Health_Justice_Majority_AE.pdf, consultado el 1 de julio de 2008).
75. Labra ME. Capital social y consejos de salud en Brasil. ¿Un círculo virtuoso? *Cadernos de saúde pública*, 2002, 18(Suppl. 47):55, Epub 21 January 2003.

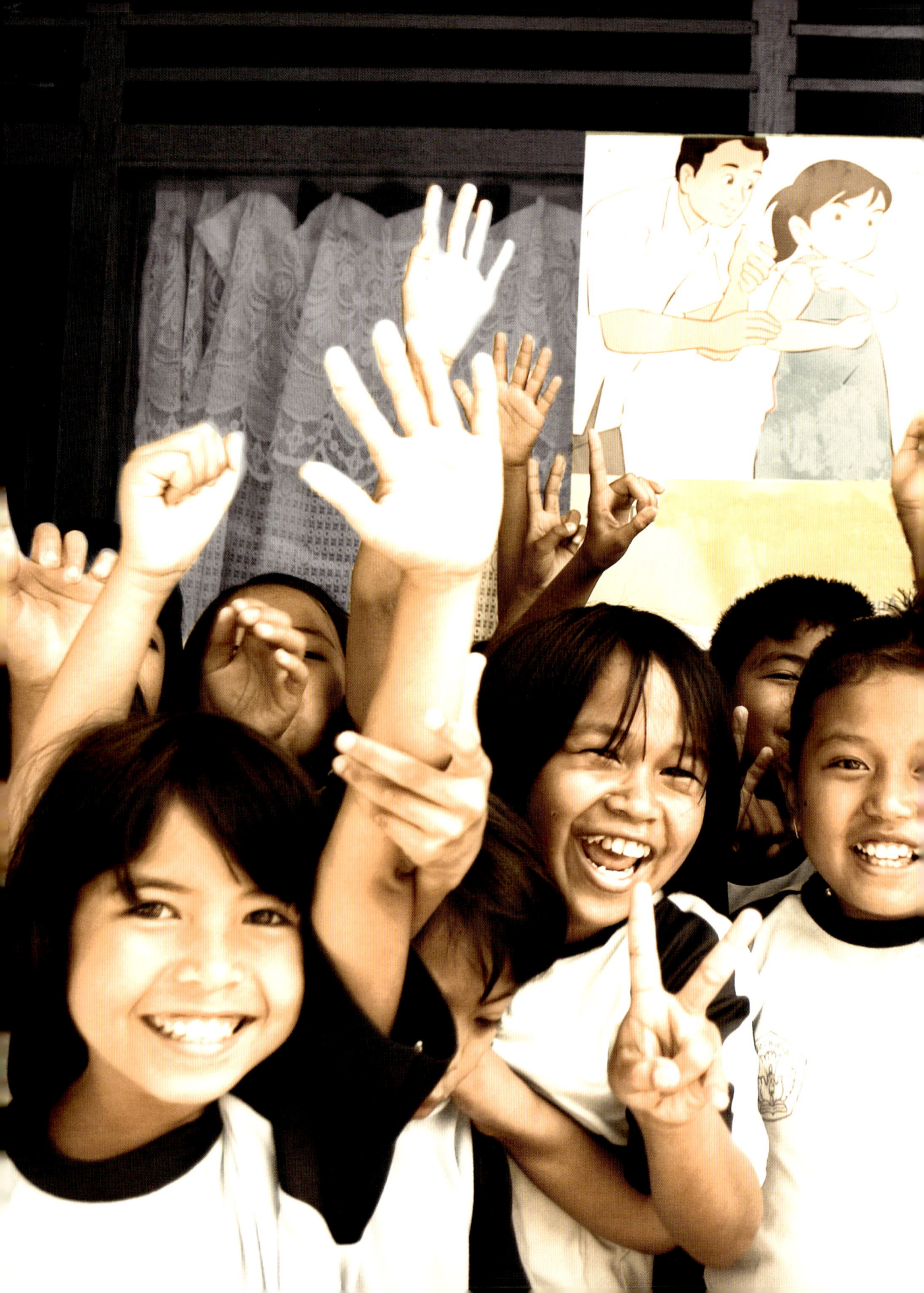

El camino hacia el futuro

Las realidades sociales, económicas y sanitarias radicalmente diferentes a que se enfrentan los países deben informar el camino que ha de seguir la atención primaria de salud. En el presente capítulo se examinan las implicaciones de la manera de llevar a la práctica las reformas de la cobertura universal, la atención primaria, las políticas públicas y el liderazgo. Se explica además que los sistemas de salud en expansión ofrecen oportunidades para la reforma de la atención primaria en prácticamente todos los países. A pesar de la necesidad de tener presente la especificidad de cada contexto, las reformas tienen elementos transversales, comunes a todos los países, y valiosos por tanto a nivel mundial para extraer enseñanzas y comprender cómo impulsar las reformas en pro de la APS de forma más sistemática en todas partes.

Capítulo 6

Adaptar las reformas al contexto de cada país	104
Economías sanitarias de gasto elevado	105
Economías sanitarias de crecimiento rápido	108
Economías sanitarias de gasto bajo y crecimiento bajo	109
Movilizar los factores de impulso de las reformas	112

Adaptar las reformas al contexto de cada país

Aunque no se le ha dado la debida importancia, el movimiento en pro de la APS ha sido decisivo para que se reconociera el valor social de los sistemas de salud, una idea ya arraigada hoy día en la mayoría de los países del mundo. Este cambio de perspectiva ha cambiado radicalmente el panorama de la política sanitaria.

Los sistemas sanitarios actuales son un mosaico de componentes, muchos de los cuales probablemente estén muy alejados de los objetivos fijados hace 30 años. Esos mismos sistemas de salud están convergiendo entre sí. Arrastrados por las presiones demográficas, financieras y sociales de la modernización, cada vez comparten en mayor medida los fines de la mejora de la equidad en salud, la atención centrada en las personas y la mejora de la protección de la salud de sus poblaciones.

Sin embargo, ello no significa que los sistemas sanitarios de todo el mundo vayan a cambiar de un día para otro. La reorientación de un sistema de salud es un proceso a largo plazo, aunque sólo sea por el prolongado periodo que requiere la reestructuración de la fuerza de trabajo[1] y por la enorme inercia provocada por unos incentivos financieros mal adaptados y unos sistemas de pago inadecuados[2]. Sabiendo que existen fuerzas contrapuestas e intereses creados que alejan a los sistemas de salud de los valores de la APS, la reforma exige una visión clara del futuro. Muchos países ya lo han comprendido así y están elaborando su concepción estratégica de las políticas públicas para la salud con una perspectiva a 10 o 20 años.

Esas concepciones estratégicas a menudo se arropan de términos técnicos y son sumamente vulnerables a los ciclos electorales. Sin embargo, están también cada vez más impulsadas por lo que la población espera de sus autoridades sanitarias: que velen por su salud y mejoren el acceso a la atención, que la protejan contra los gastos catastróficos y la explotación financiera, y que garanticen una distribución equitativa de los recursos[3, 4]. Como se muestra a lo largo de todo este informe, la presión que se deriva de esas expectativas basadas en valores, si se utiliza resueltamente, puede garantizar que la visión no se deforme y que no sea absorbida por intereses creados inmediatos o por cambios del liderazgo político.

La protección así ofrecida se ve muy reforzada si las medidas se aplican tempranamente. La posibilidad de emprender los cambios de inmediato está al alcance de casi todos los países: el crecimiento del sector sanitario proporciona la palanca financiera necesaria para hacerlo, y la globalización está ofreciendo algunas oportunidades sin precedentes para aprovechar la fuerza de esa palanca.

Esto no reduce en modo alguno la necesidad de reconocer los muy dispares contextos en que se encuentran los países hoy en día: la naturaleza de los retos sanitarios a que se enfrentan y su realidad socioeconómica global, y el grado de adaptación a las dificultades, el nivel de desarrollo y la velocidad a la que se expanden sus sistemas de salud.

Las posibilidades de cambio dependen en gran medida de la afluencia de nuevos recursos hacia el sector sanitario. El gasto en salud está creciendo en todo el mundo: entre 1995 y 2005 prácticamente se duplicó, pasando de I$ 2,6 a I$ 5,1 billones. El ritmo de crecimiento se está acelerando; entre 2000 y 2005, la cantidad total gastada en salud en el mundo aumentó de media cada año en I$ 330 000 millones, frente a una media de I$ 197 000 millones anuales en los cinco años anteriores. El gasto en salud está creciendo más que el PIB y que la población. El resultado neto es que, salvo algunas excepciones, el gasto sanitario por habitante presenta una tasa de crecimiento superior al 5% anual en todo el mundo.

Esta tendencia común del crecimiento del gasto sanitario enmascara una diferencia superior a 300 veces entre unos países y otros en el gasto per cápita, que va desde menos de I$ 20 por habitante hasta bastante más de I$ 6000. Esas disparidades estratifican a los países en tres categorías: economías sanitarias de gasto elevado, economías sanitarias de rápido crecimiento, y economías sanitarias de gasto bajo y crecimiento bajo.

No es sorprendente que las economías sanitarias de gasto elevado sean las de los países de ingresos altos, donde viven cerca de mil millones de personas. En 2005 esos países gastaron en salud una media de I$ 3752 per cápita, lo que

Capítulo 6. El camino hacia el futuro

supone I$ 1563 más que en 1995, es decir, una tasa de crecimiento del 5,5% anual.

En el otro extremo se encuentra un grupo de economías sanitarias de gasto bajo y crecimiento bajo: los países de ingresos bajos de África y Asia meridional y sudoriental, junto con los Estados frágiles. Esos países, que en total suman 2600 millones de habitantes, gastaron apenas I$ 103 por habitante en salud en 2005, frente a I$ 58 en 1995. En cifras relativas, han visto crecer su gasto sanitario per cápita a un ritmo similar al de los países con elevado gasto sanitario: un 5,8% anual desde 1995; en cifras absolutas, en cambio, el crecimiento ha sido muy decepcionante.

Entre esos dos grupos se encuentran los otros países de ingresos bajos y medios, los que tienen economías sanitarias de crecimiento rápido. Los 2900 millones de habitantes con que cuentan esos países gastaron en 2005 una media de I$ 413 por habitante, más del doble de los I$ 189 invertidos en 1995. El gasto sanitario en esos países ha estado creciendo a un ritmo del 8,1% anual.

Esos grupos de países no sólo difieren en cuanto al ritmo y la magnitud del crecimiento de su gasto sanitario. Si se desglosan las cifras atendiendo a la fuente del crecimiento, se observan pautas radicalmente diferentes (figura 6.1). En las economías sanitarias de bajo gasto y bajo crecimiento, la mayor parte del crecimiento corresponde a los pagos directos por el usuario, mientras que en las economías sanitarias de crecimiento rápido y en las de gasto elevado dominan el gasto público y los mecanismos de prepago. Cuando el crecimiento del gasto sanitario se debe sobre todo a estos últimos mecanismos hay más oportunidades de apoyar las reformas de la atención primaria: los fondos mancomunados son más fáciles de reasignar a intervenciones muy rentables sanitariamente que los pagos directos de los usuarios. A la inversa, los países donde el crecimiento se debe primordialmente a esos pagos directos cuentan con menos recursos financieros para apoyar las reformas de la APS. Resulta alarmante que los países con menor gasto y mayor carga de morbilidad sean precisamente aquellos en los que verdaderamente faltan oportunidades para aprovechar el crecimiento del sector sanitario en favor de las reformas de la APS.

En las secciones que siguen se analizan varios contextos generales determinantes para articular las respuestas de reforma de la APS.

Economías sanitarias de gasto elevado

Este grupo de países financia prácticamente el 90% del crecimiento de su gasto sanitario (I$ 200 más por habitante al año en los últimos años) aumentando los fondos públicos y los fondos de prepago privados. La expansión o el cambio de la oferta de servicios en esos países se ven menos limitados por factores financieros que por la falta relativa de recursos humanos para atender una demanda cambiante y creciente. Sus sistemas de salud se han desarrollado en torno a un sector de atención terciaria sólido y prestigioso que reviste gran importancia para las grandes empresas farmacéuticas y de suministros médicos[2]. Los pagos directos por el usuario no dejan de ser importantes, pues representan el 15% del gasto total, pero han sido superados con creces por medidas de financiación colectiva más progresistas. Las instituciones de pago por terceros han pasado a tener un papel de primer orden, al tiempo que se va desvaneciendo la autonomía de que hace mucho tiempo llevaban disfrutando los profesionales sanitarios. Los esfuerzos por controlar los costos y mejorar la calidad y el acceso de los

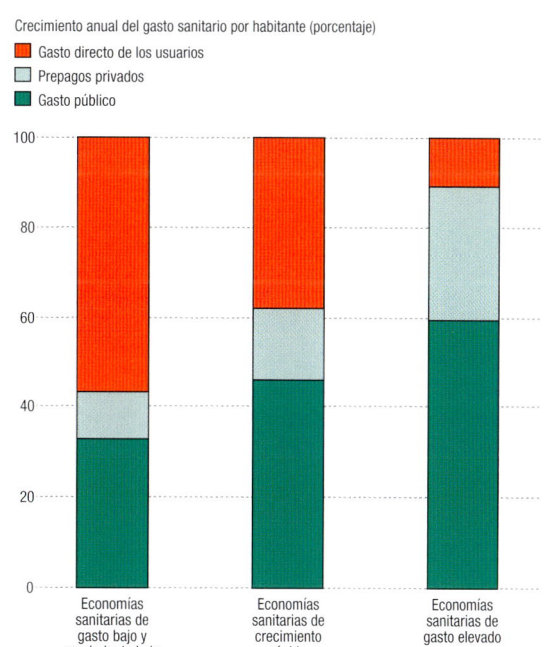

Figura 6.1 Contribución del gasto del gobierno general, los prepagos privados y los pagos directos al crecimiento anual del gasto total en salud por habitante, porcentaje, medias ponderadas[5]

grupos desfavorecidos han generado un debate público cada vez más extendido en el que los usuarios y grupos de intereses especiales ejercen una influencia creciente. Con todo, el peso del Estado en el sector sanitario de esos países es más importante que nunca, y los instrumentos e instituciones de regulación son cada día más complejos.

Aunque preocupa su sostenibilidad a largo plazo, los mecanismos de solidaridad que financian estos sistemas de salud gozan de un considerable consenso social. Se mantiene la tendencia ya antigua hacia la extensión de la cobertura a todos los ciudadanos y, a menudo de forma reacia, también a los residentes no ciudadanos. En el estado de Massachusetts (EE.UU.), por ejemplo, la ley de seguro médico de 2006 pretende alcanzar una cobertura del 99% antes de 2010. Al mismo tiempo, cada vez está más claro que los sistemas de cobertura universal deben complementarse con actividades encaminadas a *i*) reconocer a los excluidos y crear programas específicamente adaptados para incluirlos, y *ii*) abordar los determinantes sociales de las desigualdades en salud mediante iniciativas de política que afecten a un gran número de sectores (recuadro 6.1), con el fin de traducir en avances concretos el compromiso político con la equidad en materia de salud.

En muchos de esos países, el centro de gravedad ya ha empezado a desplazarse desde la atención terciaria y especializada hacia la atención primaria. La mejora de la información y los avances tecnológicos están generando nuevas oportunidades – y también un mercado – para transferir gran parte de la atención tradicionalmente basada en el hospital a servicios locales atendidos por personal de atención primaria, o incluso a los propios pacientes. Esto está propiciando una nueva percepción de la forma en que deberían funcionar los servicios de salud, y supone un respaldo para la atención primaria, incluidas la autoasistencia y la atención domiciliaria. El movimiento en esa dirección, no obstante, se ve frenado por la inercia que se deriva de las amenazas de reducción de plantillas y desmantelamiento de enormes establecimientos de atención terciaria, así como por la demanda inducida por la ilusión de que la tecnología permite extender la vida de forma ilimitada[7]. No cabe duda de que la innovación tecnológica es un motor de mejoras, y las tendencias actuales muestran que ese factor está ampliando la gama de servicios que prestan los equipos de atención primaria. Pero la innovación tecnológica también puede favorecer la exclusión y la ineficiencia. Las marcadas diferencias entre países en cuanto a la difusión de tecnologías médicas no se deben a evaluación racional alguna, sino a los incentivos ofrecidos a los proveedores para que las adopten y a la capacidad de controlar esa adopción[2].

> **Recuadro 6.1** La estrategia nacional de Noruega para reducir las desigualdades sociales en salud[6]
>
> La estrategia de Noruega para reducir las desigualdades en salud sirve como ejemplo de que no existe una solución única para ese espinoso problema. Noruega ha reconocido un gran número de determinantes que influyen en la salud de los individuos: los ingresos, el apoyo social, la educación, el empleo, el desarrollo durante la primera infancia, los entornos saludables y el acceso a los servicios de salud. Estos determinantes, complejos e interrelacionados, no están distribuidos por igual en la sociedad, de modo que no es sorprendente que provoquen desigualdades en materia de salud.
>
> La estrategia noruega pretende abordar las causas básicas de la falta de salud y las desigualdades sanitarias influyendo en los determinantes de la salud subyacentes y modificando la distribución de esos determinantes para que sea más equitativa desde el principio. La estrategia se centra en lo siguiente:
>
> - reducir las desigualdades sociales;
> - reducir las desigualdades en los comportamientos relacionados con la salud y el acceso a los servicios de salud;
> - iniciativas con fines concretos para mejorar la inclusión social;
> - instrumentos intersectoriales para promover un enfoque de la salud que implique a todo el gobierno.
>
> El resultado es la confluencia de una serie de intervenciones que permiten afrontar eficazmente las inequidades y que pueden aplicarse tanto dentro de los sistemas de salud como mediante la cooperación con otros sectores. Por ejemplo, los sistemas de salud son capaces de establecer programas para el desarrollo en la primera infancia así como políticas que reduzcan las barreras financieras, geográficas y sociales a los servicios de salud para los más necesitados de atención. La colaboración con otros sectores, como los de trabajo y finanzas, puede generar oportunidades laborales y crear sistemas fiscales que alienten una distribución y redistribución más equitativas de la riqueza, lo que puede tener gran impacto en la salud de la población. Además de la cobertura universal, las intervenciones de inclusión social encaminadas a proporcionar mejores condiciones de vida a los menos favorecidos también son fundamentales para reducir las diferencias entre los más afortunados y los menos afortunados de la sociedad.

Capítulo 6. El camino hacia el futuro

Hay dos razones que explican los cambios observados en el entorno en que todo eso sucede.

- Las críticas del público respecto a la gestión de las tecnologías han seguido aumentando por razones relacionadas con la confianza, el precio, la exclusión o las necesidades no atendidas.
- La regulación depende cada vez más de instituciones supranacionales. El sistema normativo de la Unión Europea, por ejemplo, tiene un papel cada día mayor en la armonización de los requisitos técnicos para el registro de nuevos medicamentos o la autorización de productos, lo que brinda la posibilidad, entre otras cosas, de apoyar con más eficacia disposiciones legales que alienten la sustitución de productos farmacéuticos por genéricos en el sector privado[8]. Esos mecanismos brindan oportunidades para aumentar la seguridad y el acceso, y crear así un entorno que favorezca las reformas nacionales de la atención primaria.

Todo esto ocurre en un momento en que peligra la oferta de profesionales dispuestos a dedicarse a la atención primaria y preparados para ello. En Europa, por ejemplo, la población de médicos generalistas está envejeciendo rápidamente, y los nuevos médicos se inclinan hoy más por carreras a tiempo parcial o de baja intensidad[1]. Existen presiones para asignar un papel más importante a los médicos de familia en la atención primaria[9]. A largo plazo, no obstante, habrá que adoptar un enfoque más pluralista, con equipos formados por profesionales de distintas especialidades y con los instrumentos necesarios para garantizar la coordinación y continuidad de la atención. Para ello habrá que disponer de un cuadro de profesionales sanitarios diferente, más variado y más flexible. La sostenibilidad de las reformas de la atención primaria en la categoría de los países de gasto sanitario elevado es dudosa a menos que *i)* se produzca un cambio de paradigma en la capacitación del personal sanitario, y *ii)* se pongan en marcha los necesarios incentivos de carrera, sociales y financieros para que los profesionales de la salud se decanten por lo que hasta ahora han sido alternativas de carrera menos prestigiosas y remuneradoras.

Gracias a la creciente sensibilización respecto a las amenazas sanitarias mundiales y la estratificación de los resultados sanitarios a lo largo de las líneas de falla sociales, se ha producido un importante resurgimiento de la salud pública. Conocemos mejor los vínculos entre el sector sanitario y otros sectores, y eso hace que la salud reciba atención de todos ellos. Los sistemas de investigación e información, la demanda de capacitación en salud pública y el nuevo discurso sobre la salud pública ocupan un lugar central en las inquietudes de los ciudadanos. Esta situación debe traducirse en estrategias multisectoriales y multidireccionales encaminadas a abordar los determinantes sociales de la salud y su influencia en los retos prioritarios en materia de salud (recuadro 6.1).

Durante las últimas décadas la mayoría de los países de esta categoría han estado liderando las reformas mediante un enfoque de rectoría y negociación, antes que de mando y control. Esto refleja la creciente visibilidad pública de la agenda de política sanitaria y la necesidad de encontrar un equilibrio entre las diferentes y a menudo irreconciliables demandas de distintos grupos de intereses. El resultado es que los esfuerzos de reforma se dan en general en varios niveles y con la intervención de muchos actores. Avanzan de manera gradual en un prolongado y desordenado proceso de improvisaciones y duras negociaciones. En Inglaterra y Gales, por ejemplo, una importante reforma de la atención primaria incluyó una amplia consulta pública realizada mediante cuestionarios dirigidos a más de 42 000 personas, al tiempo que se invitó a más de mil personas a expresar sus intereses e inquietudes en audiencias públicas. Esta participación facilitó el consenso en varios aspectos polémicos de la reforma, como la reasignación de recursos a la atención primaria y a zonas insuficientemente atendidas, y al mismo tiempo se redistribuyeron las responsabilidades para mejorar la cooperación y la coordinación[10]. El tiempo y el esfuerzo invertidos en una negociación sistemática pero basada en principios es el precio que hay que pagar para lograr un consenso social capaz de superar una firme resistencia a la reforma.

Economías sanitarias de crecimiento rápido

En las economías sanitarias de crecimiento rápido, el reto que supone emprender reformas de la APS se plantea de manera bastante diferente. La creciente demanda que acompaña al aumento del poder adquisitivo está impulsando la expansión de servicios a una velocidad sin precedentes. Si las actuales tasas de crecimiento se mantienen de aquí a 2015, el gasto sanitario por habitante crecerá un 60% en las economías sanitarias de crecimiento rápido de las Américas en comparación con los niveles de 2005. En ese mismo intervalo el gasto se duplicará en Europa y Oriente Medio y se triplicará en Asia oriental (figura 6.2).

Aunque la tasa de crecimiento del gasto representa una oportunidad para emprender reformas de la APS, también favorece pautas de desarrollo del sector sanitario que son contrarias a la visión y los valores de la atención primaria. Los comienzos son importantes: las decisiones normativas basadas en razones de oportunidad política o técnica, como abstenerse de regular la atención de salud mercantilizada, pueden hacer que más adelante resulte más difícil orientar los sistemas de salud hacia los valores de la APS, pues surgen poderosos intereses creados y van arraigando las pautas de la demanda inducida por la oferta[11]. Además, la preferencia por infraestructuras muy complejas y especializadas que atienden las expectativas de una minoría de economía desahogada cada vez se ve más favorecida por el crecimiento de un nuevo mercado de turismo médico, en el que pacientes de economías sanitarias de gasto elevado y alto costo son derivados a estos entornos de costo comparativamente bajo. Todo ello reduce la oferta de profesionales para la atención primaria y favorece tasas inusitadas de especialización dentro del personal sanitario[12]. En contraste con todo ello, los ministerios de salud de muchos de esos países siguen organizados en torno a actividades de lucha contra enfermedades concretas y están mal preparados con miras a aprovechar eficazmente la creciente cantidad de recursos para regular la prestación de atención sanitaria. Con demasiada frecuencia, el resultado es un sistema en dos niveles, con una infraestructura sanitaria sumamente compleja y especializada que atiende las expectativas de la minoría más rica, acompañada de enormes lagunas en la disponibilidad de servicios para gran parte de la población.

Las reformas que hacen hincapié en el acceso universal a una atención primaria centrada en las personas pueden ayudar a corregir tales distorsiones. Esas reformas pueden aprovechar las innovaciones tecnológicas que facilitan un acceso rápido, sencillo, fiable y de bajo costo a servicios que antes eran inaccesibles porque resultaban demasiado costosos o exigían una infraestructura de apoyo compleja. Entre esas innovaciones cabe citar las pruebas de diagnóstico rápido del VIH y de las úlceras gástricas, medicamentos mejores que facilitan el paso de una salud mental basada en instituciones a otra basada en la atención primaria[13], y avances quirúrgicos que eliminan o reducen espectacularmente la necesidad de hospitalización. Unidas a la multiplicación de directrices basadas en la evidencia, esas innovaciones han aumentado considerablemente la capacidad de resolución de problemas de los equipos de atención primaria, ampliando las funciones de los profesionales clínicos[14] y las posibilidades de la autoasistencia.

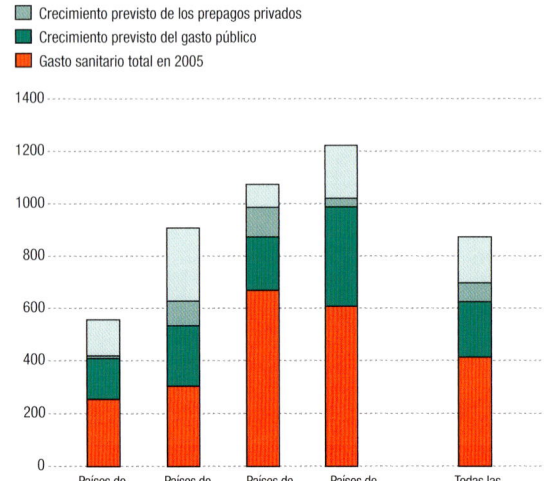

Figura 6.2 Gasto sanitario por habitante previsto para 2015, economías sanitarias de crecimiento rápido (medias ponderadas)[a]

* Sin considerar los Estados frágiles.

[a] Suponiendo que se mantengan hasta 2015 las tasas de crecimiento anual del gasto público, del gasto en forma de prepagos privados y de los pagos directos estimadas a partir de los datos de 1995–2005[5].

Capítulo 6. *El camino hacia el futuro*

La rápida expansión de la atención centrada en las personas resulta así factible en un contexto en el que la diferencia tecnológica entre la atención ambulatoria cercana al usuario y las instituciones terciarias es menos marcada que hace 30 años. En Chile, por ejemplo, en un periodo de cinco años se ha duplicado la implantación de servicios de atención primaria, al tiempo que se ha hecho una inversión masiva en personal y equipo que van desde laboratorios y atención dental de urgencia hasta el tratamiento domiciliario del dolor crónico. Las repercusiones de esta transformación pueden amplificarse centrándose en el gran número de personas pobres y excluidas de esos países y empoderándolas, y reformando en consecuencia las políticas públicas.

En las economías sanitarias de crecimiento rápido de las Américas y la región de Europa, menos de un tercio del crecimiento previsto en las tendencias actuales se debe al aumento del gasto directo por los usuarios. Dos tercios se deben al aumento del gasto público, que, en las Américas, se combina con un mayor gasto en prepagos privados (figura 6.2). Estos últimos también son cada vez más importantes en el Lejano Oriente, donde, como en el Oriente Medio, en torno al 40% del crecimiento, considerando las tendencias actuales, corresponderá a los gastos directos. La eficacia de las reformas de la APS dependerá en parte de la posibilidad de regular los prepagos privados e influir en ellos y, particularmente en Asia, de limitar los gastos directos del usuario.

En la mayoría de esos países el nivel de gasto en comparación con el PIB o el gasto público total sigue siendo bajo, lo que desde el punto de vista financiero deja cierto margen para seguir acelerando las reformas de la atención primaria y respaldarlas con actividades paralelas, igualmente importantes, hacia la cobertura universal y la menor dependencia de los pagos directos. En muchos de esos países los recursos públicos se asignan con arreglo a un criterio de capitación, al igual que al menos una parte de los fondos mancomunados privados de prepago. Esto brinda oportunidades para incluir en las fórmulas de capitación criterios como la privación relativa o las necesidades sanitarias no atendidas. De este modo la asignación de recursos se transforma en la práctica en un instrumento de fomento de la equidad en salud y de la aplicación de incentivos que favorezcan la transición hacia la atención primaria y hacia políticas públicas más saludables.

Algunos de los países más grandes del mundo, como el Brasil, están aprovechando ahora ese tipo de oportunidades a escala masiva, ampliando sus redes de atención primaria y reduciendo al mismo tiempo su dependencia de los pagos directos de los usuarios[15]. Esas reformas, no obstante, rara vez tienen lugar sin presiones de los usuarios. La política sanitaria de Chile ha definido un paquete de prestaciones detallado, muy difundido entre la población como un derecho exigible. Se está informando a los ciudadanos sobre el tipo de servicios, incluido el acceso a atención especializada, que pueden solicitar de sus equipos de atención primaria. Unidos a una inversión sostenida, esos derechos claros e inequívocos crean una potente dinámica en favor del desarrollo de la atención primaria. Bien gestionados, tienen el potencial de acelerar la convergencia evitando a la vez al menos parte de las distorsiones y las ineficiencias que han aquejado a los países de ingresos altos en los últimos años.

Economías sanitarias de gasto bajo y crecimiento bajo

Con 2600 millones de personas y menos del 5% del gasto sanitario mundial, los países pertenecientes a este grupo padecen un déficit absoluto de financiación de su sector sanitario, unido a una carga de morbilidad desproporcionadamente alta. La persistencia de elevados niveles de mortalidad materna en estos países (cerca del 90% de todas las muertes maternas) es quizá el indicador más claro de las consecuencias de una financiación insuficiente de la salud en los resultados de los sistemas sanitarios.

Un aspecto preocupante es que el crecimiento del gasto sanitario en estos países sea bajo y muy vulnerable a sus contextos políticos y económicos. En los Estados frágiles, sobre todo en África, el gasto sanitario no sólo es reducido sino que apenas crece en absoluto; además, el 28% de ese pequeño crecimiento de los últimos años se debe a la ayuda externa. El gasto sanitario en los otros países de este grupo muestra una tasa media más vigorosa, del 6% al 7% anual. Si se mantiene la tendencia actual, de aquí a 2015 el gasto sanitario por habitante se habrá duplicado con creces en la India respecto a 2005, y habrá aumentado en un 50% en otros lugares, salvo en los Estados frágiles (figura 6.3). En muchos países eso brindará importantes recursos para emprender reformas de la APS, particularmente allí donde el crecimiento se deba a un aumento del gasto público o, como en África meridional, a otras formas de prepago. En la India, en cambio, más del 80% del crecimiento, según las tendencias actuales, corresponderá a los gastos directos del usuario, lo que ofrece muchos menos recursos para la acción.

Los países de estas regiones acumulan un conjunto de problemas que, pese a su gran diversidad, comparten muchas características. Grupos enteros de población quedan excluidos del acceso a una atención de calidad: porque no hay servicios disponibles, porque son excesivamente caros o están insuficientemente financiados, dotados de personal y equipados, o porque están fragmentados y se limitan a unos cuantos programas prioritarios. Los esfuerzos tendentes a establecer políticas públicas bien fundadas que promuevan la salud y se ocupen de los determinantes de la enfermedad son, en el mejor de los casos, limitados. La mercantilización no regulada de la atención sanitaria, tanto privada como pública, se está convirtiendo rápidamente en la norma para las poblaciones urbanas y, cada vez más, para las rurales, lo que supone para los principios de la APS un reto mucho mayor y mucho más infravalorado que el verticalismo que tanto preocupa a la comunidad sanitaria internacional.

En la mayoría de esos países el Estado ha intentado en otras épocas gestionar el sector sanitario de forma autoritaria. En el contexto pluralista de hoy día, con multitud de proveedores diferentes, tanto formales como informales, públicos y privados, apenas unos cuantos han conseguido adoptar enfoques de rectoría y negociación más apropiados. En lugar de ello, al estancarse los recursos públicos y fracasar los mecanismos burocráticos, el *laissez-faire* ha pasado a ser la actitud por defecto en la gestión del sector sanitario.

Esto ha dado lugar a algunos intentos, pocos y tímidos, de regular la prestación de atención sanitaria mercantilizada, no sólo en el sector privado sino también en el sector público, que en muchos casos ha adoptado las prácticas comerciales de la atención privada no regulada. En esas circunstancias la capacidad de los poderes públicos a menudo limita las posibilidades de usar los nuevos recursos para mejorar los resultados, y las autoridades sanitarias se ven así abandonadas a su suerte con una misión que cumplir pero sin fondos para dirigir el sector sanitario.

Por consiguiente, es prioritario acumular más recursos: refinanciar unos sistemas de salud que carecen de ellos, insuflarles nueva vida mediante reformas de la APS, y reinvertir en el liderazgo público. Hay que alimentar los sistemas de prepago sin tardanza, desalentando los cobros directos a los enfermos y alentando la mancomunación de recursos. Esto permitirá asignar los limitados recursos disponibles de forma más inteligente y explícita que haciendo pagar los servicios de salud directamente al usuario. Aunque no existe una receta única respecto al tipo de mecanismo de mancomunación de recursos, es cierto que las mayores eficiencias se observan en los fondos de mayor tamaño: la fusión o federación graduales de los sistemas de prepago puede acelerar la ampliación de la capacidad de regulación y de los mecanismos de rendición de cuentas[16].

En un número considerable de estas economías sanitarias de gasto bajo y crecimiento bajo, particularmente en Estados del África subsahariana

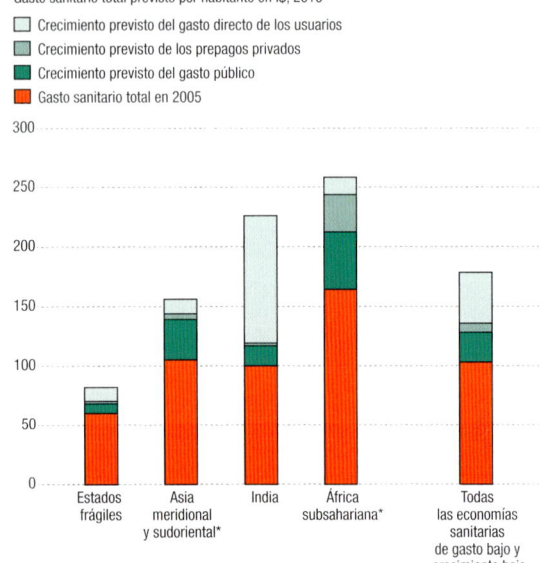

Figura 6.3 Gasto sanitario por habitante previsto para 2015, economías sanitarias de gasto bajo y crecimiento bajo (medias ponderadas)[a]

* Sin considerar los Estados frágiles.
[a] Suponiendo que se mantengan hasta 2015 las tasas de crecimiento anual del gasto público, del gasto en forma de prepagos privados y de los pagos directos estimadas a partir de los datos de 1995–2005[5].

Capítulo 6. El camino hacia el futuro

y en Estados frágiles, el pronunciado aumento de los fondos externos destinados a la salud por canales bilaterales o mediante la nueva generación de instrumentos de financiación mundiales ha revitalizado el sector sanitario. Esos fondos externos deben ser recanalizados progresivamente mediante fórmulas que ayuden a aumentar la capacidad institucional para lograr el objetivo a más largo plazo de una cobertura universal y autosostenida. Hasta ahora la mayor parte de la asistencia de los donantes se ha centrado en proyectos y programas a corto plazo que han provocado retrasos innecesarios o que incluso han detraído recursos que se necesitaban para poner en pie las instituciones de financiación que debían gestionar los mecanismos de cobertura universal. El renovado interés de los donantes por apoyar los procesos de planificación nacionales como parte de la agenda de armonización y coordinación, unido al consenso en pro del acceso universal, constituyen importantes oportunidades para expandir las inversiones en el aparato institucional que exige la cobertura universal. Si bien la reducción de los gastos catastróficos en la atención de salud y el acceso universal son razones suficientemente sólidas para explicar esos cambios en el comportamiento de los donantes, el establecimiento de mecanismos sostenibles de financiación a nivel nacional es al mismo tiempo una posible estrategia de evitación de la dependencia respecto de los donantes.

En esos contextos los gobiernos pueden tomar más medidas para apoyar al sector sanitario. Las economías sanitarias de gasto bajo y crecimiento bajo sólo asignan una pequeña parte de sus ingresos públicos a la salud. Incluso en los países del África subsahariana, que han hecho progresos y que asignaron una media del 8,8% de su gasto público a la salud en 2005, la meta del 15% prevista en la Declaración de Abuja aún queda muy lejos[5]. Alcanzar esa meta aumentaría el gasto sanitario total en la región en un 34%. La experiencia adquirida durante el último decenio muestra que es posible aumentar rápidamente la proporción de ingresos públicos asignada a la salud. Por ejemplo, a raíz del aumento de la presión ejercida por una amplia gama de movimientos políticos y de la sociedad civil, se prevé que a lo largo de los próximos cinco años se triplicará el gasto del gobierno general en salud en la India, privilegiándose la atención primaria[17].

En un contexto diferente, el Ministerio de Salud de Burundi multiplicó por cuatro su presupuesto entre 2005 y 2007, tras solicitar y conseguir fondos ofrecidos gracias a una reducción de la deuda en el marco de la Iniciativa ampliada para la reducción de la deuda de los países pobres muy endeudados (PPME). Como media, en los 23 países que han culminado tanto esa Iniciativa cuanto la Iniciativa Multilateral de Reducción de la Deuda, el ahorro anual conseguido mediante el alivio de la deuda de los PPME durante los 10 años siguientes al reconocimiento de ese derecho equivalen al 70% del gasto público en salud en los niveles de 2005[18]. Aunque sólo una parte de esos fondos se destinan a la salud, la diferencia puede ayudar a desbloquear financieramente a las autoridades de salud pública.

Las oportunidades surgen no sólo gracias al aumento de los recursos. El predominio de proyectos piloto está dando paso gradualmente a esfuerzos más sistemáticos en pro del acceso universal, aunque a menudo sea para una sola intervención o un solo programa dedicado a una enfermedad. Esos programas de gran visibilidad, desarrollados en relación con los ODM, han revitalizado varios conceptos que son fundamentales para la atención centrada en las personas. Entre ellos figuran el imperativo del acceso universal a una atención segura y de calidad y libre de cargas financieras; la importancia de la continuidad de la atención, y la necesidad de comprender el contexto social, cultural y económico de todos los hombres, mujeres y familias que viven en una comunidad concreta. La integración se está haciendo realidad mediante enfoques como la Atención Integrada a las Enfermedades de los Adolescentes y los Adultos (IMAI) y las intervenciones de base comunitaria emanadas del Programa de Lucha contra la Oncocercosis (OCP)[19]. Las iniciativas mundiales están abandonando poco a poco los mandatos de lucha contra enfermedades y empiezan a valorar la importancia de fortalecer el sistema de forma más general, por ejemplo mediante el servicio de ayudas para el fortalecimiento de los sistemas de salud de la Alianza GAVI, lo que allana el camino para alinear mejor iniciativas antes fragmentadas. Impulsadas en gran medida por la demanda, las tecnologías de la información en apoyo de la atención primaria, como las historias clínicas electrónicas, se están extendiendo mucho más rápido de lo previsto. Las actividades de expansión del tratamiento contra el VIH han ayudado a poner de manifiesto las deficiencias de insumos básicos en los sistemas, como la gestión de la cadena de suministro de material de diagnóstico y medicamentos, así como a tender puentes hacia otros sectores, como la agricultura, habida cuenta del imperativo de la seguridad alimentaria. La incipiente conciencia de la magnitud de la crisis de personal está llevando a adoptar políticas y programas ambiciosos, que incluyen la delegación de funciones, el aprendizaje a distancia y un innovador despliegue de incentivos financieros y no financieros.

En este contexto, el reto ya no consiste en hacer más con menos, sino en aprovechar el crecimiento del sector sanitario para hacer más con más. Las necesidades aún no atendidas en esos países son enormes, y poner los servicios a disposición de los ciudadanos sigue siendo una cuestión de primordial importancia. Ello exige un despliegue progresivo de distritos sanitarios, ya sea mediante servicios públicos o mediante ONG contratadas, o bien combinando las dos cosas. Sin embargo, la complejidad de los actuales sistemas sanitarios, sobre todo aunque no sólo en las zonas urbanas, exige interpretaciones flexibles e innovadoras de estas estrategias de organización. En muchas capitales africanas, por ejemplo, los centros públicos de nivel primario, e incluso secundario, han desaparecido casi totalmente o por completo, y han sido sustituidos por proveedores comerciales no regulados[20]. Será preciso adoptar soluciones creativas basadas en alianzas con las autoridades locales, la sociedad civil y las organizaciones de consumidores para utilizar una cantidad creciente de fondos (sistemas de prepago mancomunados de carácter privado, cotizaciones a la seguridad social, fondos de autoridades municipales y fondos derivados de la recaudación fiscal) para crear una oferta de atención primaria que actúe como red de seguridad de carácter público, como alternativa a la atención de índole comercial no regulada, y como indicio de lo que puede ser una atención de salud digna de confianza y centrada en la persona.

Lo que importa, al fin y al cabo, es la experiencia de los pacientes que acceden a los servicios. Si son bien recibidos en lugar de rechazados, recordados en lugar de olvidados, examinados por alguien que los conoce bien, respetados en su intimidad y su dignidad, atendidos de forma apropiada e informados acerca de las pruebas, y si se les ofrecen los medicamentos y no se les cobra en el punto de prestación de servicios, la confianza aumentará.

El aumento de la confianza puede poner en marcha un círculo virtuoso de aumento de la demanda y mejora de la oferta (recuadro 6.2). La mayor credibilidad que genera ese círculo virtuoso es la clave para llegar a un consenso social y político en relación con las inversiones en políticas públicas más saludables en todos los sectores. Las políticas efectivas en materia de seguridad alimentaria, educación y medio rural-urbano son indispensables para la salud y la equidad en salud: la influencia del sector sanitario en esas políticas depende en gran medida de los resultados que obtenga en la prestación de atención primaria de calidad.

Movilizar los factores de impulso de las reformas

En los muy diversos contextos nacionales en los que deben encontrar su expresión concreta las reformas de la APS, la globalización tiene un papel de primer orden. La globalización está alterando el equilibrio entre organizaciones internacionales, gobiernos nacionales, agentes no estatales, autoridades locales y regionales, y ciudadanos.

El panorama sanitario mundial no está al margen de estos cambios más generales. A lo largo de los últimos 30 años el Estado-nación tradicional y la arquitectura multilateral han evolucionado. Han proliferado las organizaciones de la sociedad civil y han surgido alianzas publicoprivadas y comunidades mundiales de acción política y social centradas en problemas sanitarios concretos. Los organismos públicos trabajan con consorcios de investigación y empresas consultoras, además de con instituciones trasnacionales no estatales, fundaciones y ONG que operan a escala mundial. Han aparecido diásporas nacionales que mueven importantes cantidades de recursos y mucha influencia por medio de sus remesas (unos US$ 150 000 millones en 2005), en comparación con las cuales la ayuda exterior al desarrollo es diminuta. Redes ilícitas de ámbito mundial se enriquecen con medicamentos falsificados o con la eliminación de residuos tóxicos y disponen hoy día de recursos suficientes que les permiten usurpar y socavar la capacidad de los organismos públicos. El poder está gravitando de los gobiernos nacionales a las organizaciones internacionales y, al mismo tiempo, a entidades subnacionales, entre ellas una serie de gobiernos locales y regionales e instituciones no gubernamentales[21].

Esta complejidad nueva y a menudo caótica plantea numerosas dificultades, particularmente para las autoridades sanitarias, que dudan entre un enfoque de mando y control ineficaz y a menudo contraproducente y formas de gobernanza basadas en una actitud nociva de *laissez-faire*. A pesar de todo, también brinda nuevas oportunidades comunes de invertir en el aumento de la capacidad para dirigir y mediar en las políticas de reforma, movilizando la producción de conocimientos, la fuerza de trabajo y los ciudadanos.

Movilizar la producción de conocimientos

Las reformas de la APS pueden impulsarse y mantenerse en el buen camino institucionalizando revisiones de la política al respecto que activen la imaginación, la inteligencia y el ingenio de las organizaciones. Los conocimientos prácticos que se necesitan para llevar a cabo esas revisiones de

Recuadro 6.2 El círculo virtuoso de la oferta y la demanda en la atención primaria

En Malí, la red de atención primaria está integrada por centros de atención primaria que son propiedad de las comunidades y están gestionados por éstas, con el respaldo de equipos de distrito formados por funcionarios públicos y unidades de derivación de casos. Existe un plan de cobertura negociado con las comunidades en virtud del cual, si éstas lo desean, pueden tomar la iniciativa de crear un centro de atención primaria con arreglo a un conjunto de criterios. El compromiso es importante, pues el centro de salud será propiedad de la comunidad y estará gestionado por ella: por ejemplo, el personal del centro, un equipo de tres o cuatro personas liderado por una enfermera o un médico de familia, debe ser empleado (y retribuido) por la asociación comunitaria de salud local. La comunidad puede concluir un acuerdo con el Ministerio de Salud a fin de obtener ayuda técnica y financiera de los equipos de salud de distrito para el lanzamiento del centro de salud y la supervisión y el apoyo de su funcionamiento ulterior.

El modelo ha sido muy bien acogido, pese al enorme esfuerzo que han tenido que hacer las comunidades para movilizar y organizar esos centros: en 2007 había 826 centros de ese tipo en funcionamiento (diez años antes eran 360), creados con un costo medio de US$ 17 000. El sistema ha demostrado su capacidad de resistencia y ha aumentado de forma considerable la producción de atención sanitaria: el número de episodios de atención curativa gestionados por los centros de salud se ha multiplicado por 2,1. El número de mujeres sometidas a seguimiento prenatal se ha multiplicado por 2,7, y los partos atendidos por un profesional sanitario por 2,5, con unos niveles de cobertura, según las Encuestas de Demografía y Salud de 2006, del 70% y el 49%, respectivamente. La cobertura de la vacunación con DPT3 en 2006 fue del 68%.

La población considera sin duda que la inversión merece la pena. En dos ocasiones durante los diez últimos años, entre 2000 y 2001 y entre 2004 y 2005, la demanda y la iniciativa local para la creación de nuevos centros aumentaron a tal velocidad que las autoridades sanitarias del país tuvieron que adoptar medidas para frenar la expansión de la red y poder garantizar cierto nivel

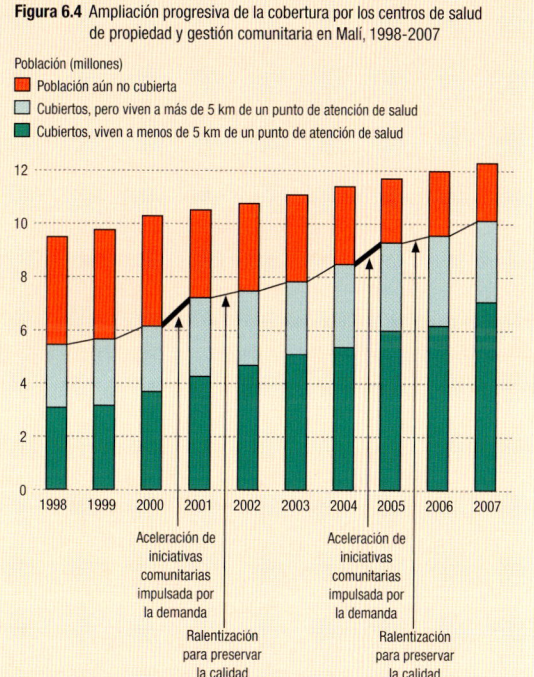

Figura 6.4 Ampliación progresiva de la cobertura por los centros de salud de propiedad y gestión comunitaria en Malí, 1998-2007

Fuente: Système national d'information sanitaire (SNIS), Cellule de Planification et de Statistiques, Ministère de la Santé, Malí [Sistema nacional de información sanitaria (SNIS), Unidad de Planificación y Estadística, Ministerio de Salud, Malí].

de calidad (figura 6.4). Esto sugiere que el círculo virtuoso de aumento de la demanda y mejora de la oferta está funcionando. Las autoridades sanitarias están ampliando la gama de servicios ofrecidos y mejorando la calidad – alentando la contratación de médicos en los centros rurales de atención primaria – sin dejar de apoyar la extensión de la red.

política ya existen[22], pero deben articularse de forma más explícita y han de volver a centrarse en el seguimiento de los progresos en cada uno de los cuatro conjuntos entrelazados de reformas de la atención primaria; en la identificación, a medida que aparezcan, de los obstáculos técnicos y políticos que se opongan a su avance, y en la aportación de los elementos requeridos para corregir el rumbo cuando sea necesario.

En un mundo globalizado, las políticas de APS pueden revisarse aprovechando las incipientes redes de colaboración entre países y dentro de los países para conseguir la masa crítica necesaria para liderar y ejecutar las reformas. De hecho, en el caso de muchos países, no es realista esperar que puedan encontrar dentro de sus propias instituciones todas las competencias técnicas, los conocimientos contextuales y los medios necesarios para el análisis objetivo que requieren las revisiones de política de la atención primaria. Unas estructuras abiertas, integradoras y de tipo colaborativo, como los modelos de observatorio latinoamericanos[23], pueden ser muy eficaces para aprovechar la gran diversidad de recursos nacionales. Esos modelos también permiten sacar partido de la colaboración internacional y superar las carencias de capacidad de cada uno de los países por separado. Hoy día las instancias normativas están más abiertas que en otros tiempos a las enseñanzas procedentes del exterior, y las están utilizando para alimentar el diálogo nacional sobre políticas con enfoques innovadores y con mejores datos sobre lo que funciona y lo que no funciona[22]. La inclusión de instituciones nacionales en redes regionales que colaboran en la revisión de las políticas de APS permite poner en común competencias técnicas e información. Y un aspecto importante es que permite también crear mecanismos regionales para conseguir una representación más efectiva en órganos mundiales importantes pero que exigen mucho trabajo, reduciéndose así la presión para unos recursos nacionales escasos.

Una colaboración entre países más estructurada e intensiva en materia de revisión de las políticas de APS generaría mejores datos comparativos internacionales sobre las diferencias en el desarrollo de sistemas de salud basados en la atención primaria, sobre los modelos de buenas prácticas y sobre los determinantes del éxito de las reformas de la APS. Actualmente sucede a menudo que esa información no existe, es difícil de comparar o está anticuada. Aprovechando las redes de expertos e instituciones de distintas regiones, es posible producir datos de referencia consensuados y validados que sirvan para estimar los progresos y acceder más fácilmente a fuentes nacionales e internacionales de información pertinentes para el seguimiento de la atención primaria. Esto podría tener gran repercusión en la rectoría de las reformas de la APS. Varias iniciativas a este respecto, como el Primary Health Care Activity Monitor for Europe [seguimiento de la actividad en atención primaria de salud para Europa] (PHAMEU)[24], una red de institutos y organizaciones de diez Estados miembros de la Unión Europea, o la Red Regional sobre Equidad en Salud (EQUINET)[25], una red de profesionales, miembros de la sociedad civil, autoridades y funcionarios públicos de África meridional, son pasos prometedores en ese sentido.

Hay una enorme agenda de investigación con grandes posibilidades de acelerar las reformas de la APS que requiere una atención más coordinada (véase el recuadro 6.3). A pesar de ello, la proporción del gasto sanitario que hoy por hoy se dedica a determinar qué es lo que mejor funciona, es decir, a la investigación sobre los servicios de salud, no llega al 0,1% en los Estados Unidos, el país que mayor porcentaje (5,6%) de su gasto sanitario destina a las investigaciones biomédicas[26]. Otro ejemplo llamativo es que sólo US$ 2 millones de los US$ 390 millones que sumaban 32 donaciones de la GAVI para el fortalecimiento de los sistemas de salud se destinaron a la investigación, a pesar de que se alentó a los países a invertir en ella. Ningún otro sector económico que moviera I$ 5 billones estaría satisfecho con una inversión tan escasa en investigaciones relacionadas con sus prioridades básicas: la reducción de las desigualdades en salud, la organización de una atención centrada en las personas, y la elaboración de políticas públicas mejores y más eficaces. Ninguna otra industria de esas dimensiones se conformaría con una inversión tan exigua en actividades que permitieran conocer mejor las expectativas de sus clientes y su percepción de los resultados. Ninguna otra industria de esas dimensiones prestaría tan poca atención a la información sobre el contexto político de sus operaciones, esto es,

Capítulo 6. El camino hacia el futuro

a las posiciones y estrategias de los principales interesados directos y asociados. Ha llegado la hora de que los líderes sanitarios comprendan el valor de las inversiones en este ámbito.

> **Recuadro 6.3** Del desarrollo de productos a la aplicación sobre el terreno: el vínculo es la investigación[27]
>
> El Programa Especial de Investigaciones y Enseñanzas en Enfermedades Tropicales (TDR), radicado en la OMS, ha encabezado las investigaciones de fundamentación de las políticas y las prácticas. Los estudios patrocinados por el TDR fueron los primeros en documentar ampliamente a mediados de los años noventa, mediante ensayos controlados multicéntricos y multipaíses, la eficacia de los mosquiteros tratados con insecticida para la prevención de la malaria. Tras la introducción a finales de los años ochenta de la ivermectina, un medicamento contra la oncocercosis o «ceguera de los ríos», el TDR, junto con el Programa Africano de Lucha contra la Oncocercosis, emprendió estudios para determinar la mejor forma de distribuirla masivamente sobre el terreno. Con el tiempo, se llegó a un sistema probado y perfeccionado a escala regional para el «tratamiento dirigido por la comunidad» de la ceguera de los ríos, que fue calificado como «una de las campañas de salud pública más logradas que jamás se hayan llevado a cabo en el mundo en desarrollo»[28].
>
> Actualmente, mientras la comunidad sanitaria mundial va abandonando el enfoque de lucha verticalista contra las enfermedades, las investigaciones operacionales están facilitando esa transición. Estudios recientes a gran escala llevados a cabo con el apoyo de TDR, en los que han participado 2,5 millones de personas en 35 distritos sanitarios de tres países, han demostrado que los métodos de tratamiento dirigidos por la comunidad para combatir la ceguera de los ríos pueden utilizarse como plataforma para la prestación integrada de múltiples intervenciones de atención primaria, que incluyen mosquiteros, tratamiento de la malaria y otras intervenciones básicas de atención de salud, con aumentos importantes de la cobertura. Por ejemplo, el número de niños con fiebre que recibieron tratamiento antimalárico apropiado se multiplicó por más de dos, superándose el 60% de cobertura como media. Tanto para la financiación como para la ejecución de esos estudios, son indispensables las alianzas promovidas con países de la región, así como con otras instituciones públicas, privadas y de la sociedad civil. Ahora lo que se pretende es hacer de la ejecución y la investigación sobre operaciones un componente aún más importante de las agendas de investigación mundiales, de modo que los nuevos productos empiecen por fin a tener el impacto sanitario esperado mediante una implantación más sólida del sistema de atención primaria. De este modo, la tanto tiempo arrastrada carga de enfermedades mortíferas, como la malaria, se podrá abordar más eficazmente, esto es, compartiendo conocimientos y cooperando en los niveles mundial, regional y local.

Movilizar el compromiso del personal

Cada uno de los conjuntos de reformas de la APS subraya la importancia asignada a los recursos humanos en la salud. Las aptitudes y competencias que se esperan de éstos conforman un ambicioso programa sobre la fuerza de trabajo que obliga a replantearse y revisar los enfoques pedagógicos vigentes. La ciencia de la equidad en salud y la atención primaria aún no ocupa el lugar central que debería en las escuelas de salud pública. La educación previa al servicio de las profesiones sanitarias ya está comenzando a incorporar en los programas de estudio materias comunes que destacan la resolución de problemas en el marco de equipos multidisciplinarios, pero deben ir más allá en la preparación para las competencias y actitudes que requiere la APS. Ello significa crear oportunidades para el aprendizaje práctico en todos los sectores mediante tutorías, instrucción individualizada y educación continua. Estos y otros cambios en la amplia gama de planes de estudios y capacitación práctica exigen un esfuerzo deliberado para movilizar a los agentes institucionales responsables tanto dentro de los países como entre ellos.

Sin embargo, como hemos aprendido en los últimos años, el contenido de lo que se aprende o se enseña, aunque sumamente importante, no es más que una parte del complejo entramado de sistemas que rigen el rendimiento del personal sanitario[1]. Hay un conjunto de cuestiones sistémicas relacionadas con el personal que deben abordarse en mayor medida en el marco de las reformas de la APS. Por ejemplo, las metas de equidad en salud para los grupos de población subatendidos seguirán sin alcanzarse si no se tiene en cuenta cómo contratar y retener efectivamente al personal de salud para trabajar con él. Del mismo modo, las grandes ideas sobre la atención coordinada en torno a la persona o el paciente tienen pocas probabilidades de plasmarse en la práctica si no se ofrecen opciones de carrera creíbles para trabajar en equipos de atención primaria. Análogamente, los incentivos son un complemento crítico para asegurarse de que los individuos e instituciones ejerzan sus competencias al fomentar la inclusión de la salud en todas las políticas.

El personal sanitario es indispensable para las reformas de la atención primaria. Se necesitan inversiones considerables para dar a ese personal (desde enfermeras hasta planificadores sanitarios) los medios necesarios para aprender, adaptarse y trabajar en equipo, así como para combinar perspectivas biomédicas y sociales, sensibilidad respecto de la equidad y un enfoque centrado en el paciente. Si no se invierte en su movilización, el personal de salud puede ser una enorme fuerza de resistencia al cambio, anclada en modelos antiguos que resultan cómodos, tranquilizadores, provechosos e intelectualmente poco exigentes. Si, en cambio, se consigue que los trabajadores perciban que la atención primaria es un trabajo estimulante y gratificante, social y económicamente valioso, el personal sanitario puede no sólo adherirse a la causa sino incluso convertirse en una vanguardia militante. También en este caso, aprovechar las oportunidades que brinda el intercambio y puesta en común de las experiencias que ofrece un mundo globalizado puede servir para acelerar las transformaciones necesarias.

Movilizar la participación de la población

Aún está por escribirse la historia política de las reformas de la APS en los países que han dado importantes pasos en esa dirección. Está claro, no obstante, que cuando esas reformas han prosperado, el respaldo de la atención primaria por parte del sector sanitario y de los círculos políticos ha sido siempre una respuesta al aumento de la demanda y la presión por parte de la sociedad civil. Existen muchos ejemplos de esa demanda. En Tailandia, los esfuerzos iniciales por movilizar a la sociedad civil y a los políticos en torno a un programa de prioridades de cobertura universal vinieron del Ministerio de Salud[29,30]. Sin embargo, hubo que esperar a que los reformadores tailandeses se sumaran a un aumento de la presión de la sociedad civil por mejorar el acceso a la atención para que se decidiera aprovechar una oportunidad política y lanzar la reforma[31]. En apenas unos años la cobertura se extendió y la mayor parte de la población quedó protegida por un sistema de atención primaria financiado con fondos públicos que, según los análisis de beneficio e incidencia, favorece a los pobres[32,33]. En Malí, la reactivación de la APS durante los años noventa se inició con una alianza entre parte del Ministerio de Salud y parte de la comunidad de donantes, que permitió superar la resistencia y el escepticismo iniciales[34]. Sin embargo, sólo se produjo una ampliación sostenida de la cobertura cuando cientos de «asociaciones comunitarias por la salud» se federaron para formar un poderoso grupo con el objeto de presionar al Ministerio de Salud y mantener el compromiso político[35]. En Europa occidental, las organizaciones de consumidores ocupan un lugar prominente en los debates sobre atención sanitaria y políticas públicas relacionadas con la salud, al igual que muchas otras organizaciones de la sociedad civil. En otros lugares, como en Chile, la iniciativa ha surgido del ámbito político, como parte de una agenda de democratización. En la India, la Misión Nacional por la Salud Rural surgió como resultado de una fuerte presión de la sociedad civil y el entorno político, mientras que en Bangladesh gran parte de la presión en favor de la APS proviene de ONG de carácter cuasipúblico[36].

De todo ello puede extraerse una importante enseñanza: dentro de la sociedad civil pueden encontrarse poderosos aliados en favor de la reforma de la atención primaria. Esos aliados pueden marcar la diferencia entre un esfuerzo bienintencionado pero con escasas posibilidades de futuro y una reforma lograda y sostenida, o entre una iniciativa puramente técnica y una iniciativa que disfrute del respaldo del mundo político y del consenso social. Esto no significa que la política pública deba estar impulsada sólo por la demanda. Las autoridades sanitarias deben velar por que las expectativas y las demandas de los ciudadanos se correspondan con las necesidades, las prioridades técnicas y las dificultades previstas en el futuro. Las autoridades sanitarias comprometidas en la APS habrán de encauzar la dinámica de la presión de la sociedad civil en favor del cambio en un debate normativo sustentado en la evidencia y la información disponibles, y atento a las experiencias de otros actores, dentro de las fronteras nacionales o fuera de ellas.

Hoy en día es posible aducir argumentos más firmes en pro de la salud que en épocas anteriores. Ello se debe no sólo a la consideración de valores intrínsecos, como la equidad en salud, o a la contribución del sector al crecimiento económico (por muy válidos que sean, esos argumentos no son siempre los más eficaces), sino a razones políticas. La salud es un sector económico de creciente importancia en sí mismo y una característica del desarrollo y la cohesión social. Entre las demandas más importantes que elevan a sus gobiernos los ciudadanos para hacer avanzar la sociedad figuran una protección fiable contra las amenazas para la salud y un acceso equitativo a una atención sanitaria de calidad cuando se necesite. La salud se ha convertido en un indicador tangible del desarrollo de las sociedades y, con ello, de la eficacia con que los gobiernos hacen su trabajo. Ello constituye una reserva de fuerza potencial para el sector, y brinda una base para obtener de la sociedad y de los dirigentes políticos un grado de compromiso que esté en proporción con los retos.

El desarrollo económico y la aparición de una sociedad del conocimiento hacen probable, aunque no inevitable, que las expectativas relacionadas con la salud y los sistemas de salud sigan aumentando; algunas de esas expectativas son realistas, otras no, algunas son interesadas, otras están compensadas por consideraciones sobre lo que es bueno para el conjunto de la sociedad. El peso creciente de algunos de los valores básicos que subyacen en esas expectativas (la equidad, la solidaridad, la centralidad de las personas y su deseo de expresar su opinión sobre lo que les afecta a ellas y a su salud) sigue una tendencia a largo plazo. Los sistemas de salud no gravitan espontáneamente hacia esos valores; de ahí la necesidad de que cada país adopte una decisión explícita sobre el futuro de sus sistemas de salud. Es posible no optar por la APS. A largo plazo, no obstante, esa opción entraña un enorme precio: en términos de prestaciones sanitarias perdidas, de costos empobrecedores, de pérdida de confianza en el conjunto del sistema sanitario y, en última instancia, de pérdida de legitimidad política. Los países necesitan demostrar su capacidad para transformar sus sistemas de salud de acuerdo con la evolución de los desafíos y con el aumento de las expectativas de los ciudadanos. De ahí que debamos movilizarnos en pro de la atención primaria de salud, hoy más que nunca.

Referencias

1. *Informe sobre la salud en el mundo 2006 – Colaboremos por la salud*. Ginebra, Organización Mundial de la Salud, 2006.
2. Ezekiel JE. The perfect storm of over utilization. *JAMA*, 2008, 299:2789-2791.
3. Halman L et al. *Changing values and beliefs in 85 countries. Trends from the values surveys from 1981 to 2004*. Leiden and Boston MA, Brill, 2008 (European Values Studies, No. 11).
4. Lübker M. *Globalization and perceptions of social inequality*. Geneva, International Labour Office, Policy Integration Department, 2004 (World Commission on the Social Dimension of Globalization, Working Paper No. 32).
5. *National health accounts*. Geneva, World Health Organization, 2008 (http://www.who.int/nha/country/en/index.html, consultado en mayo de 2008).
6. *National strategy to reduce social inequalities in health. Paper presented to the Storting*. Oslo, Norwegian Ministry of Health and Care Services, 2007 (Report No. 20 (2006-2007); http://www.regjeringen.no/en/dep/hod/Documents/regpubl/stmeld/2006-2007/Report-No-20-2006-2007-to-the-Storting.html?id=466505, consultado el 19 de julio de 2008).
7. Smith G et al. Genetic epidemiology and public health: hope, hype, and future prospects. *Lancet*, 2005, 366:1484-1498.
8. Moran M. *Governing the health care state: a comparative study of the United Kingdom, The United States and Germany*. Manchester and New York NY, Manchester University Press, 1999.
9. Heath I. A general practitioner for every person in the world. *BMJ*, 2008, 336:861.
10. Busse R, Schlette S, eds. *Focus on prevention, health and aging, and health professions*. Gütersloh, Verlag Bertelsmann Stiftung, 2007 (Health Policy Developments 7/8).
11. Rothman DJ. *Beginnings count: the technological imperative in American health care*. Oxford and New York NY, Oxford University Press, 1997.
12. *Human resources for health database*. Geneva, World Health Organization, 2008 (http://www.who.int/topics/human_resources_health/en/index.html).
13. *PHC and mental health report*. Geneva, World Health Organization, 2008 (en prensa).
14. Mullan F, Frehywot S. Non-physician clinicians in 47 sub-Saharan African countries. *Lancet*, 2007, 370:2158-2163.
15. *Estadísticas Sanitarias Mundiales 2008* (http://www.who.int/whosis/en/).
16. *Achieving universal health coverage: developing the health financing system*. Geneva, World Health Organization, 2005 (Technical briefs for Policy-Makers No. 1; WHO/EIP/HSF/PB/05.01).
17. National Rural Health Mission. *Meeting people's health needs in rural areas. Framework for implementation 2005-2012*. New Delhi, Government of India, Ministry of Health and Family Welfare (http://mohfw.nic.in/NRHM/Documents/NRHM%20-%20Framework%20for%20Implementation.pdf, consultado el 4 de agosto de 2008).
18. *Heavily indebted poor countries (HIPC) initiative and multilateral debt relief initiative (MDRI) – status of implementation, 28 August 2007*. Washington DC, International Monetary Fund, 2007 (http://www.imf.org/external/np/pp/2007/eng/082807.pdf, consultado el 12 de marzo de 2008).
19. *Integrated community-based interventions: 2007 progress report to STAC(30)*. Geneva, United Nations Development Programme/World Bank/World Health Organization Special Programme for Research and Training in Tropical Diseases, 2008 (TDR Business Line 11).
20. Grodos D. *Le district sanitaire urbain en Afrique subsaharienne. Enjeux, pratiques et politiques*. Louvain-la-Neuve, Paris, Karthala-UCL, 2004.
21. Baser H, Morgan P. *Capacity, change and performance*. Maastricht, European Centre for Development Policy Management, 2008.
22. *OECD reviews of health systems – Switzerland*. Paris, Organization for Economic Co-operation and Development/World Health Organization, 2006.
23. De Campos FE, Hauck V. Networking collaboratively: the experience of the observatories of human resources in Brazil. *Cahiers de sociologie et de démographie médicales*, 2005, 45:173-208.
24. The PHAMEU project. Utrecht, Netherlands Institute for Health Services, 2008 (http://www.phameu.eu/).
25. EQUINET Africa. Regional Network on Equity in Health in Southern Africa, Harare, 2008 (http://www.equinetafrica.org/).
26. Hamilton M III et al. Financial anatomy of biomedical research. *JAMA*, 2005, 294:1333-1342.
27. *Community-directed interventions for major health problems in Africa: a multi-country study: final report*. Geneva, UNICEF/UNDP/World Bank/World Health Organization Special Programme for Research & Training in Tropical Diseases, 2008 (http://www.who.int/tdr/publications/publications/pdf/cdi_report_08.pdf, consultado el 26 de agosto de 2008).
28. *UNESCO science report 2005*. Paris, United Nations Educational, Scientific and Cultural Organization, 2005.
29. Tangcharoensathien V, Jongudomsuk P, eds. *From policy to implementation: historical events during 2001-2004 of UC in Thailand*. Bangkok, National Health Security Office, 2005.
30. Biscaia A, Conceição C, Ferrinho P. *Primary health care reforms in Portugal: equity oriented and physician driven*. Paper presented at: Organizing integrated PHC through family practice: an intercountry comparison of policy formation processes, Brussels, 8-9 October 2007.
31. Hughes D, Leethongdee S. Universal coverage in the land of smiles: lessons from Thailand's 30 Baht health reforms. *Health Affairs*, 2007, 26:999-1008.
32. Jongudomsuk P. From universal coverage of healthcare in Thailand to SHI in China: what lessons can be drawn? In: International Labour Office, Deutsche Gesellschaft für Technische Zusammenarbeit (GTZ) Gmbh, World Health Organization. *Extending social protection in health: developing countries' experiences, lessons learnt and recommendations*. Paper presented at: International Conference on Social Health Insurance in Developing Countries, Berlin, 5-7 December 2005. Eschborn, Deutsche Gesellschaft für Technische Zusammenarbeit (GTZ), 2007:155-157 (http://www2.gtz.de/dokumente/bib/07-0378.pdf, consultado el 19 de julio de 2008).
33. Tangcharoensathien V et al. *Universal coverage in Thailand: the respective roles of social health insurance and tax-based financing*. In: International Labour Office, Deutsche Gesellschaft für Technische Zusammenarbeit (GTZ) Gmbh, World Health Organization. *Extending social protection in health: developing countries' experiences, lessons learnt and recommendations*. Paper presented at: International Conference on Social Health Insurance in Developing Countries, Berlin, 5-7 December 2005. Eschborn, Deutsche Gesellschaft für Technische Zusammenarbeit (GTZ), 2007:121-131 (http://www2.gtz.de/dokumente/bib/07-0378.pdf, consultado el 19 de julio de 2008).
34. Maiga Z, Traore Nafo F, El Abassi A. *Health sector reform in Mali*, 1989-1996. Antwerp, ITG Press, 2003.
35. Balique H, Ouattara O, Ag Iknane A. Dix ans d'expérience des centres de santé communautaire au Mali, *Santé publique*, 2001, 13:35-48.
36. Chaudhury RH, Chowdhury Z. *Achieving the Millennium Development Goal on maternal mortality: Gonoshasthaya Kendra's experience in rural Bangladesh*. Dhaka, Gonoprokashani, 2007.

Índice alfabético

A

aborígenes, inequidades en salud en poblaciones 35
aborto, acceso legal vs aborto inseguro 67
acceso universal, atención primaria centrada en las personas 108
accidentes de tránsito 8, 9, 74
acción local, punto de partida para cambios estructurales más amplios 40
Acuerdo sobre los Aspectos de los Derechos de Propiedad Intelectual relacionados con el Comercio (ADPIC) 80
África
    APS reemplazada por proveedores comerciales no regulados 112
    países de ingresos bajos en dificultades (LICUS), criterios 5
    véase también África septentrional; Sudáfrica; África subsahariana
África septentrional, profesionalización de la atención obstétrica 18
África subsahariana
    abortos, aumento de los, en condiciones peligrosas 4
    aumento de fondos externos 111
    meta de la Declaración de Abuja 16, 111
    PIB por habitante 6
    prevalencia de uso de anticonceptivos 4
    profesionalización de la atención obstétrica 18
agentes de salud comunitarios, soslayados 17
alimentos
    comercialización de alimentos para niños 75
    sal, reducción en la dieta 68
Alma–Ata *véase Declaración de Alma-Ata sobre la Atención Primaria de Salud*
América Latina
    exclusión 47
    exclusión de los servicios necesarios 35
    Organización Panamericana de la Salud (OPS) 35, 68, 92
    profesionalización de la atención obstétrica 18
    protección social, como objetivo 36
anticonceptivos, prevalencia de uso, África subsahariana 4
"aprendizaje sobre el terreno", formulación de políticas de 89–90
Asia central, profesionalización de la atención obstétrica 18
Asia sudoriental, profesionalización de la atención obstétrica 18
Asia Sudoriental, Región de (SEARO) 79
asociaciones de apoyo mutuo 59
Aspectos de los Derechos de Propiedad Intelectual relacionados con el Comercio (ADPIC) 80
atención ambulatoria
    generalista vs especialista 56
    profesionales, atención de salud convencional 58
atención centrada en las personas
    evidencia de mayor calidad/mejores resultados 50
    y satisfacción laboral del personal 49
atención de salud convencional
    cambios para adoptar la APS 60
    profesionales de atención ambulatoria 58
    vs atención centrada en las personas 45
Atención Integrada a las Enfermedades de los Adolescentes y los Adultos (IMAI) 111
Atención Integrada UNICEF/OMS a las Enfermedades Prevalentes de la Infancia, iniciativas 47
atención obstétrica
    empoderamiento de los usuarios para que contribuyan a su propia salud 50
    profesionalización 18, 30
atención primaria centrada en las personas, acceso universal 108
atención primaria de salud (APS)
    apoyo político a las reformas de la APS 96
    atención centrada en las personas vs atención de salud convencional 45
    capacidad de respuesta rápida 71
    características distintivas 46–54, 60
    centralidad de la persona y satisfacción laboral del personal 49
    colmar las lagunas de disponibilidad 30
    continuidad de la atención 52
    creación de redes en la comunidad atendida 59
    despliegue progresivo de la APS, vs expansión de las intervenciones preventivas prioritarias 31
    empoderamiento de los usuarios 50
    estrategias múltiples, necesidad de 27
    gobiernos como mediadores de las reformas de la APS 84–88
    integralidad e integración 51–52
    inversión insuficiente 74–75
    organización de redes de APS 55–59
    programas de salud prioritarios 70
    proveedor habitual y de confianza como punto de acceso 51–52
    reformas impulsadas por la demanda 20
    relación directa personal–usuarios 44
    reorientación del interés en función de la experiencia xv
    responsabilidad sobre una población bien definida 56

respuestas integrales e integradas 51–52
simplificación excesiva y peligrosa en entornos con recursos limitados xviii
valores sociales y reformas correspondientes 20
seguimiento de los progresos 60
véase también sistemas de salud
Ayuda Oficial al Desarrollo para la Salud, flujos anuales de ayuda (2005) 94
ayurvédica, formación en medicina 47

B

Bangladesh
 crédito rural, programas de 50
 desigualdades en salud/atención sanitaria 10
 entornos con recursos limitados 93
 exclusión, modalidades 30
 infraestructuras sanitarias, abandono de 2–8
 ONG cuasipúblicas 116
Bélgica, autoridades locales, apoyo a la colaboración intersectorial 39
Benin, desigualdades en salud/atención sanitaria 10
Bolivia, desigualdades en salud/atención sanitaria 10
Bosnia y Herzegovina, desigualdades en salud/atención sanitaria 10
Botswana, desigualdades en salud/atención sanitaria 10
Brasil
 Atención integrada a las enfermedades prevalentes de la infancia (AIEPI) 70
 diálogo sobre políticas 87
 Equipos de salud familiar 69
 recursos humanos, problemas (OPS) 91
Burkina Faso, capacidad institucional para el sector de la salud 95
Burundi, Iniciativa Mejorada para los Países Pobres muy Endeudados (PPME) 111

C

Camboya
cobertura rural, despliegue progresivo de la 33
desigualdades en salud/atención sanitaria 10
campañas populares 38–39
Campbell Collaboration 76
Canadá
 diálogo sobre políticas 88
 SRAS como causa de la creación de un organismo nacional de salud pública 66
cáncer, cribado 9
capacidad de cambio
 limitaciones del desarrollo de capacidad convencional en los países de ingresos bajos y medios 94
 masa crítica 93
capacidad de liderazgo, deficiencias 93
cardiopatía isquémica, relacionada con el tabaco 9

Caribe, profesionalización de la atención obstétrica 18
Carta de Ottawa para el Fomento de la Salud 19
centralidad de la persona 18, 44–45
 deseo de participación 20
 diálogo sobre políticas 87–89
 vs atención de salud convencional 45
 y participación comunitaria 87
centros de salud rurales
 reorganización de los horarios de trabajo 44
 tecnologías de la información y las comunicaciones 53
Chad
 abandono de la infraestructura sanitaria 30–31
 exclusión, modalidades 30
Chile
 estructuras administrativas, redefinición 96
 extensión a familias en situación de pobreza extrema 36
 integración de los sistemas de información del sector sanitario 38
 mortalidad de menores de 5 años, 1975–2006 2
 paquete de prestaciones como derecho jurídicamente exigible 109–110
 protección social, como objetivo 36
 Régimen de Garantías Explícitas de Salud 91
China
 desregulación del sector de la salud (años ochenta) 86
 gasto sanitario 86
 reforma rural ambiciosa de la APS 96
 reintervención en la atención de salud 86
 SRAS, brote en 2003 66
cohesión social 117
Colaboración Cochrane 75
colaboración de los interesados directos, para afrontar las inequidades en salud 90
Colombia
 desigualdades en salud/atención sanitaria 10
 exclusión, modalidades 30
Comisión del Codex Alimentarius (1963) 80
Comisión sobre Determinantes Sociales de la Salud (CSDH), recomendaciones 71
Comoras, desigualdades en salud/atención sanitaria 10
complejo médico-industrial 88–89
condiciones, cambios laborales y efectos adversos en la salud 73
conocimientos, producción de 113
continuidad de la atención 52, 57
contrato social en pro de la salud 84–85
cooperación técnica, Ayuda Oficial al Desarrollo destinada a la Salud, 94
coordinación, función de, de los profesionales de la atención ambulatoria 56
Corea, plan de cobertura universal 27
Costa Rica
 marco «imparcial» aplicado en los sistemas de salud 39
 reorganización local, modelo para actividades nacionales 39

sistema de cobertura universal 27
costo de oportunidad, hospitalocentrismo 12
Côte d'Ivoire
   desigualdades en salud/atención sanitaria 10
   PIB 4
   transmisión del VIH de la madre al niño 46–47
crecimiento y paz 6
Cuba, maximización de los recursos de la sociedad 67

D

Declaración de Alma–Ata sobre la atención primaria de salud (1978) viii, xiii, 37, 72
defunciones atribuibles al tabaco 11 74
demanda social, y entorno político 38
desarrollo de productos 115
desigualdades 90
desvinculación en la prestación de salud, ECO–CEI 85
determinantes sociales de la salud 70
diálogo sobre políticas 87–88
   innovaciones sobre el terreno 92–93
diásporas 112
documentación y evaluación 77
Documentos de estrategia de lucha contra la pobreza 96–97

E

economías de gasto sanitario elevado 107–108
economías sanitarias de crecimiento rápido 105–107
economías sanitarias de gasto bajo y crecimiento bajo 104–109
eliminación de residuos tóxicos 112
encuestas de demografía y salud, datos de las 37
enfermedad cerebrovascular, relacionada con el tabaco 11
enfermedad pulmonar obstructiva crónica, en relación con el tabaco 11
enfermedades crónicas, prevención en países en desarrollo 67
enfermedades no transmisibles, mortalidad 9
enfermedades tropicales 115
entorno internacional, favorable a la renovación de la APS xx
entorno político
   demanda social organizada 38
   y riesgos para la salud 17
envejecimiento de la población 7
equidad sanitaria 37–39
   «salud en todas las políticas», concepto 64
   malentendidos comunes 37–38
   centralidad de la 20, 29
EQUINET (Red Regional sobre Equidad en Salud) 114
equipo de atención primaria, como centro de coordinación 58–59
equipo y material médico, gasto mundial 13
Equity Gauges 90
   desigualdades en salud/atención sanitaria 12
   registros sanitarios electrónicos 53

esperanza de vida ajustada en función del estado de salud (EVAS) 7
esperanza de vida al nacer
   en 169 países 4
   tendencias mundiales 5
Estado y sistema de atención sanitaria 85
   ausencia/retirada en la prestación de salud 85
   desvinculación y sus consecuencias 85–86
«Estados frágiles»
   aumento de los fondos externos 111
   gasto sanitario por habitante 108
   países de ingresos bajos en dificultades (LICUS), criterios 5
Estados Unidos
   a favor de la equidad sanitaria 17
   Alaska, relación directa personal–usuarios en la APS, 44
   gasto por habitante en medicamentos 13
   resonancia magnética (MRI), unidades por habitante 13
Etiopía
   extensionistas de salud 69
   intervenciones preventivas prioritarias 31
   pago de personal contratado 14
Europa
   EQUINET (Red Regional sobre Equidad en Salud) 114
   ola de calor de 2003 58
   PHAMEU (seguimiento de la actividad en atención primaria de salud para Europa) 114
Europa central y oriental y Comunidad de Estados Independientes (ECO-CEI), desvinculación en la prestación de salud 85
evaluación del impacto, directrices de la Unión Europea 78
exclusión de servicios necesarios, modalidades 35
expansión, número limitado de intervenciones 30–31
exploraciones innecesarias, prescripción de 56
extensionistas, aptitudes de los 28

F

Federación de Rusia, PIB y salud 5–6
Fiji, poblaciones aisladas/dispersas 34
Filipinas, desigualdades en salud/atención sanitaria 10
financiación *véase* gasto total en salud
financiación pública, transferencias monetarias condicionadas 36
Finlandia, inequidades en salud 35
flujos de ayuda anuales (2005) 94
formulación de políticas públicas xix–xx, 66–78
   capacidad institucional de desarrollo 77–78
   decisiones de políticas públicas impopulares 75–76
   hacia la salud en todas las políticas 72–73
   inversión insuficiente 74–75
   oportunidades de mejora de las políticas públicas 75–76
   políticas en otros sectores 66, 72
   políticas sistémicas 66
fragmentación de la atención de salud 12, 13–14
   causas 54

fragmentación de los flujos de financiación y la prestación de servicios 87
Francia
    inequidades en salud 35
    organización de autoayuda para diabéticos 50
    reducción de las muertes por accidentes de tránsito 74
fuerza laboral, crucial para las reformas de la APS 115

G

gasto mundial
    equipo y material médicos 13
    industria farmacéutica 13
    porcentaje del PIB dedicado a la salud (2005) 84
gasto sanitario *véase* gasto total en salud
gasto sanitario elevado, mejores resultados 7
gasto sanitario por habitante 108
gasto total en salud (GTS), 2000–2005 105
    contribución del gasto del Gobierno general, gasto privado en prepagos y gasto directo privado 105
    gasto sanitario previsto por habitante en 2015 108
    países/grupos 5
    tasa de crecimiento 105
    transferencias monetarias condicionadas 36
globalización xiii–xiv
    adaptación a la 79
    interdependencia de la salud mundial 80
gobernanza 95
    del sector de la salud, capacidad institucional 95
gobiernos
    como mediadores de la reforma de la APS 84–88
    o instituciones cuasigubernamentales, participación y negociación 87
gripe aviar (H5N1) 68
Guinea, desigualdades en salud/atención sanitaria 10

H

Haití, capacidad institucional para la gobernanza del sector de la salud 95
horarios de trabajo, reorganización en centros de salud rurales 44
hospitalocentrismo 12
    costo de oportunidad 13

I

impuestos sobre el tabaco 68
India
    gasto público en salud 96
    gasto sanitario por habitante 105
    mortalidad de menores de 5 años, 1975 y 2006 2
    National Rural Health Mission 116
    proveedores de atención médica del sector privado 47
Indonesia, desigualdades en salud/atención sanitaria 10
industria farmacéutica, gasto mundial 13
industria tabaquera, intentos de limitar el control del tabaco 75
inequidades en salud 16, 26, 34
    aumento de la visibilidad 37
    Equity Gauges 90
    gastos catastróficos relacionados con los pagos directos 26
    poblaciones aborígenes y no aborígenes 35
    propuestas políticas, demanda social organizada 38
    véase también fragmentación de la atención de salud
inequidades sociales 39
iniciativa «Islas saludables» 34
Iniciativa para los Países Pobres muy Endeudados (PPME) 111
instituciones (nacionales)
    capacidad de gobernanza del sector de la salud 95
    deficiencias de la capacidad de liderazgo 93
    desarrollo multicéntrico 79
    diálogo productivo sobre políticas 88
    masa crítica para la capacidad de cambio 93
Institutos Nacionales de Salud Pública (NIPH) 78–79
    Asociación Internacional de Institutos Nacionales de Salud Pública (IANPHI) 79
instrumentos para la reforma de la APS, sistemas de información 89
integralidad
    evidencia sobre su contribución a la calidad de la atención y la obtención de mejores resultados 51
    mejor cobertura de vacunación 52
intervenciones de salud pública 66, 69–70
    directrices de evaluación del impacto (UE) 77
    funciones de salud pública esenciales (30 NIPH) 79
    iniciativas 70
intervenciones, expansión 31–32
intervenciones preventivas prioritarias
    expansión 32–33
    vs despliegue progresivo de la APS 31–32
intoxicación por plomo, evitable 74
inversión nacional, reactivación de los sistemas de salud xx
investigación
    ayudas de la GAVI para el fortalecimiento de los sistemas de salud 114
    del desarrollo de productos a la aplicación sobre el terreno 115
Investigaciones y Enseñanzas sobre Enfermedades Tropicales (TDR) 115
invisibilidad, nacimientos y defunciones no registrados/no contabilizadas 77
inyecciones, seguridad del paciente 46

J

Japón, unidades de resonancia magnética (MRI) por habitante 13

K

Kenya

Índice alfabético

Equity Gauges 90
prevención de la malaria 66

L

Lesotho, desigualdades en salud/atención sanitaria 10
Líbano
    hospitalocentrismo vs reducción de riesgos 12
    iniciativas del entorno vecinal 50
liderazgo y gobierno eficaz 83–98

M

Madagascar
    desigualdades en salud/atención sanitaria 10
    esperanza de vida al nacer 5
    mortalidad de menores de 5 años, 1975 y 2006 2
malaria 115
Malasia
    expansión de las categorías prioritarias de trabajadores 69
    mortalidad de menores de 5 años, 1975 y 2006 2
Malawi
    desigualdades en salud/atención sanitaria 10
    enfermeras de hospital prefieren trabajos mejor pagados en ONG 14
Malí
    capacidad institucional para la gobernanza del sector de la salud 95
    círculo virtuoso de oferta y demanda de atención primaria 113
    despliegue progresivo de la cobertura rural 32
    reactivación de la APS en los años noventa 116
Marruecos
    capacidad institucional para la gobernanza del sector de la salud 95
    mortalidad de menores de 5 años, 1975 y 2006 2
    programa contra el tracoma 72
medicamentos
    autorización de productos 107
    gasto mundial 13
    Lista OMS de Medicamentos Esenciales 68
    mecanismos transnacionales de acceso 68
    medicamentos falsificados 112
    políticas farmacéuticas nacionales 68
medicina basada en la evidencia 46–47
mercantilización de la atención de salud
    alternativas a los servicios comerciales no regulados 34
    desregulación, deriva hacia la 15–16
    en sistemas de salud no regulados 12, 15, 112
    repercusiones en la calidad y el acceso a la atención 15
México
    plan de cobertura universal 28
    programa de envejecimiento activo 50
migración internacional 8
Mongolia, mortalidad de menores de 5 años, 1975 y 2006 2
mortalidad
    estadísticas sobre las causas de defunción 77
    predominio progresivo de las enfermedades no transmisibles y los accidentes 9
    reducción del 80% de la mortalidad de menores de 5 años, 1975–2006 2
Mozambique, desigualdades en salud/atención sanitaria 10
multimorbilidad 9

N

nacimientos y defunciones, no registrados/no contabilizados 77
Nairobi, tasa de mortalidad de menores de 5 años 8
Nepal
    desigualdades en salud/atención sanitaria 10
    dinámica comunitaria de grupos de mujeres 58
    PIB y esperanza de vida 4
Nicaragua, exclusión, modalidades 30
Níger
    abandono de la infraestructura sanitaria 30
    desigualdades en salud/atención sanitaria 10
    exclusión, modalidades 30
    relación directa personal–usuarios en la APS 44
    reorganización de los horarios de trabajo de centros de salud rurales 44
Noruega, estrategia nacional de reducción de las desigualdades sociales en salud 106
Nueva Zelandia, gasto farmacéutico anual 68

O

Objetivos de Desarrollo del Milenio (ODM) xiii, 3, 111
ola de calor, Europa occidental (2003) 58
oncocercosis, Programa de Lucha contra la Oncocercosis (OCP) 108, 115
Organización Mundial de la Salud
    Lista de medicamentos esenciales 68
    oficinas 119
    Séptimo Foro del Futuro, altos directivos sanitarios 76
Organización Mundial del Comercio (OMC), consideración de la salud en los acuerdos comerciales 80
Organización Panamericana de la Salud (OPS) 35, 68, 92
Oriente Medio, profesionalización de la atención obstétrica 18
Osler, W, *citado* 44

P

países de ingresos bajos en dificultades (LICUS), criterios 5
países de ingresos bajos y medios 105
países en desarrollo, carga de enfermedades crónicas 67
Pakistán, Lady Health Workers 69
pandemia de SRAS, establecimiento de organismos nacionales de salud pública 66
paquete básico, definición 29
paz, y crecimiento 6
Perú, desigualdades en salud/atención sanitaria 10

123

PIB
  crecimiento xx
  esperanza de vida al nacer, 169 países 4
  porcentaje del PIB dedicado a la salud (2005) 84
  tendencias por habitante y esperanza de vida al nacer, 133 países 5
población, documentación demostrativa de su situación sanitaria 77
poblaciones aisladas/dispersas 33–34
  financiación de la atención de salud 34
políticas sistémicas, para los recursos humanos 68
Portugal
  indicadores de salud fundamentales 3
  mortalidad de menores de 5 años, 1975–2006 2
  Plan Nacional de Salud 2004–2010 95
prepago
  sistemas de 110
  y mancomunación 27–28
prestación de atención de salud
  cinco fallos comunes xiv
  reorganización de los horarios de trabajo en centros de salud rurales 43–44
prestaciones, definición de los paquetes de 29
Preston, curva de, PIB por habitante y esperanza de vida al nacer en 169 países 4
proceso político, de la introducción a la aplicación de las reformas 95–96
profesionalización
  atención ambulatoria 57
  atención obstétrica 18,
  participación y negociación 87
programa contra el tracoma 73
Programa de Lucha contra la Oncocercosis (OCP) 111, 115
programas de control de enfermedades 18
  rendimiento de las inversiones 14
  vs APS centrada en las personas 44
  vs desafíos de los sistemas de salud 86
proveedores de atención primaria, responsabilidades 57
punto de acceso a la APS 51–53, 54, 58

R
Red Internacional de Epidemiología Clínica 75
Red Regional sobre Equidad en Salud (EQUINET) 114
redes de atención primaria 55–59
  punto de acceso 53–54
  reubicación 55
reducción de riesgos
  seguridad del paciente y mejores resultados 46
  vs hospitalocentrismo 12
reformas en pro de la atención primaria de salud (APS)
  adaptación al contexto del país 104
  compromiso de la fuerza laboral 115
  cuatro conjuntos entrelazados xvi, 114
  economías sanitarias de crecimiento rápido 105–7
  economías sanitarias de gasto bajo y crecimiento bajo 109–111
  economías sanitarias de gasto elevado 105–7
  movilización de los factores de impulso de las reformas 112–114
  participación de la población 116–117
registro civil 77
Reino Unido
  carrera profesional en atención primaria, competitividad financiera 69
  Comisión Legislativa para los Pobres 37
  observatorios de salud pública en Inglaterra 91
  Zonas de intervención sanitaria 39
República Democrática del Congo
  capacidad institucional para la gobernanza del sector de la salud 95
  cirugía safari 15
  reconstrucción del liderazgo en salud, posguerra y deterioro económico 97
  recortes del presupuesto sanitario 7
  solidez de los sistemas de salud orientados por la APS 33
República Islámica del Irán, despliegue progresivo de la cobertura rural 31
respuesta a la demanda 57
riesgo, factores de
  carga de enfermedades crónicas de los países en desarrollo 67
  en términos de morbilidad general 9
riesgos sanitarios, secuelas políticas 19

S
sal, reducción en la dieta 68
salud como característica del desarrollo y la cohesión social 117
salud de la mujer
  aborto, acceso legal vs aborto inseguro 67
  atención obstétrica, profesionalización 18
  empoderamiento de los usuarios para que contribuyan a su propia salud 50
  prevalencia de uso de anticonceptivos, África subsahariana 4
  respuesta de los servicios de salud a la violencia de pareja 49
seguridad del paciente, mejorar los resultados 46
Senegal, intoxicación por plomo 74
Séptimo Foro del Futuro, altos directivos sanitarios 76
servicios comerciales no regulados 34–35
Singapur, cuentas de Medisave 54
sistemas de cobertura universal 26–28
  intervenciones focalizadas como complemento 35–38
  prácticas óptimas 28
  retos para avanzar hacia los 29–30
  tres maneras de avanzar hacia los 28
sistemas de información

decisivos para la reforma de la APS 89
demanda de información sanitaria 89
fortalecimiento del diálogo sobre políticas 89–90
transformación en instrumentos para la reforma de la APS 89
sistemas de protección social
  en América Latina 36
  como objetivo 36
sistemas de salud
  avances hacia la cobertura universal 26–28
  cambio de valores y aumento de las expectativas 16–17
  cobertura universal 25
  componentes y prestación de servicios 68
  definición del paquete básico 29
  desfase entre las expectativas y el desempeño xiv
  desigualdades en salud/atención sanitaria 10, 17, 26, 35, 37–8
  desviación respecto a los valores fundamentales de la atención primaria 12
  expectativas para mejorar el desempeño xiv
  falta de previsión y lentitud de la respuesta a los cambios 11–12
  incapacidad para evaluar el entorno político 11–12
  inequidad sistemática 26
  más centrados en las personas 17
  Medisave, cuentas 54
  mitigación de los efectos de las inequidades sociales 37
  reformas necesarias de la APS (4 grupos) xvii
  reorientación del movimiento en pro de la atención primaria xvi
  simplificación excesiva y peligrosa en los entornos con recursos limitados xviii
  tres tendencias preocupantes xiv
  véase también reformas de la atención primaria de salud (APS); formulación de políticas públicas
sistemas nacionales de información sanitaria, diálogo sobre políticas 87–88
Sudáfrica
  Equity Gauges 90
  programas de empoderamiento de la familia y capacitación de los padres 50
Sultanía de Omán
  inversión en un servicio nacional de salud 2
  mortalidad de menores de 5 años, 1975 y 2006 3

T

Tailandia
  Decenio del Desarrollo de los Centros de Salud 88
  Declaración de los Derechos de los Pacientes 50
  diálogo sobre políticas 88
  exploraciones innecesarias, prescripción de 56
  fortalecimiento del diálogo sobre políticas mediante modelos de campo 92
  mortalidad de menores de 5 años, 1975–2006 2
  Primer Foro sobre la Reforma de la Atención de Salud (1997) 88
  reforma de los 30 baht en pro de la cobertura universal 92
  sistema de cobertura universal 26
Tanzanía
  desigualdades en salud/atención sanitaria 10
  fórmulas de asignación presupuestaria/especificaciones contractuales 33
  planes de tratamiento para una maternidad sin riesgo 50
Tayikistán, mortalidad de menores de 5 años, 1975 y 2006 3
tecnologías de la información y las comunicaciones 53
tendencias mundiales
  esperanza de vida 4
  que socavan la respuesta de los sistemas de salud 11–12
  viviendas urbanas 8
transferencias monetarias condicionadas 36
Túnez, capacidad institucional para la gobernanza del sector de la salud 95
turismo médico 108
Turquía
  exclusión, modalidades 30
  reciclaje de enfermeras y médicos 69
  sistema de cobertura universal 26

U

Uganda
  asignaciones a distritos 34
  visitas ambulatorias 30
unidades de gestión de proyectos 94
Unión Europea
  autorización de productos 107
  directrices para la evaluación del impacto 78
  requisitos técnicos, registro de nuevos medicamentos o autorización de productos 107

V

vacunación, integralidad/cobertura 52
VIH, transmisión de la madre al niño 46
VIH/SIDA, continuidad de la atención 70
visitas ambulatorias 30

Z

Zaire, recortes del presupuesto sanitario 7
Zambia
  esperanza de vida al nacer 4
  incentivos ofrecidos al personal sanitario para trabajar en zonas rurales 69
  mortalidad de menores de 5 años, 1975 y 2006 3
  recortes del presupuesto sanitario 7
Zonas de intervención sanitaria, Reino Unido 39